W0375381

L'alimentation fitnext

D'ERWANN MENTHÉOUR

À ma petite Mamon, Éliane Mentheour…

L'alimentation fitnext

D'ERWANN MENTHÉOUR

....

PETIT MANUEL DE SURVIE ALIMENTAIRE
DANS LA JUNGLE INDUSTRIELLE

....

100 RECETTES
POUR RESTER EN FORME

Avec la collaboration de Stéphane Renault
Recettes de Chef Christophe
Photographies des recettes Guillaume Czerw
Stylisme des recettes Sophie Dupuis-Gaulier

SOLAR EDITIONS

Les règles d'or d'une bonne santé dans l'assiette

100 recettes pour rester en forme

INTRODUCTION

....

« Quand on enferme la vérité sous terre, elle s'y amasse,
elle y prend une force telle d'explosion, que, le jour où elle éclate,
elle fait tout sauter avec elle. »

Émile Zola

Certains d'entre vous me connaissent déjà. D'autres ont entendu parler de moi. D'autres encore me découvriront, je l'espère, en lisant ce livre.

Cela fait maintenant presque dix ans que je mène un combat, parfois difficile, souvent semé d'embûches : montrer que nos comportements alimentaires et que ce nous mettons dans notre assiette n'influencent pas seulement notre santé, notre vie entière, mais conditionnent pour une bonne part l'avenir du monde et la survie de la planète.

J'ai créé un site, Fitnext, qui permet à chacun de cerner ses véritables ressources physiques et mentales, et de les développer. J'écris des livres. Je tiens des chroniques dans les médias. Le fil rouge de mon action, c'est de chercher, de proposer des éléments de réflexion, mais aussi de les illustrer toujours par des conseils pratiques, sportifs et culinaires. C'est ma marque de fabrique, mon moteur, mon engagement. C'est surtout le moyen pour celles et ceux qui me font l'honneur de me suivre de mettre en œuvre leur propre changement.

Je l'ai déjà précisé dans mes précédents ouvrages, mais je prends soin de le répéter ici : je ne suis pas un gourou. Je ne suis pas un révolutionnaire enragé, et je ne prétends pas non plus être un idéologue, de droite ou bien de gauche. Je suis ce que je suis. Un être humain, comme vous. Un fils, un frère, un mari, un père, un ami, un collègue, un homme... Et puis, je suis un « insider » : je vis dans le système, et plutôt confortablement grâce à mes activités de chef d'entreprise. Je le reconnais d'ailleurs, je ne rejette pas certains des avantages que m'offre ma situation, dès lors qu'ils ne contreviennent ni à mes convictions ni à mon indépendance, car c'est ce que j'ai sans doute de plus précieux.

Bien sûr, je n'ai pas la prétention ni les moyens de pouvoir changer les choses à moi tout seul. Pour autant, si j'ai acquis une certitude, c'est celle qu'ensemble, en conjuguant nos efforts, nous pouvons faire bouger les lignes.

Dans mon livre précédent (*Et si on décidait d'aller bien ?*), j'ai beaucoup enquêté pour mieux comprendre à la fois les ressorts et les conséquences de nos comportements alimentaires. Je me suis longuement attaché à analyser ce que j'ai appelé les « racines du mal », et j'ai pointé cette forme de découragement, perceptible chez beaucoup, qui les conduits à se laisser déposséder de l'une des composantes fondamentales de leur santé ainsi que de celle de leurs enfants : l'alimentation !

Avec ce nouveau livre, j'ai souhaité m'attaquer en premier lieu à ce qui constitue l'un des principaux terreaux du renoncement : les idées reçues.

Nous avons en avons tous. Elles nous ont été transmises par nos parents, et parfois leurs parents avant eux, par nos lectures, par notre culture, par les médias, et colportées aussi par la rumeur. Tous autant que nous sommes, et le plus souvent malgré nous, nous véhiculons notre part de clichés, de dogmes à la peau dure et de vérités que nous considérons comme intangibles avec une sincérité touchante, jusqu'à ce qu'ils se révèlent simplement faux.

En matière d'alimentation, beaucoup de ces idées reçues ne tombent pourtant pas du ciel. Dans beaucoup de cas, elles relèvent même de politiques conscientes et concertées de désinformation. Quand elles n'ont pas été créées de toutes pièces, elles sont soigneusement entretenues pour le plus grand bénéfice d'intérêts qui sont aussi puissants qu'ils sont particuliers.

Pour ce livre, j'ai choisi quinze de ces idées reçues, celles qui me semblent les plus dangereuses et les plus exemplaires. Je vous montrerai, preuves à l'appui, combien elles sont erronées et méritent d'être rejetées. Mais, aussi nocives soient-elles, mon ambition ne se s'arrête pas à leur dénonciation. C'est pour cela que vous trouverez dans le livre des solutions et des propositions, car le fait de nous empoisonner ne saurait en aucun cas être une fatalité !

Et puis, j'ai eu une autre envie, celle de faire de ce livre un guide pratique, avec des conseils et des recettes, tout simplement parce que faire les choses soi-même est la base d'une bonne alimentation. De plus, ces moments partagés en cuisine, puis à table, sont un lien précieux qu'il nous faut à tout prix préserver ou reconquérir.

Dès que j'ai commencé à réfléchir sur cet aspect du livre, j'ai eu envie de vous faire partager mon coup de cœur pour le chef Christophe Dovergne, dont je connaissais le site, 750grammes, et avec qui je me suis accordé dès que nous nous sommes rencontrés. Les régimes austères, les cuisines snobs et prétentieuses, très peu pour nous ! Christophe et moi partageons la même éthique, avec le même attachement au local, à la saison, au plaisir et à la commodité.

Nous avons travaillé ensemble et nous nous sommes beaucoup amusés. Le résultat, ce sont vingt-cinq recettes gourmandes pour chacune des saisons. Des recettes étonnantes, équilibrées, car elles respectent l'apport en nutriments qui nous est nécessaire, et à la portée des « ménagères » que nous sommes. Ces recettes, j'espère vraiment que vous allez les adorer !

IDÉES
REÇUES

Idée reçue n° 1

NOUS MANGEONS MIEUX QUE NOS PARENTS

« *La cuisine, c'est quand les choses ont le goût de ce qu'elles sont.* » Curnonsky

« *Le monde ne sera pas détruit par ceux qui font le mal, mais par ceux qui les regardent sans rien faire.* » Albert Einstein

Les idées reçues, c'est un peu comme les plats préparés. C'est simple, c'est rapide, ça évite de se poser trop de questions. Il faut dire que l'homme occidental a tellement de problèmes à régler au quotidien : trouver un boulot pour les uns, garder le leur pour les autres, payer les factures, les impôts, s'occuper des gosses... Il faut du temps, de l'énergie, du courage et des ressources pour pouvoir tout mener de front, tant et si bien qu'on a tendance à perdre de vue l'essentiel : se nourrir. Alors, on se rassure en se disant que ce qu'on trouve dans les rayons des grands magasins est sain et que les géants de l'industrie agroalimentaire sont soumis à des réglementations et à des contrôles tellement stricts qu'il n'y a pas lieu de s'inquiéter.

Or, en l'occurrence, le constat est impitoyable.

Pour reprendre un vieil adage, l'enfer est pavé de bonnes intentions : ce qui, au départ, relevait d'une noble ambition — assurer notre sécurité alimentaire, en veillant à ce que la nourriture se trouve en quantité suffisante pour tout le monde —, cette idée ô combien louable, a eu pour conséquence une catastrophe sanitaire et écologique sans précédent dans l'histoire de l'humanité. Jugez plutôt : notre alimentation a plus changé en l'espace de soixante-dix ans qu'en trois millions d'années. Au lendemain de cette tragédie que fut la Seconde Guerre mondiale, la pénurie alimentaire s'était généralisée en Europe, tant et si bien que, dans les années 1950, on a dû mettre les bouchées doubles pour assurer la sécurité alimentaire des peuples occidentaux. Nourrir la génération des baby-boomers étant devenu LA priorité, on a produit, et produit encore. Toujours plus. Et de plus en plus vite.

À titre d'exemple, il n'y avait en 1940 quasiment pas de pesticides sur le blé cultivé en Europe, et presque aucun traitement fongique n'était administré. Dorénavant, c'est trois applications, voire quatre, qui sont effectuées chaque année, sans quoi le blé pourrit avant même d'arriver dans le silo. Sans se soucier des conséquences, nous avons développé des modes d'agriculture intensive, qui étaient les seuls à même de répondre à l'augmentation exponentielle de la demande. À ce petit jeu, l'homme a provoqué un désastre écologique. J'en veux pour preuve le nombre d'études récentes sérieuses, qui toutes se rejoignent pour aboutir à des chiffres extrêmement alarmants. Ainsi, selon Claude Bourguignon, ingénieur agronome, nous aurions d'ores et déjà perdu 70 % de notre biodiversité en Europe. On sait que les nutriments nécessaires pour assurer les fonctions vitales de notre organisme sont contenus, pour l'essentiel, dans les 15 premiers centimètres du sol, alors ne serait-il pas temps de prendre acte de cette situation en mettant en demeure nos dirigeants de prendre des mesures plus radicales ? Car nous ne sommes pas en train de parler d'un scénario utopique et catastrophiste fomenté par quelque lobby écologiste, ce cauchemar est bien réel. La grande majorité de l'humanité — c'est-à-dire nous — est en train de laisser une petite minorité détruire tout ce qui est à la source de la vie.

Depuis des décennies, l'usage des pesticides est devenu massif, or ce sont les microbes qui nourrissent nos plantes et qui font qu'elles sont saines et nutritives pour l'être humain. Conséquence : notre alimentation, désormais à 80 % d'origine industrielle[1], entraîne 75 000 décès par an en France. Devant de tels chiffres, peut-on encore raisonnablement accepter de confier notre santé à l'industrie agroalimentaire et à ses amis de la pétrochimie ?

UNE AGRICULTURE MALADE ET SOUS PERFUSION, DES ALIMENTS DÉGRADÉS

L'origine du mal, selon moi ? Primo, l'agriculture. Deusio, la transformation des produits par les industriels de l'agroalimentaire. C'est Claude Bourguignon qui en parle le mieux : « Nous ne faisons plus de culture en Europe, nous gérons de la pathologie végétale. Nous essayons de maintenir vivantes des plantes qui ne demandent qu'à mourir tellement elles sont malades. Cela n'a rien à voir avec l'agriculture. L'agriculture, normalement, c'est cultiver des plantes saines. » Malheureusement, les politiques refusent d'affronter l'idée d'une remise en question du système.

Pourtant, notre agriculture vit depuis vingt-cinq ans sous perfusion. Des 6,5 millions d'agriculteurs en 1950 qui avaient la charge de nourrir 40 millions d'habitants, ce sont aujourd'hui 600 000 agriculteurs qui doivent subvenir aux besoins de 65 millions de Français[2]. Ne voyez-vous pas le problème ?

C'est une agriculture malade, totalement dépendante des primes de Bruxelles pour assurer sa survie. Le petit producteur au savoir ancestral, dont la vocation première était de nourrir ses semblables, perpétuait la tradition d'une science du vivant. Il a laissé place à l'agromanager, forcené de l'épandage, uniquement concerné par des colonnes de pertes et de profits. Et pourquoi ? Pour assurer la surconsommation de viande d'animaux élevés en batterie et la demande croissante des industriels en matières premières pour les transformer : le blé en dextrose de blé, par exemple, ou le maïs en sirop de glucose de maïs, des produits toxiques dont je vous parlerai plus loin et qui asservissent nos palais. Ils sont devenus incontournables dans les rayons des supermarchés, des cookies aux sodas en passant par les plats préparés, et même les salades. Un chiffre parmi tant d'autres : le RGA, recensement agricole qui se fait tous les dix ans, nous apprend qu'entre 1988 et 2010 la France a perdu trois paysans sur quatre. Rassurez-vous, ceux-ci ne sont pas des grands céréaliers de la Beauce, mais les propriétaires de petites fermes caractérisées par cette agriculture paysanne qui a fait la notoriété de la France sur le plan gastronomique. Ces terroirs très diversifiés de notre pays font notre identité et le rayonnement international de notre culture. Voulons-nous vraiment les échanger contre la malbouffe ?

LA MALBOUFFE, UN PROGRÈS ?

En l'espace de quelques décennies, la grande distribution a démocratisé l'accès à de nombreuses denrées et permis de nourrir des générations à moindre coût. Pourtant, le constat est accablant : elle a éradiqué de nos assiettes toutes les propriétés organoleptiques de nos aliments en les transformant en calories creuses. Distribués dans de nouveaux lieux, sous de nouvelles formes, les produits alimentaires ont été, au passage, transformés, dénaturés. Comment ? En nous rendant accros au sucre, au sel et au gras pour déclencher le fameux « point de félicité » (voir *Et si on décidait d'aller bien ?*). Depuis 1970, les industriels ont joué, avec le plus profond cynisme, aux apprentis sorciers. À leurs yeux, nous ne sommes que des « parts d'estomac disponibles ». Ils ont créé des besoins nocifs pour notre santé. Une bombe à retardement a été enclenchée. On peut parler d'une véritable dérive systémique. Ces prouesses techniques ont conduit jusqu'aux molécules de synthèse. Peu à peu, nous avons perdu nos repères. La nature a été laissée de côté pour aboutir à des produits préparés dont le contenu ne répond plus aux besoins de notre organisme. Pire, ils nous rendent malades. D'un côté, l'espérance de vie n'a jamais été aussi élevée. De l'autre, les chiffres des cancers explosent. On vit globalement plus longtemps, plus vieux, mais nous sommes aussi davantage malades, et ce de plus en plus jeunes. La consommation de plats préparés a remplacé celle des fruits et des légumes frais. Sucres, conservateurs et édulcorants ont contribué au développement des allergies, des maladies cardio-vasculaires et de l'obésité : 18 % des enfants européens sont obèses ! En 1960, seuls 3 % des enfants étaient obèses dans notre pays. En 2012, l'obésité touchait 7 millions de personnes en France. La courbe n'a cessé de grimper massivement depuis la fin des années 1980. Selon l'OMS (Organisation mondiale de la santé), « la prévalence de l'obésité a plus que doublé au niveau mondial entre 1980 et 2014 ».

DES SCANDALES ALIMENTAIRES À RÉPÉTITION

Pas une année sans que des préparations alimentaires, quand ce ne sont pas directement des produits, ne se retrouvent sur le banc des accusés. Des enquêtes ont montré qu'une barquette de viande hachée vendue en supermarché contient la viande de plusieurs dizaines d'animaux de provenances différentes. C'est ce que les professionnels de l'industrie agroalimentaire appellent la « mêlée », un mélange de viande produit dans des usines, dans une logique de production de masse qui réduit les coûts. La multiplication des étapes de fabrication rend le circuit totalement opaque. L'étiquetage permet rarement de remonter l'itinéraire de la viande que nous consommons. L'argument marketing « tradition » des marques de distributeurs cache parfois une réalité industrielle sordide. Qui a oublié la découverte, en 2013, de viande de cheval, du « minerai », dans des lasagnes surgelées supposées au bœuf ? Un seul négociant néerlandais aurait fourni 50 000 tonnes de viande frauduleuse à des centaines d'entreprises dans toute l'Europe ! Comment peut-on vendre la viande de 70 000 chevaux sans que personne ne s'en aperçoive ? Où sont les contrôles face aux trafiquants ? Pire encore : des ouvriers travaillant dans un abattoir ont avoué avoir découpé de la viande avariée décongelée, puis l'avoir réemballée et réétiquetée pour la revente… impropre à la consommation, bien sûr. Selon les experts, ce n'est que la partie émergente de l'iceberg ! D'autres scandales alimentaires ne manqueront pas d'éclater dans les prochaines années.

Près de 2 milliards d'adultes étaient en surpoids en 2014 sur la planète, dont plus de 600 millions d'obèses. Et ce n'est que le début ! L'organisation a récemment mis en garde contre une véritable épidémie d'obésité en Europe d'ici à 2030. Les projections sont alarmantes. Déjà, l'obésité tue plus de personnes que la faim dans le monde. Pour la seule année 2010, on estime qu'elle a causé la mort de 3 millions de personnes.

Jamais l'expression « ne pas être dans son assiette » n'a été plus pertinente. Notre alimentation est aujourd'hui totalement déséquilibrée. L'état général de notre santé et notre équilibre biochimique intérieur reposent sur une subtile combinaison d'éléments. D'un côté, les apports en lipides pro-inflammatoires, les oméga-6, de l'autre les lipides anti-inflammatoires, les oméga-3. Notre corps fonctionne idéalement avec un ratio de 1 à 5 oméga-6 pour 1 oméga-3. Or, en l'espace de cinquante ans, ce ratio est passé à 20 oméga-6 pour 1 oméga-3. Conséquence : une explosion des maladies dites de civilisation (cancers, allergies, obésité, diabète, maladies auto-immunes), qui font leur lit sur l'excès d'inflammation.

Le chercheur américain Colin Campbell, dans un rapport paru en 2006 — résultat d'une vaste étude sur la nutrition et de quarante ans de recherche sur l'incidence de l'alimentation sur notre santé —, a mis en évidence, au sein de populations chinoises rurales, que ne consommer ni protéines animales ni produits laitiers de vache annihilait le risque de développement de certaines pathologies, notamment des cancers et de l'ostéoporose. En revanche, chaque fois que ces foyers préservés s'occidentalisaient du point de vue alimentaire, ces mêmes maladies apparaissaient. Il est à souligner qu'elles sont apparues depuis les années 1950, et que les courbes explosent depuis.

Face à ce constat et à de tels chiffres, que faire ? Des penseurs influents, André Gorz ou Pierre Rhabi, prônent depuis des décennies le respect de l'environnement, une « sobriété heureuse ». Mieux vaut cette frugalité et la qualité du produit — ce dont se réclament aujourd'hui de nombreux chefs — plutôt que la (mauvaise) quantité. Oui, une prise de conscience s'impose face à l'omniprésence de la « néfaste food », de la malbouffe. Nous ne pouvons plus continuer à accepter les ravages qu'elle produit sur la planète et sur notre santé. Revenir au bon sens, voilà le credo que je défends.

---

1. Rapport de l'INRA à la demande du ministère de l'Agriculture, p. 23 (http://agriculture.gouv.fr/IMG/pdf/esco-inra-comportements-synthese.pdf).

2. Sources : INSEE, p. 2 (http://www.insee.fr/fr/ffc/ipweb/ip1201/ip1201.pdf) ; « La population de la France, une croissance sans précédent depuis 1946 », Fabienne Daguet, INSEE ; ministère de l'Agriculture (http://agriculture.gouv.fr/Combien-y-a-t-il-d-agriculteurs-en).

Ce qu'il faut retenir

› Aujourd'hui, les agriculteurs français ne représentent plus que 10 % de ce qu'ils étaient en 1960. Le taux de suicide parmi les agriculteurs est extrêmement élevé. Ils n'ont souvent pas les moyens de résister aux grands groupes de l'agroalimentaire. Quand ceux qui nous nourrissent vont mal, notre assiette ne peut pas aller bien...

› Notre alimentation a plus changé en soixante-dix ans qu'en 3 millions d'années. La raison ? L'alimentation ne répond plus au besoin originel de nourrir la population. Le curseur s'est déplacé : il s'agit aujourd'hui pour les industriels de faire le plus de marge possible, quitte à vendre des produits emplis de calories creuses, supplémentés en gras, en sel et en sucre pour nous rendre accros, quitte à provoquer l'explosion des maladies auto-immunes, du diabète, des allergies et du cancer.

› Plusieurs produits laitiers par jour, un excès de protéines animales... Pour les beaux yeux des lobbies de l'agroalimentaire, nous bafouons chaque jour un peu plus notre patrimoine génétique, qui nous a conçus pour un bol alimentaire faisant la part belle à une alimentation à 85 % végétale. Nous avons oublié d'où nous venons, et il est certain que nous allons dans le mur.

Ce qu'il faut faire

5 CONSEILS PRATIQUES POUR ÉCHAPPER À LA MALBOUFFE

1 J'évite les calories creuses

Les calories creuses constituent le fer de lance de la malbouffe moderne. Vous pensez faire le plein de nutriments ? En réalité, vous faites le plein de calories dont votre organisme n'a que faire ! Pour éviter ce désastre quotidien, une seule solution : bannir de votre bol alimentaire tous les plats préparés et un maximum de produits transformés. Cessez d'être ces fameuses « parts d'estomac disponibles », et concentrez-vous sur la qualité de vos apports nutritionnels.

2 Je lutte contre les carences

Conséquence immédiate de l'omniprésence des calories creuses, les populations des pays développés sont touchées par de vastes carences. Au premier rang de celles-ci se trouve la carence en fer, qui provoque fatigue et perte de vitalité, parfois jusqu'à l'anémie. Pour lutter contre ce phénomène de masse, deux recommandations très simples : d'abord, augmentez votre consommation d'aliments riches en fer (haricots rouges, haricots blancs, pois chiches, lentilles, quinoa, épinards ou pommes de terre avec leur peau) ; parallèlement, augmentez votre consommation d'aliments favorisant l'absorption du fer, c'est-à-dire d'aliments riches en vitamine C (orange, cassis, persil, diverses variétés de chou...).

3 Je choisis mes labels

À l'origine, la création des labels avait pour objectif de guider le consommateur quant à la qualité des produits. Seulement voilà, les industriels ont (comme souvent) flairé la bonne affaire, et ils se sont mis à créer des labels à tour de bras. Difficile maintenant de s'y retrouver et de faire la distinction entre un label contrôlé, juridiquement fiable, et un label purement marketing. Aussi, ma recommandation sera simple : dirigez-vous en priorité vers les trois labels suivants. Le label Bleu-Blanc-Cœur, qui a été créé par Pierre Weil, propose de vraies garanties concernant la qualité nutritionnelle des produits, avec des animaux nourris aux oméga-3. Le label BioCohérence, qui dispose d'un contrôle indépendant plus strict que la norme européenne, bannit toute présence d'OGM dans ses produits, à l'inverse du célèbre label AB (agriculture biologique). Le label rouge propose des produits de qualité qui ne sont pas forcément plus chers que leurs homologues, voire moins chers pour certaines catégories. Un bémol toutefois, le label rouge n'inclut dans son cahier des charges ni critères environnementaux ni bannissement total des OGM. Reste qu'il s'agit d'une solution de repli intéressante.

4 Je donne le bon carburant à mon organisme

Il vous semble normal de donner à votre voiture le carburant approprié pour qu'elle fonctionne ? Il est temps d'appliquer la même logique pour votre corps ! Donnez à votre organisme ce dont il a besoin, et surtout des aliments qu'il est programmé à recevoir. Ainsi, la part des protéines animales ne doit pas excéder 15 % de notre bol alimentaire. N'oubliez pas que nous sommes génétiquement conçus pour une alimentation à 85 % végétale ! De même, dites adieu aux produits laitiers. Jusqu'à preuve du contraire, vous n'êtes pas un veau destiné à passer de 0 à 300 kilos en un an... Aucun intérêt, donc, à ingérer des doses massives d'IGF1 et de caséine, à moins que vous ne souhaitiez faire le bonheur de potentielles cellules cancéreuses, qui en raffolent.

5 J'habitue mes enfants à un mode de vie non sédentaire

Ce conseil vous semble peut-être relever de l'évidence. Pourtant, lorsque je me penche sur les courbes de l'obésité infantile, je reste convaincu que marteler le message est la seule solution : faites bouger vos enfants ! Une fois l'habitude prise, ils n'en démordront plus. Autant que possible, éloignez-les des consoles de jeu et de la télévision. Toutes les études montrent combien ce type d'activités nuit gravement à la créativité et à l'attention en classe. N'ayez aucun scrupule à les habituer à des promenades ou à choisir avec eux les sports qu'ils souhaitent pratiquer.

Idée reçue n° 2

TOUTES LES DROGUES SONT INTERDITES

« Les gourmands font leur fosse avec leurs dents. » Henri Estienne

Gâteaux pour le petit déjeuner ou le goûter des enfants, tartes, yaourts, glaces ou sorbets pour le dessert, et bien sûr les traditionnels bonbons qui font tant saliver nos petites têtes blondes : en France comme dans le reste du monde occidental, les aliments sucrés tiennent une place importante dans notre quotidien. Ainsi, dans notre culture, c'est une tradition de terminer le repas avec un aliment sucré. Après tout, il n'y a aucun mal à ça, loin de moi l'idée d'exclure totalement le sucre de notre existence. S'offrir un bon gâteau de temps en temps, déguster une religieuse appétissante ou régaler ses papilles avec un succulent fraisier, voilà un plaisir dont nous aurions bien tort de nous passer. Pour autant, il convient de ne pas prendre votre consommation de sucre à la légère. En lisant ce qui suit, vous allez comprendre qu'il est primordial d'apprendre à se préserver de l'exposition chronique au glucose, une exposition fortement encouragée par ceux qui y ont intérêt, toujours les mêmes, vous savez, ces messieurs peu scrupuleux qui tirent profit des besoins de notre estomac. Car, pour les professionnels de l'agroalimentaire, tout est bon pour nous faire acheter leurs produits, y compris nous rendre dépendants. La méthode consiste à conditionner nos papilles avec toujours plus de goût. Pour y parvenir, les industriels sont prêts à tous les stratagèmes. L'un des plus efficaces qu'ils ont trouvé à ce jour consiste à ajouter systématiquement dans leurs produits, et parfois dans des proportions délirantes, l'ingrédient le plus addictif qui soit connu à ce jour : le sucre. Il faut dire que l'enjeu financier est colossal. Jugez plutôt : en 2013, rien qu'en France, ce business a rapporté près de 3,55 milliards d'euros de chiffre d'affaires. En marge de progression constante, il devrait avoisiner les 4 milliards en 2015.

Petite leçon d'histoire... Nous sommes en 1830, au cœur de la toute première révolution industrielle. À cette époque, le monde occidental vit une ère de mutation importante. Mis à part celui que l'on consomme dans les fruits et les légumes, le sucre est alors un aliment réservé aux riches. Il commence à peine à se démocratiser. On ne peut se le procurer qu'en pharmacie. Dans ce contexte, la consommation annuelle de sucre en France avoisine les 5 kilos par personne. Mais les choses vont rapidement changer. En 1900, on est déjà passé de 5 à 17 kilos, soit plus du triple. L'équivalent de 4 morceaux de sucre par jour pour chaque Français. Aujourd'hui, cent quinze ans plus tard, ce chiffre a doublé. En moyenne, nous consommons environ 100 grammes de sucre par jour, soit l'équivalent de 18 morceaux de sucre chacun. À l'échelle d'une année, cela représente pas moins de 35 kilos de sucre englouti par personne, sept fois plus qu'en 1830 ! Or, 35 kilos par personne et par an, c'est trois fois plus que la dose recommandée par les autorités sanitaires.

DES INDUSTRIELS SANS SCRUPULES

Les grandes firmes sont-elles conscientes qu'elles mettent en danger la santé des consommateurs ? Michael Moss, journaliste au *New York Times*, est devenu la bête noire des industriels après avoir levé le voile sur leurs pratiques pour vendre toujours plus. Dans son ouvrage[1], il raconte comment, le 8 avril 1999, les onze PDG des plus grandes multinationales de l'alimentaire se sont donné rendez-vous à Minneapolis dans le plus grand secret. Le patron de Kraft Foods, Michael Mudd, à l'origine de l'invitation, s'alarme de l'explosion de l'obésité en Amérique. « Le pire que nous pourrions faire, c'est justement de ne rien faire », avance-t-il. Évoquant la crainte de procès, il invite les autres PDG à inverser la tendance. Stephan Sanger, le patron d'un des concurrents les plus puissants du secteur à l'époque, General Mills, balaye d'un revers de main son appel. Refusant de modifier ses produits, il dit tout haut ce que beaucoup pensent tout bas dans la salle de réunion : les actionnaires passent avant les consommateurs. Mettre dans les rayons des produits que personne ne va acheter ? Hors de question ! Depuis, rien n'a changé et ils continuent de se répartir les « parts d'estomac », comme ils appellent les consommateurs.

1. Sucre, sel et matières grasses ; comment les industriels nous rendent accros, Michael Moss, Calmann-Lévy, 2014.

Comment a-t-on pu en arriver là ? C'est très simple. Les industriels à la tête du tout-puissant lobby sucrier ont trouvé une méthode imparable. Cette stratégie infaillible, ô combien sournoise, consiste à cibler les enfants, nos enfants !

Créer une addiction dès la petite enfance, il fallait y penser ! Ils l'ont fait, et la plupart d'entre nous n'y ont vu que du feu. Faute de temps et du recul nécessaire pour y réfléchir, nous subissons au quotidien la litanie des messages publicitaires nous incitant à consommer toujours plus. Et si d'aventure, avec notre libre arbitre de personne adulte, nous parvenons à résister, nos enfants sont malheureusement beaucoup plus influençables. Comment leur refuser le paquet de gâteaux ou encore la dernière marque de yaourt à boire lorsqu'ils nous prennent par les sentiments ? Et c'est ainsi que le sucre s'est immiscé un peu partout dans les assiettes de nos gamins.

Prenons, par exemple, le petit déjeuner : savez-vous que 90 % des petits Français prennent un bol de céréales avec du lait le matin au réveil ? Au fond, cela semble normal, et même relever du bon sens, car les céréales ont bien des atouts pour séduire parents et enfants. Rapides à préparer et à servir, elles sont idéales pour éviter de perdre un temps précieux avant de partir à l'école. C'est le fameux principe de commodité, si cher aux industriels. De plus, le mot « céréales » n'évoque-t-il pas naturellement l'aliment sain et nutritif que tout parent soucieux du bien-être de son enfant lui recommanderait pour bien commencer sa journée ?

Sur le papier, cela semble formidable, le scénario est bien huilé : non seulement c'est rapide et pratique, mais en plus c'est bon pour les enfants. Voilà donc de quoi rassurer les parents, qui peuvent ainsi céder sans culpabilité à l'engouement de leur progéniture pour leurs irremplaçables « céréales » au « bon goût sucré ». Malheureusement, la réalité est beaucoup moins rose, car ces céréales sont un concentré de sucre à très haute dose, plus d'un tiers de leur poids en moyenne. Ainsi, un bol de 30 grammes de céréales contient 11 grammes de sucre. Depuis peu, certaines marques vont jusqu'à proposer des céréales flirtant avec les 70 % de sucre ! Une dose colossale administrée à nos enfants, et ce dès le premier repas de la journée.

> 90 % des petits Français prennent un bol de céréales avec du lait le matin au réveil.

Les industriels ont réussi leur coup. En France, sur les trente dernières années, les ventes de céréales du petit déjeuner ont explosé de plus de 50 % ! Ce marché ne s'est jamais aussi bien porté. Il faut dire que les professionnels du secteur sont de vrais petits génies du marketing. Pétales de maïs, blé soufflé au miel, tuiles au caramel ou fourrées au chocolat, près d'une cinquantaine de paquets de « céréales » de formes et de goûts différents sont proposés dans les rayons de nos supermarchés. Là encore, ces produits fabriqués par des géants de l'agroalimentaire, comme Nestlé, Kellogg's ou encore Quaker, ont tous un dénominateur commun, leur ingrédient roi : le sucre.

Si je prends l'exemple des céréales, c'est qu'elles sont la parfaite illustration des méthodes utilisées par les industriels. Cette stratégie, qu'ils déclinent à l'ensemble de leurs produits, consiste à nous rendre dépendants au sucre en habituant nos papilles à de très hautes doses, et ce dès le plus jeune âge. Et lorsque la conjoncture leur est défavorable, ils trouvent toujours le moyen de se rattraper. Ce fut le cas avec ce qu'on appelle le sucre de bouche, celui qu'on ajoute dans son café ou ses gâteaux. En 1960, il représentait 50 % de notre consommation annuelle, part qui est aujourd'hui tombée à 9,7 %[1]. Les industriels ont donc dû trouver d'autres moyens pour nous en faire consommer plus, par d'autres biais. La méthode est la même qu'avec les céréales : ajouter du sucre dans presque tous les aliments, à tel point que la part de ce sucre dit « caché », dont l'industrie agroalimentaire use et abuse, s'élève désormais à 56,3 % de notre consommation globale de sucre. À cela, il faut ajouter les 7,6 % provenant de l'industrie pharmaceutique (le sucre présent dans les médicaments que nous consommons), les derniers 26,4 % concernant l'alcool. Et comme toujours, les cobayes, c'est nous !

> La part de sucre « caché », dont l'industrie agroalimentaire use et abuse, s'élève désormais à 56,3 % de notre consommation globale de sucre.

STIMULER LE CERVEAU POUR ATTEINDRE LE « POINT DE FÉLICITÉ »

Une fois ce constat établi, il convient de comprendre pour quelles raisons le sucre nous rend accros. Comment les géants de l'agroalimentaire, ces sorciers du goût, manipulent-ils nos papilles ? Comment font-ils pour faire de nous des toxicomanes du sucre ? Et surtout, comment les fabricants parviennent-ils à mettre autant de sucre sans nous écœurer ? C'est l'un des secrets les mieux gardés de l'industrie agroalimentaire : un subtil dosage scientifique des ingrédients permet d'optimiser la stimulation du cerveau humain en boostant la production de dopamine. Rien de moins. Il suffit donc de trouver le bon dosage, au gramme près, pour rendre n'importe quel produit irrésistible. Le client doit atteindre son « point de félicité », le seuil correspondant à un plaisir maximal. Le point de félicité des enfants est différent de celui des adultes, car ils supportent des quantités de sucre bien plus élevées que leurs parents. Et lorsque vous augmentez la dose, le plaisir augmente. C'est une drogue ! Je vous en donne plus bas la preuve scientifique, aujourd'hui largement reconnue.

Le sucre blanc, le plus souvent consommé de manière indirecte dans l'alimentation industrielle, possède un indice glycémique très élevé qui favorise l'hyper-insulinisme. En pratique, le mécanisme est le suivant. Lorsque les capteurs de la langue détectent une arrivée massive de sucre, le cerveau, pour protéger l'organisme de cette dangereuse agression, déclenche la production d'insuline (l'hormone qui transforme le sucre en graisse) afin de faire chuter le taux de sucre présent dans le sang. Qui dit chute du taux de sucre sanguin, dit hypoglycémie réactionnelle. Pourquoi ? Le cerveau carbure à 80 % avec le glucose. Lorsqu'il se retrouve face à cette chute brutale du taux de sucre sanguin, il panique et nous envoie des compulsions sucrées. Ce cercle vicieux s'installe, entraînant un phénomène de dépendance. En d'autres termes, le sucre appelle le sucre, et ce de manière exponentielle. Et si, un jour, on décide de réduire sa consommation, on se retrouve en manque. Oui, oui, en manque, comme un drogué !

Ce que je suis en train de vous révéler n'est pas un secret pour les professionnels de l'industrie agroalimentaire. Ils connaissent par cœur ces mécanismes métaboliques et ils y sont très sensibles, mais pas pour les mêmes raisons que nous évidemment. Pour eux, c'est une aubaine, car les toxicomanes involontaires que nous sommes sont les vaches à lait idéales pour assurer la pérennité de leurs profits. C'est ainsi qu'ils n'ont pas hésité, au fil des dernières décennies, à rajouter sans cesse du sucre pour accrocher les consommateurs. Cette forme d'asservissement de la population n'est pas sans rappeler les méthodes odieuses employées par l'industrie du tabac. Vous aimez, vous en redemandez. Logique, non ? Mêmes causes, mêmes effets. Imparable. Il faut dire que le sucre a de nombreux arguments à faire valoir. Par exemple, comme évoqué plus haut, il rehausse le goût fade des céréales, qui sans lui auraient une flaveur métallique en raison des nombreux traitements de raffinage qu'elles ont subi avant d'atterrir dans le bol de nos enfants. Ainsi, sans que nous le sachions, nos supermarchés sont devenus de gigantesques rayons de « confiseries », auxquelles nous, consommateurs, sommes exposés à notre insu.

Là où l'affaire se complique, c'est que le petit jeu auquel se livrent nos amis industriels va beaucoup plus loin. Eh oui, ces fameuses « manipulations sucrées » ne se limitent ni aux céréales ni aux seuls produits à la saveur sucrée. Pour mieux nous rendre accros, ils jouent aux petits chimistes avec l'ensemble des produits alimentaires industriels. Cela va de vos carottes râpées à vos plats préparés, comme le cassoulet et le bœuf bourguignon, en passant par les pizzas fraîches ou surgelées, certains fromages ou encore le taboulé… Pas un produit n'y échappe, ou presque.

LE BOOM DU SUCRE DANS LES CÉRÉALES DU PETIT DÉJEUNER

L'enfer est pavé de bonnes intentions. Tout commence avec un Américain qui, au départ, avait pour ambition de nourrir sainement les siens. C'est l'histoire du docteur John Harvey Kellogg, l'inventeur des célèbres Kellogg's corn-flakes. Membre de l'église adventiste, ce médecin du XIXe siècle applique à la lettre les principes de sa communauté. Son hygiène de vie est irréprochable : il est végétarien, ne boit pas, ne fume pas et fait de l'exercice. Lorsqu'il prend la tête du sanatorium de Battle Creek, petite ville du Michigan, il met ces principes en action pour ses patients. Gymnastique, natation, luminothérapie… Toutefois, côté alimentation, des progrès restent à faire. À son goût, les gens mangent trop copieusement le matin (viande, pommes de terre…). De ce constat naît l'idée des corn-flakes, à la fois simples et nourrissants : du maïs à la vapeur, écrasé et doré au four. Les premiers flocons de maïs sont nés. C'est le début d'un succès planétaire.

Mais la recette devient très vite l'objet d'une guerre commerciale autour d'un ingrédient : le sucre. Parmi les malades du sanatorium, un certain Charles Post est intrigué par ce petit déjeuner révolutionnaire. Il fonde sa société et lance à son tour des préparations diététiques à base de céréales. Son premier paquet, les *grape-nuts flakes*, est un mélange de blé et d'orge. Dorés au four, les flocons ont pris une saveur sucrée… Très vite, les ventes décollent. La marque familiale du bon docteur Kellogg voit d'un mauvais œil l'arrivée de ce concurrent. Une contre-attaque se met en place : l'ajout de sucre dans les céréales. Les deux marques leaders du marché se livrent alors une bataille commerciale sans merci, en jouant la surenchère : toujours plus de sucre pour plaire au consommateur. L'ingrédient miracle devient l'arme absolue pour conquérir toujours plus de nouveaux clients, et en premier, les enfants. L'escalade dans le sucré ne fait que commencer, jusqu'à atteindre aujourd'hui des taux hallucinants.

À voir : Enquête d'actualité, « *Sucres, matières grasses : pourquoi sommes-nous tous accros ?* » *(D8, 27 février 2015, Cartel Presse) : de nombreuses informations de ce texte sont tirées de ce travail d'enquête.*

LE SUCRE : UNE DROGUE ET UN FLÉAU POUR LA SANTÉ

Mais alors, quels risques courons-nous à consommer à haute dose ces produits trop sucrés ?

Dès les années 1970, de nombreux scientifiques ont commencé à tirer la sonnette d'alarme sur les conséquences potentielles de ces ajouts de sucre sur notre santé. Chez les dentistes, on s'est inquiété du nombre de plus en plus important de caries dans la bouche de nos enfants. Le débat était lancé. Soudain, le terme « sucre » était devenu un gros mot. Les industriels ont rapidement pris acte de la situation et, subrepticement, le mot sucre s'est fait de plus en plus discret sur les paquets... Mais les dosages, eux, n'ont pas bougé d'un poil !

Aujourd'hui, aux États-Unis, 80 % des aliments vendus dans les supermarchés contiennent des sucres cachés : par exemple, une canette de soda d'une contenance de 33 cl, soit environ 330 grammes, contient jusqu'à 40 grammes de sucre, un taux colossal de 12 %, soit environ 10 cuillerées à café ; 1 cuillerée à soupe de ketchup, elle, contient l'équivalent de 1 cuillerée à café de sucre libre. En moyenne, un Américain consomme l'équivalent de 22 morceaux de sucre par jour. À titre de comparaison, c'est 22 % de plus qu'un Français. Résultat des courses : 35 % des Américains sont obèses.

À ce stade, nier le lien entre sucre et obésité relève de la plus parfaite mauvaise foi. Comme je l'ai écrit plus haut, les professionnels du secteur en ont parfaitement conscience, et ce sont les repentis qui en parlent le mieux : lors d'un entretien accordé au journaliste Michael Moss[2], Jeffrey Dunn, ancien président de la branche Amérique du géant Coca-Cola, a choisi de vider son sac après avoir démissionné en 2005. Il a fait cette déclaration sans aucune ambiguïté : « Les racines [du phénomène] sont indubitablement ancrées dans l'expansion des fast-foods, de la malbouffe et des sodas. On ne peut pas vraiment isoler un seul de ces facteurs, et l'industrie du soda en fait d'ailleurs

> Le mot sucre s'est fait de plus en plus discret sur les paquets… Mais les dosages, eux, n'ont pas bougé d'un poil !

LE LOBBY DU SUCRE

Depuis 1932, date de sa création par l'interprofession sucrière, le CEDUS (Centre d'études et de documentation du sucre) a pour objet de nous « faire consommer plus de sucre[1] ». Le CEDUS ? C'est tout simplement l'organisme de propagande à travers lequel les industriels du sucre communiquent pour sensibiliser les consommateurs. Publicités à la radio, télé, publications… Le succès est très vite au rendez-vous. En 1960, la consommation annuelle par Français est passée à plus de 30 kilos ! Pour affiner sa stratégie marketing et légitimer son discours, le CEDUS se rapproche bientôt d'associations de consommateurs. En contribuant à des opérations de sondage, il connaît de mieux en mieux nos goûts. « Big Sugar » vous regarde ! Rien de tel pour répondre efficacement à nos envies, quand il ne s'agit pas tout simplement de les créer. Au fil des années, le CEDUS a également tissé des liens avec le corps médical. Problème : les conclusions de publications d'experts, devenues vérités premières, posent problème. Les nutritionnistes proches de l'industrie du sucre tiennent-ils un discours totalement indépendant ? Thierry Souccar et Isabelle Robard, auteurs d'un livre-enquête[2], mettent en cause les pratiques de l'industrie agroalimentaire et ce discours favorable au sucre relayé par des professionnels, parfois de bonne foi. Un exemple : en 1996, le professeur Gérard Debry publie un ouvrage intitulé *Sucres et santé*, qui est financé par la chambre syndicale de la confiserie et par la chambre syndicale nationale de la chocolaterie. Obésité, diabète, cancer ? Données scientifiques à l'appui, le sucre n'y serait pour rien. S'appuyant sur des médecins, des enseignants, les pouvoirs publics (le CEDUS est à l'initiative de la Semaine du goût, parrainée par le ministère de l'Agriculture et le ministère de l'Éducation nationale), le lobby du sucre, soucieux de son chiffre d'affaires au détriment de notre santé, œuvre en coulisse pour nous faire consommer toujours plus de produits sucrés.

Après avoir nié le rôle du sucre dans le surpoids et le risque de diabète, les experts de l'AFSSA (Agence française de sécurité sanitaire des aliments, aujourd'hui ANSES) reconnaissent désormais que les sucres ajoutés sont trop nombreux dans nos assiettes et qu'ils jouent un rôle néfaste sur notre santé.

1. Source : http://www.persee.fr/web/revues/home/prescript/article/ecoru_0013-0559_1960_num_44_1_1703.

2. Santé, mensonges et propagande, *Thierry Souccar et Isabelle Robard, Seuil, 2004.*

son fonds de commerce. En revanche, on peut prendre les taux d'obésité et la consommation de boissons sucrées par habitant et les superposer sur une carte et, je le garantis, ils correspondront au centième de pourcentage près. » Malheureusement, l'épidémie d'obésité ne concerne pas seulement les États-Unis, c'est un fléau mondial. En Chine, par exemple, les personnes en surpoids sont désormais majoritaires. Au Mexique, le taux d'obésité a triplé en trente ans. En Angleterre, plus de 60 % des adultes et 30 % des enfants sont en situation de surpoids.

Le plus grave dans tout ça, c'est que ce sont les enfants et les adolescents qui sont le plus touchés. Ces générations sacrifiées ont été conditionnées dès le berceau par la sensation de plaisir que leur procure cette stupéfiante substance.

Le terme « stupéfiant » que je viens d'employer n'est évidemment pas gratuit car, au fond, si la stratégie des industriels pour nous rendre accros au sucre fonctionne aussi bien, c'est parce que le sucre en lui-même possède des propriétés addictives extrêmement puissantes. En effet, au-delà de l'effet d'accoutumance lié au phénomène physiologique qui se produit dans notre corps lorsque nous ingérons du sucre, l'effet d'accoutumance inhérent au sucre lui-même confère à cette molécule un pouvoir aussi considérable que redoutable.

Cette révélation, on la doit à Serge H. Ahmed, directeur de recherche au CNRS. C'est l'un des plus grands spécialistes des addictions à l'échelle mondiale. Ses études ont montré que les rats, comme les hommes, sont sensibles aux « effets récompensants » des drogues. En effet, lors de recherches menées dans son laboratoire, il a observé que des rats accros à la cocaïne, uniquement animés par la recherche du plaisir, vont, si on leur donne le choix, se tourner plutôt vers le saccharose, autrement dit le sucre. Pour ce chercheur qui fait autorité, cela ne fait aucun doute : le sucre agit comme une drogue sur le cerveau. Il serait même jusqu'à huit fois plus addictif que la cocaïne ! Serge Ahmed note en 2010 qu'il n'est pas encore possible de transposer complètement le résultat de ses recherches à l'homme : « Tout le problème consiste à déterminer jusqu'à quel point on peut extrapoler cette

JE TRAQUE LES SUCRES CACHÉS

Le sucre et ses multiples dérivés sont partout. On en dénombre aujourd'hui une cinquantaine de « variétés » utilisées dans les produits agroalimentaires industriels. Pour traquer ces sucres sous leurs différents noms, décryptez les étiquettes des emballages des produits. Il vous suffit de lire attentivement, ingrédient par ingrédient, la composition des aliments. C'est la seule solution pour savoir s'ils renferment ou non des sucres.

Voici une liste non exhaustive des principaux, parmi des dizaines de noms : saccharose, fructose, glucose, lactose, maltose, galactose, dextrose, sirop de glucose, de fructose, caramel, jus de canne, sirop d'érable, sirop de maïs, sirop d'agave, miel, sirop d'amidon, extrait de malt, amidon modifié, muscovado, mélasse, dextrine, dextrane, maltodextrine, diastase, malt diastasique, jus de fruit…

À lire : Zéro sucre, mon année sans sucre ; comment s'en libérer, enquête, témoignage et conseils pratiques, *Danièle Gerkens, Les Arènes, 2015.*

réalité à l'homme. » En guise de conclusion à son article[1], paru en 2007 dans une prestigieuse publication scientifique, il déclare ainsi : « La stimulation de nos récepteurs sensoriels par un régime riche en sucre développerait un signal de récompense hors norme dans notre cerveau, conduisant à l'addiction. » Ce ne serait donc pas un hasard si les fumeurs, lorsqu'ils décident d'arrêter, se rabattent sur la nourriture, de préférence riche en sucre, et prennent du poids : ils chercheraient sans le savoir à retrouver leur shoot de dopamine. Une fois encore, cigarettiers et sucriers : même combat !

Lorsqu'on ingère du sucre, le taux d'anticorps (les lymphocytes NK) dans le sang chute dramatiquement dans les dix minutes qui suivent.

Comme pour beaucoup de ces drogues dont la consommation est interdite par la loi et réprouvée par la morale, l'absorption excessive de sucre peut avoir des effets désastreux sur notre santé, favorisant le développement de certaines maladies. L'obésité, dont nous avons déjà parlé, favorise notamment de nombreuses pathologies cardio-vasculaires, et le diabète, qui est parmi les plus redoutables maladies, fait aujourd'hui des ravages : près de 3 millions de Français sont concernés par cet excès de sucre dans le sang, un chiffre qui a doublé en dix ans. Sans traitement efficace à ce jour, le diabète est à l'origine de graves complications, peut mettre des années à toucher les reins, les yeux et le cœur, et nécessite souvent des injections d'insuline.

Les sucres rapides ne sont pas seulement des agents actifs responsables de l'épidémie d'obésité, de diabète ou des maladies cardio-vasculaires, ce sont aussi, et on le sait beaucoup moins, des agents inhibiteurs de notre immunité. En effet, lorsqu'on ingère du sucre, le taux d'anticorps (les lymphocytes NK, Natural Killer, impliqués dans l'élimination des agents infectieux et des cellules tumorales) dans le sang chute dramatiquement dans les dix minutes qui suivent. En d'autres termes, les armées luttant contre les petits cancers qui naviguent dans notre organisme sont comme « anesthésiées », laissant le champ libre aux agents pathogènes et aux cellules tumorales. L'ingestion de sucre est donc synonyme d'affaiblissement de notre immunité[1], de manière aussi sournoise (puisque, sur le moment, nous ne nous en rendons pas compte) que significative.

Vous en doutez ? Savez-vous qu'aujourd'hui, lorsqu'un médecin soupçonne un possible cancer, il vous prescrit le plus souvent un PET scan (pour *positron emission tomography,* en anglais), un examen qu'on appelle aussi TEP (pour tomoscintigraphie par émission de positons). Cette imagerie très précise permet de localiser les sources de glucose dans le corps. Elle doit donc être réalisée à jeun pour que le résultat ne soit pas perturbé par une récente ingestion de sucre. Pourquoi est-il important, dans le cas d'une recherche de tumeur, de localiser les sources de glucose ? Parce que, chaque fois que des cellules tumorales s'agglomèrent pour former une tumeur, elles créent tout autour d'elles un circuit veineux dense (un processus appelé angiogenèse) chargé d'apporter à la tumeur tous les « nutriments » nécessaires à sa croissance. On pourrait penser que, pour s'épanouir, une tumeur a besoin de l'ensemble complet des nutriments. Il n'en est rien. Elle se nourrit quasiment exclusivement de sucre ! C'est son aliment roi, celui dont elle raffole et qui la fait grandir. Voilà pourquoi, lors d'un PET scan, si une grande quantité de glucose est localisée en un endroit précis, cela signifie qu'il y a de fortes chances qu'une tumeur y soit logée.

Pour mémoire, et sans vouloir plomber l'ambiance, deux personnes sur trois en France seront personnellement touchées par un cancer au cours de leur existence, et l'une d'entre elles en décédera... Vous reprendrez bien une petite dose de sucre ?

---

1. Source : http://www.lesucre.com/sucre-a-a-z/economie/le-marche-en-france (lesucre.com = lobby du sucre ! L'argument est encore plus fort).

2. Sucre, sel et matières grasses ; comment les industriels nous rendent accros, *Michael Moss, Calmann-Lévy, 2014.*

3. « Intense Sweetness Surpasses Cocaine Reward » (le sucré intense, plus fort que la cocaïne), article publié en août 2007 dans la revue PLOS/One (Public Library of Science).

4. Lire Anticancer, *de David Servan-Schreiber, Pocket, 2011.*

Ce qu'il faut retenir

› Une consommation régulière et excessive de sucre blanc favorise le diabète, mais aussi l'obésité à travers le stockage des graisses. Elle affaiblit les défenses immunitaires, majorant les risques de maladies cardio-vasculaires. Elle est aussi à l'origine de troubles hépatiques et induit des cancers, car les tumeurs cancéreuses métabolisent le glucose du sang pour se développer.

› Pour fonctionner, le corps humain ne nécessite pas de saccharose. L'apport en sucres complexes contenus dans les céréales ou dans les fruits (sous forme de fructose) suffit à lui fournir sa ration de glucose. Par exemple, une pomme de bonne qualité de 100 grammes contient de 10 à 15 grammes de fructose, soit l'équivalent calorique de deux à trois carrés de sucre blanc, apports en fibres et en vitamines en plus !

› Dans un avis de mars 2015, l'OMS recommande de limiter notre consommation de sucres libres dans les aliments à moins de 10 % de la ration énergétique quotidienne. Il faut savoir que 10 % représentent déjà 50 grammes de sucre pour un adulte, soit 200 calories. Pour un enfant, c'est 150 calories.

Ce qu'il faut faire

5 conseils pour me libérer du sucre

1 Je dis adieu aux plats transformés

Les sucres cachés dans nos plats transformés constituent la première source de notre addiction. Il n'y a qu'à constater combien le sucre de bouche est aujourd'hui minoritaire face au sucre utilisé par l'industrie alimentaire. La méthode est donc des plus draconiennes : bannissez totalement de votre bol alimentaire les plats transformés. Vous épargnerez à votre organisme des shoots quotidiens de sucre simple et retrouverez le vrai goût des aliments.

2 J'éloigne au maximum mes enfants des sources de sucres simples

Comme toujours, il faut penser aux générations futures. Je suis père de deux filles, dont l'une a huit ans. Je ne veux tout simplement pas faire d'elle une accro à une substance plus addictive encore que la cocaïne. Pas de sucreries, de pâtisseries, de bonbons ou autres « cochonneries ». Alors certes, inutile de se voiler la face, nos enfants se retrouveront toujours exposés à des sources de sucres simples, mais il importe de leur inculquer les bonnes habitudes et de faire au mieux leur éducation alimentaire en leur donnant les grandes orientations. C'est un service immense que nous leur rendons.

3 Des sucres complexes à la place des sucres simples

Lorsque vous faites votre plein de courses, optez pour des aliments contenant des sucres complexes, comme les pâtes complètes, le riz complet ou encore le pain complet. Leur richesse en fibres permet de ralentir l'absorption des sucres et d'éviter un boom glycémique dans votre organisme. D'autre part, ces fibres participent à la bonne santé des intestins en facilitant le transit.

4 J'apprends à maîtriser l'indice glycémique des aliments

L'indice glycémique doit devenir pour vous une boussole. Manger des aliments ayant un indice glycémique élevé, comme ceux qui contiennent du saccharose, c'est occasionner une élévation brutale du taux de sucre dans votre sang. C'est donc favoriser une grosse sécrétion d'insuline, l'hormone du stockage du gras, et engager le cercle vicieux de l'envie de sucre à répétition. C'est le nerf de la guerre de l'addiction au sucre. De fait, il est très important de se diriger vers des aliments à indice glycémique bas, comme les légumes verts, les fruits ou encore les légumineuses. D'autre part, privilégiez des cuissons à la vapeur ou à l'étouffée, car les cuissons à haute température font bondir l'indice glycémique des aliments.

5 Ma source de sucre : les fruits

J'entends souvent des affirmations aberrantes. Souvent, les personnes qui viennent à ma rencontre pour me demander des conseils alimentaires ont peur des fruits, car « on » leur a dit qu'il s'agissait là d'aliments sucrés. Autant couper court immédiatement à cette idée reçue : les fruits sont une excellente source de bon sucre, le fructose. Ce sucre a un indice glycémique très bas, vous évitant les fameuses hypoglycémies réactionnelles. De plus, la richesse en fibres des fruits ralentit l'absorption des sucres. Aussi, à chaque collation ou petit creux, n'hésitez plus : mangez des fruits !

Idée reçue n° 3

IL EST FACILE DE CONTRÔLER LE SEL QUE L'ON MET DANS SON ASSIETTE

« Nous pourrions bien nous apercevoir un jour que les aliments en conserve sont des armes bien plus meurtrières que les mitrailleuses. » George Orwell

À la maison, la salière n'est jamais sur la table. Au restaurant, vous n'ajoutez jamais de sel sur vos plats, ou très peu. Tout va bien, vous dites-vous, je ne consomme pas trop de sel, donc je ne risque rien. En êtes-vous si sûr ? En réalité, notre trop grande consommation ne vient pas uniquement du sel qu'on ajoute dans nos assiettes : 80 % des apports en sel proviennent des produits industriels, comme pour le sucre, les matières grasses ou les additifs... Laissez-moi mettre mon grain de sel dans nos habitudes alimentaires et vous dévoiler la face cachée des pratiques insidieuses de l'industrie agroalimentaire pour nous vendre ses produits préparés trop salés, au détriment de notre santé.

UN EXHAUSTEUR DE GOÛT BIEN PRATIQUE...

Le chlorure de sodium, couramment appelé sel, est un exhausteur de goût inégalé. Il est connu depuis la nuit des temps. On l'utilisait déjà au néolithique afin de conserver les aliments. À une époque plus récente, il a fait la fortune de Venise. En France, au temps de la gabelle (un impôt sur le sel), c'était une denrée précieuse, et son commerce, un monopole royal. Seulement voilà, depuis quelques années, le sel commence à voir sa réputation décliner de façon assez spectaculaire.

Comment cet « or blanc » est-il devenu l'ennemi public numéro un ?

La raison de cette baisse de popularité est, comme souvent, due à l'industrialisation de notre alimentation. Aujourd'hui, le sel a vu son utilisation transformée. Il est utilisé plus que de raison pour la panification, la fermentation et la fabrication des aliments. Les industriels de l'agroalimentaire ont trouvé en lui un allié parfait pour élaborer ce fameux « point de félicité » destiné à séduire nos papilles. Le fonctionnement est simple : il s'agit d'ajouter sel, gras et sucre en quantité significative pour satisfaire notre appareil gustatif. Dès lors, nous nous comportons en addicts, à la recherche dans notre alimentation de ce qui pourra combler notre palais.

Pour nous plaire et nous faire acheter leurs produits, les fabricants font appel à des sociétés spécialisées qui vont tester leurs produits et booster le goût de ces derniers. Objectif : trouver ce qui cartonnera en rayon. Lors de ces tests, la critique récurrente des consommateurs se résume à : « Pas assez salé. » Autrement dit, fade. Pour les industriels, comment résister à la tentation de répondre aux attentes des consommateurs, habitués à manger salé depuis des générations ? La recette, vous la connaissez — elle est tellement prévisible ! —, il suffit d'ajouter l'ingrédient miracle : du sel. Et dans tout, y compris le moins attendu. Plats préparés vendus dans le commerce, snacking, pizzas sous vide, soupes industrielles, salades, charcuteries, fromages, biscuits apéritifs, pain (20,6 g de sel par kilo de farine pour la baguette de tradition française), gâteaux... C'est là que le bât blesse, car les industriels ont la main leste. Au final, la quantité de sel cumulée que nous ingérons dans chacun de ces produits à la teneur en sel élevée dépasse largement les doses recommandées

Aujourd'hui, le sel a vu son utilisation transformée. Il est utilisé plus que de raison pour la panification, la fermentation et la fabrication des aliments.

pour rester en bonne santé. La consommation quotidienne de sel est d'environ 9 grammes par personne (8 g pour une femme et 10 g pour un homme) alors que l'Organisation mondiale de la santé (OMS) recommande de ne pas dépasser une dose quotidienne de 5 grammes. Notre consommation quotidienne représente deux fois la dose raisonnable !

La consommation quotidienne de sel est d'environ 8 g pour une femme et 10 g pour un homme, alors que l'Organisation mondiale de la santé recommande de ne pas dépasser une dose quotidienne de 5 g. Notre consommation quotidienne représente deux fois la dose raisonnable !

Mais ce n'est pas tout car, décidément, le sel est un exhausteur de goût bien pratique... Non content de relever la saveur des aliments (dans certains pays, on déguste même les fruits avec du sel), il présente pour les industriels un autre avantage, et pas des moindres : en retenant l'eau dans les produits, notamment carnés, le sel augmente artificiellement leur volume et leur poids, et donc leur prix. Les industriels surutilisent le sel par souci de rentabilité. Et cet argument économique imparable, qui explique l'omniprésence de produits préparés trop salés, a un corollaire : plus les prix d'un produit baissent, plus la quantité de sel augmente. Car, comme le sucre, le sel est un formidable cache-misère gustatif pour masquer la faible qualité d'un produit.

NOCIF POUR LA SANTÉ, LE SEL EST UN FACTEUR DE SURPOIDS

Les conséquences d'une alimentation trop salée sur la santé sont connues. Le premier risque est le développement d'une hypertension artérielle (HTA). En France, plus de 11 millions d'hypertendus sont traités. L'hypertension artérielle due au sel engendrerait chaque année 75 000 accidents cardio-vasculaires, dont 25 000 mortels. Le sodium n'est qu'un facteur de risque parmi d'autres (alcool, surpoids, sédentarité...), mais il n'y a aucun doute sur le fait qu'il participe largement au développement de cette hypertension. Présent, trop présent, dans

POUVOIRS PUBLICS : UNE INERTIE QUI NE MANQUE PAS DE SEL

Les agences sanitaires ont beau avoir pris la mesure du problème et fixé des objectifs de réduction de la consommation de sel, le problème subsiste. Rien, en effet, ne contraint la filière agroalimentaire à modifier ses recettes. Quant à l'information pour les consommateurs que nous sommes, cela frise tout simplement le scandale, car rien non plus n'impose aux fabricants d'afficher la teneur en sel sur l'emballage des produits. À l'exception des aliments destinés aux nourrissons, qui ne peuvent contenir plus de 200 milligrammes de sodium pour 100 grammes, soit environ 0,5 g de sel. Toutes les études le montrent depuis vingt ans : manger trop salé est mauvais pour notre santé. Or, il y a toujours autant de sel dans notre alimentation. En moyenne, chacun d'entre nous ingère 4 kilos de sel par an, soit près de deux fois la dose limite fixée par l'OMS. Pourquoi ne fait-on rien pour enrayer ce problème sanitaire majeur ?

Chercheur à l'INSERM, Pierre Meneton a dénoncé les dangers de la surconsommation de sel dans son livre *Le sel ; un tueur caché*. Les industriels de l'agroalimentaire l'ont attaqué en justice en 2008 pour avoir affirmé que le lobby du sel désinformait les médias et les professionnels de santé. Un lobby ? Pour lui, les mécanismes pour le sel sont « les mêmes que ceux déjà décrits pour le plomb, l'amiante et le tabac, [avec] des pouvoirs publics passablement inertes [et] une certaine désinformation ». Le scandale, c'est que la consommation est imposée aux gens à leur insu. En 2000, ce spécialiste en physiologie rénale a rendu un rapport accablant sur les conséquences de la surconsommation de sel en France. Son alerte n'a alors semble-t-il pas été entendue. On comprend mieux pourquoi lorsque l'on sait que la personne chargée de ces questions à l'Agence française de sécurité sanitaire des aliments en 2001, Tilman Drueke, était conseiller de longue date pour le lobby du sel et a produit de nombreuses études démontrant, au contraire, l'innocuité de l'excès de sel[1]. C'est peu dire que le lobby du sel est puissant.

Suite à ces différentes études, les autorités sanitaires françaises ont enfin réagi, mais bien peu. Le ministère de la Santé a lancé en 2001 le programme national de nutrition santé. En contrepartie d'une baisse de la teneur en sel dans leurs aliments, les entreprises peuvent faire figurer sur leur emballage et leurs publicités : « Entreprise engagée dans une démarche de progrès nutritionnel encouragée par l'État. » De belles paroles… restées sans grand effet. En 2012, l'ANSES a demandé aux législateurs de contraindre les industriels. Réglementer ? Tout le problème est là. Nous en sommes encore loin face aux milliards dépensés non seulement par les lobbies du sel, mais aussi par les laboratoires pharmaceutiques, qui ont vendu en 2014 24 millions de boîtes de médicaments contre l'hypertension artérielle et ne veulent pas vraiment renoncer à un pactole qui avoisinerait les 6 milliards d'euros.

En France, entre 2000 et 2006, le nombre de patients soignés pour hypertension artérielle a augmenté de près de 2 millions. Les remboursements de l'Assurance maladie sont passés de 2,6 milliards d'euros en 2000 à 4,4 milliards en 2006. Pourtant, dans d'autres pays, des progrès ont été faits en la matière, notamment sur l'étiquetage. Au Royaume-Uni, dans les pays scandinaves, il a permis de réduire la consommation de sel de 20 %. Qu'attendons-nous du côté du ministère de la Santé.

Ah oui, j'oubliais : les lobbys à Bruxelles auraient dépensé près d'un milliard en deux ans pour que ce projet d'étiquetage ne voie pas le jour…

1. Sources :
— http://www.allodocteurs.fr/se-soigner/politique-sante/lobby/le-lobby-du-sel-un-lobby-tres-puissant_11358.html
— http://sciencescitoyennes.org/recit-de-laudience-par-marie-grosman-co-presidente-de-non-au-mercure-dentaire/
— http://www.piecesetmaindoeuvre.com/spip.php?article29.

l'organisme, il provoque de la rétention d'eau, augmentant la pression sanguine. Sa surconsommation contribue à durcir les artères. Elle peut donc être également responsable d'un accident vasculaire cérébral (AVC) et de problèmes du myocarde. Outre les maladies cardio-vasculaires, le sel est aussi à l'origine de cas d'insuffisance rénale. Or, avec des reins malades, impossible de traiter correctement l'arrivée excessive de sel, d'où une possible rétention d'eau. Des études concordantes mettent également en cause l'excès de sel dans le cancer de l'estomac. Le sodium favorise l'activité de la bactérie *Helicobacter pylori,* qui déclenche des ulcères, des gastrites et l'apparition de ce type de cancers. Enfin, on sait qu'il favorise la perte des minéraux, dont le calcium, quand il est pris en trop grande quantité, ce qui peut engendrer de la décalcification. C'est un problème grave pour la croissance des jeunes enfants, chez qui l'excès de chlorure de sodium absorbé conduit à une véritable épidémie de lithiases rénales ou, dans les cas d'ostéoporose, à une fragilité osseuse source de fractures. Au total, l'addition est salée !

Des études concordantes mettent en cause l'excès de sel dans le cancer de l'estomac. Le sodium favorise l'activité de la bactérie *Helicobacter pylori*, qui déclenche des ulcères, des gastrites et l'apparition de ce type de cancers.

Et ce n'est pas tout. Le sel fait aussi grossir. En effet, sa surconsommation attise la soif et accentue la faim. On boit et on mange plus, de préférence des boissons sucrées et une alimentation riche, avec pour conséquence une surcharge pondérale, l'apparition de graisses abdominales et, à terme, du diabète. L'excès de sel alimentaire est pointé du doigt dans l'explosion d'obésité infantile. Étonnant ? Pas vraiment, quand on constate que les messages « ne mange pas trop salé, trop sucré » sont diffusés à la télévision au moment des dessins animés... entre des publicités particulièrement efficaces pour des produits qui, eux en revanche, sont trop sucrés ou trop salés ! D'après le Centre de recherches pour l'étude et l'observation des conditions de vie (CREDOC), 54 % des forts consommateurs de sel sont en surpoids, contre 46 % pour le reste de la population.

Face à cette consommation excessive de « sel caché » qui se faufile dans tous nos aliments, que faisons-nous ? Comment combattre l'abus de sel ? L'Agence nationale de sécurité sanitaire de l'alimentation (ANSES) a réclamé des mesures pour réduire la teneur en sel de certains aliments.

Il y a quelques années, sous la pression, les industriels du secteur ont signé des chartes les engageant à réduire la quantité de sel dans leurs produits. On estime aujourd'hui cette diminution à seulement 10 %, autant dire qu'il reste du chemin à parcourir. Il faudrait atteindre une baisse de 20 % pour respecter les recommandations de l'ANSES, sans même parler de celles de l'OMS.

Le teneur en sel minimale pour un être humain se situerait autour de 3 grammes par jour, quantité qui s'obtient très facilement dans l'alimentation courante à partir de produits frais, bruts, sans ajouts (viandes, poissons, légumes, légumineuses, céréales...). Pris en excès, le sel nous rend malades et nous tue. Inutile donc d'en ajouter.

Ce qu'il faut retenir

› L'hypertension artérielle est un fléau largement répandu en France, et c'est une cause de décès prématuré. Notre alimentation est devenue bien trop salée. Sur le banc des accusés, l'industrie agroalimentaire. Dans chaque plat préparé est venue s'ajouter une bonne dose de sel. Nos papilles s'affolent et en raffolent, au point de nous rendre accros.

› Le sel de table ne représentant que 20 % de notre consommation de sel, les 80 % de sel caché restant correspondent aux ajouts effectués par les industriels. À ce titre, il est frappant de constater qu'on retrouve la même dynamique que pour le sucre de table et le sucre de bouche.

› Il ne faut surtout pas confondre sel et sodium. Pour obtenir la quantité de sel réellement ingérée, multipliez la quantité de sodium par 2,5. Les industriels se servent bien entendu de cette confusion en indiquant, sur l'étiquette de leurs produits, la teneur en sodium. Vous ingérez ainsi 2,5 fois plus de sel que vous ne le pensez.

Ce qu'il faut faire

Une alimentation saine, c'est une alimentation moins salée

1 En mangeant moins salé, vous contribuez à un rééquilibrage alimentaire. Limiter votre consommation de sel à table est capital : une pincée de sel seulement si jamais le plat vous paraît trop fade. Modération est donc, comme souvent, le maître mot. C'est d'un bon sens presque évident, pourtant on voit souvent des gens saler sans avoir pris le temps de goûter. Voilà un comportement à éviter.

2 Le sel n'est pas le seul exhausteur de goût connu, loin de là. Pensez aux épices (cumin, curry) pour relever le goût de vos plats ! L'avantage, c'est que vous avez à disposition une immense gamme de produits. C'est donc à un vrai voyage culinaire que je vous invite.

3 Pour remplacer le goût salé, pensez aussi à l'acide, auquel nos capteurs gustatifs sont aussi particulièrement sensibles. Un filet de jus de citron frais suffit pour remplacer la salière.

4 Préférez le « fait maison », vous conservez ainsi le contrôle de la quantité de sel. Surtout, vous évitez d'habituer votre palais au fameux point de félicité mis au point par les industriels.

5 Enfin, pensez à bien choisir votre eau. Beaucoup d'eaux gazeuses sont extrêmement salées, aussi vous devez consulter l'étiquette de vos bouteilles. Pour savoir combien de sel elles contiennent, regardez la quantité de sodium, ou Na^+, par litre et choisissez en fonction.Imposer une activité sportive régulière.

Idée reçue n° 4

NOUS NE POUVONS PAS NOUS PASSER DE VIANDE

« Jamais je ne consentirai à sacrifier au corps humain la vie d'un agneau. J'estime que, moins une créature peut se défendre, plus elle a droit à la protection de l'homme contre la cruauté humaine. » Mahatma Gandhi

« Ma mère était convaincue, et j'ai gardé à cet égard ses convictions, que tuer les animaux pour se nourrir de leur chair et de leur sang est l'une des plus déplorables et des plus honteuses infirmités de la condition humaine ; que c'est une de ces malédictions jetées sur l'homme par l'endurcissement de sa propre perversité. Elle croyait, et je crois comme elle, que ces habitudes d'endurcissement du cœur à l'égard des animaux les plus doux, ces immolations, ces appétits de sang, cette vue des chairs palpitantes, sont faits pour férociser les instincts du cœur. » Alphonse de Lamartine

Bonne grosse côte de bœuf au barbecue entre amis, magret de canard avec une bonne bouteille, succulent gigot d'agneau, sacro-saint poulet rôti dominical que l'on déguste en famille... pour beaucoup d'entre nous, renoncer à la viande semble tout simplement inimaginable, et ce pour deux raisons très simples. La plus évidente a trait au plaisir gustatif que sa consommation procure aux « viandards » revendiqués. L'autre, plus réfléchie, part du principe que l'homme est omnivore, et donc qu'on ne peut se passer de viande en vertu d'un argument supposé irréfutable : nous serions alors vite carencés en protéines, indispensables au bon fonctionnement de notre organisme. Ce sont là les deux idées communément admises par celles et ceux qui sont hostiles au végétarisme, des arguments qui en disent long sur nos habitudes alimentaires. Pourtant, si l'on peut sans problème concevoir la première raison, il est en revanche très facile de réfuter la seconde.

Ainsi, en affirmant que l'homme est omnivore, ce qui est rigoureusement exact, nous oublions un peu vite que nos intestins sont en réalité les mêmes que ceux des herbivores. Longs de 7 mètres en moyenne, ils nous permettent de conserver plus longtemps les aliments et d'en extraire leurs nutriments. À l'inverse, les carnivores possèdent des intestins mesurant entre 1,1 et 1,3 m. Un circuit court, en quelque sorte, prévu pour que la viande absorbée soit expulsée plus vite, afin d'éviter la putréfaction et la production de toxines. Notre intestin, lui, n'est à l'origine pas conçu pour une alimentation carnée, en conséquence de quoi la viande, en y stagnant, notamment dans les anses, va produire plus de putrescences, donc plus de toxines. De surcroît, le foie d'un carnivore est capable d'éliminer dix à quinze fois plus d'acide urique (résultat de la dégradation des protéines animales) que le foie d'un omnivore. Pourquoi ? Parce qu'il dispose de l'urase, une enzyme qui décompose l'acide urique. Faute de cette enzyme, l'être humain peine à éliminer cette substance très toxique lorsqu'elle est consommée en grande quantité. Or, en acidifiant l'organisme, l'acide urique est malheureusement susceptible de le perturber profondément et de le déminéraliser, puisqu'il va « tamponner » cette acidité en allant puiser dans nos réserves de minéraux (cheveux, ongles, dents, sang, muscles, tendons, puis os... d'où ostéoporose !).

> En affirmant que l'homme est omnivore, ce qui est rigoureusement exact, nous oublions un peu vite que nos intestins sont en réalité les mêmes que ceux des herbivores.

Revenons à la question des carences. Là encore, il convient de battre en brèche cette idée reçue. Nous pouvons parfaitement nous procurer les protéines dont notre corps a besoin ailleurs que dans des produits carnés. En l'espèce, cet apport peut être assuré par des dérivés du soja, tels le tofu, le tempeh ou encore le seitan (fabriqué à partir de farine et gluten de blé, il est consommé en Asie depuis près de deux mille ans). On peut également recevoir cet apport protéiné en consommant des légumineuses (haricots, fèves, lentilles, pois cassés, pois chiches...), des céréales (avoine, blé, boulgour, millet, orge, quinoa, riz, seigle...), des amandes et même des graines (germées, de sésame, de courge, de lupin, de tournesol...). Et ce ne sont là que quelques exemples, l'idéal étant de les associer, en particulier les céréales et les légumineuses, lors d'un même repas.

Pour de nombreuses institutions indépendantes, comme l'Association américaine de diététique ou encore l'Association des diététiciens du Canada, « les protéines végétales peuvent à elles seules répondre aux besoins nutritionnels, si une alimentation végétale variée est consommée et que les besoins en énergie sont satisfaits. Les recherches indiquent qu'un assortiment d'aliments végétaux mangés au cours d'une journée peut apporter tous les acides aminés essentiels et assurer une absorption et une utilisation appropriée de l'azote chez des adultes en bonne santé ; par conséquent, il n'est nullement besoin de consommer des protéines complémentaires dans un même repas.[1] »

Voilà donc évacuée la question des carences en un tournemain. Preuve serait donc faite que l'on peut vivre parfaitement bien sans consommer de viande, puisque ce n'est en aucun cas un besoin physiologique. Mais alors, me direz-vous, pourquoi nos lointains ancêtres du paléolithique chassaient-ils pour se nourrir ? On peut renverser la question : s'agissait-il de répondre à un besoin en apport alimentaire avant le développement de l'agriculture ou pour d'autres raisons, notamment culturelles ? L'éminent anthropologue Claude Lévi-Strauss s'est beaucoup intéressé aux pratiques alimentaires et culinaires des êtres humains, et a montré combien le partage de la viande, de crue à cuite, a contribué à structurer les sociétés traditionnelles. Il convient d'ajouter qu'à une époque où ils étaient soit prédateurs, soit proies — cela explique que l'obésité n'existe pas dans le règne animal, sauf lorsque l'animal est au contact de l'homme et qu'il mange comme lui ! —, voire les deux, nos ancêtres pouvaient chasser, parfois pour se défendre, parfois pour répondre à un besoin ponctuel, mais cet apport carné était, en tout état de cause, loin de constituer leur quotidien. À cet égard, dans son ouvrage *l'Histoire de l'alimentation,* Jean-Louis Flandrin nous montre que la part de protéines dans le bol alimentaire ne représentait alors pas plus de 10 à 15 %, ce qui correspond à environ une portion de protéines animales par jour. Le régime paléo, très

> On peut vivre parfaitement bien sans consommer de viande, puisque ce n'est en aucun cas un besoin physiologique.

en vogue, est donc une erreur historique puisque nos ancêtres ne se nourrissaient pas exclusivement de cuisses de mammouth, tant s'en faut !

Mais alors, l'homme peut-il se passer d'une alimentation carnivore ? Pour y répondre, il suffit de songer au nombre d'êtres humains, dans différentes cultures et depuis des millénaires, qui se sont nourris sans jamais consommer de chair animale. Les exemples abondent : parfois pour des raisons d'hygiène de vie, parfois à cause de difficultés d'accès aux denrées alimentaires, ou encore pour des motifs d'ordre religieux, des civilisations entières ont renoncé à la consommation de viande. Qu'il s'agisse du philosophe grec Pythagore, des sikhs, des hindous, des bouddhistes, de personnes appartenant à certains mouvements juifs, musulmans ou bien chrétiens, tous pour des raisons différentes, ces hommes et ces femmes ont banni les produits carnés de leur alimentation. Certains pensent que tel ou tel animal pouvait être la réincarnation d'un être vivant, et parfois même d'un dieu, d'autres sont avant tout soucieux de ne pas infliger de souffrance aux animaux.

ET LE POISSON ?

La question divise. Ne plus manger de viande implique-t-il de renoncer aussi au poisson ? Si l'on se base sur les mêmes principes, les vrais végétariens ont vite fait de répondre : oui, bien sûr. L'apport alimentaire ? Nous l'avons vu pour la viande, il est présent en quantité suffisante ailleurs. Nul besoin de protéines animales supplémentaires. Les fameux oméga-3 du saumon, du foie de morue, du maquereau, de la sardine et de bien d'autres, on les trouve, là encore, dans les fruits et les légumes. Quant à la souffrance animale, dès lors que l'on se préoccupe du bœuf ou de la poule, il semble évident que le saumon, le thon ou le bar de ligne sont logés à la même enseigne. Un principe reste un principe ; un animal, un animal. Reste que, pour certains, la question est de savoir où mettre le curseur : les huîtres, les oursins, les crevettes ? Pour le poisson, enfin, d'autres aspects entrent en ligne de compte : ne pas encourager la surpêche et la disparition de certaines espèces, ne pas bouleverser l'équilibre des océans, mais aussi ne pas consommer de chairs chargées en métaux lourds et polluants divers (les poissons subissent directement les effets de la pollution des mers), ne pas consommer non plus de poissons d'élevage nourris aux farines animales…

Pourtant, en France, pays du bœuf bourguignon, de la saucisse de Morteau, de l'entrecôte et du foie gras, le végétarisme est considéré au mieux comme une lubie d'écolos puristes et au pire comme une véritable aberration culturelle. Dans pareil contexte, il est difficile pour les adeptes du régime végétarien de faire valoir leurs arguments, et ce malgré la crise de la vache folle, le scandale de la viande de cheval et toutes les autres affaires liées à l'élevage industriel ; rien à faire, pour la majorité de nos concitoyens, le régime végétarien reste synonyme d'une certaine tristesse alimentaire. Troquer la convivialité d'une belle volaille ou d'une pièce de bœuf partagées entre bons vivants contre cette nourriture sans goût, digne d'un moine disciple de l'ascétisme ou bien d'un baba cool à sandales de retour du Larzac, cela semble être une hérésie pour beaucoup. Pourtant, même si les clichés ont la peau dure, il semble que les lignes soient en train de bouger. Ainsi, dans l'Hexagone, que ce soit pour des raisons sanitaires ou éthiques, le nombre de personnes « converties » au végétarisme augmente d'année en année, et il représenterait aujourd'hui un peu moins de 2 % de la population française. Une évolution significative, même si nous sommes encore très loin des modèles anglo-saxons (25 millions de personnes aux États-Unis, soit 8 % de la population totale) et asiatiques (40 % de la population indienne, dont 85 % de végétariens chez les hindouistes). Il semble donc que le concept de tuer des êtres vivants pour s'en nourrir commence à ébranler les consciences d'un nombre de plus important de gens à travers la planète.

MANGER TROP DE VIANDE NUIT À LA SANTÉ

De fait, pourquoi persister à nier l'évidence ? Il est reconnu désormais que notre alimentation, devenue trop riche en protéines animales, doit être rééquilibrée en faveur du végétal. Les chiffres sont accablants à cet égard, puisque chaque Français consomme en moyenne 89 kilos de viande par an, soit deux fois plus que ses grands-parents et trois fois plus que la génération précédente. Avant-guerre en effet, on ne mangeait de la viande que deux ou trois fois par semaine, on était donc loin des deux fois par jour comme c'est souvent le cas aujourd'hui… Or cette surconsommation n'est pas sans conséquences sur notre santé, sur le traitement des animaux eux-mêmes et, enfin, sur la planète.

Parlons d'abord santé. Il est désormais avéré et corroboré par de nombreuses études que la surconsommation de viande est à l'origine du développement d'un grand nombre de pathologies, parmi lesquelles les maladies cardio-vasculaires, le diabète ou encore le cancer colorectal. Les études montrent ainsi que, quel que soit le degré d'exposition à un agent cancérigène, ce sont les protéines animales qui font la différence. Il a été aussi clairement mis en évidence que c'est lorsqu'on ingère plus de protéines que nécessaire que les problèmes commencent[2].

Se pose en outre le problème de la qualité de la viande que nous consommons car, avant d'être abattus, outre le fait qu'ils sont surmenés et maltraités, les animaux que nous mangeons reçoivent de fortes doses d'hormones de croissance et d'antibiotiques, et parfois même des anxiolytiques, des produits que nous absorbons ensuite lorsque nous dégustons leur chair.

À l'inverse, de plus en plus d'études[3] montrent qu'une alimentation végétarienne a un effet bénéfique sur la santé en diminuant ces risques de maladies. On note également un allongement de l'espérance de vie chez les végétariens, ce qui tendrait à prouver que consommer des protéines végétales plutôt qu'animales serait un facteur de santé.

Chaque Français consomme en moyenne 89 kilos de viande par an, soit deux fois plus que ses grands-parents et trois fois plus que la génération précédente.

En ce sens, en 2003, l'OMS a publié un document intitulé « Initiative de promotion des fruits et légumes » qui indique qu'une faible consommation de fruits et légumes fait partie des dix premiers facteurs de risque pour la mortalité globale. L'Organisation précise que jusqu'à 2,7 millions de vies humaines pourraient être sauvées chaque année avec une consommation suffisante de fruits et légumes. Conclusion : moins de viande (ou plus du tout) au profit de plus de fruits et de légumes serait on ne peut plus bénéfique.

ÉPARGNER LA SOUFFRANCE ANIMALE

Outre la question de la santé, se pose donc aussi celle de la prise de conscience du monde dans lequel nous vivons et voulons vivre. Or, si le facteur sanitaire commence à faire son chemin dans les consciences, la dimension éthique et philosophique du problème continue d'être largement ignorée par une majorité de gens préférant faire l'autruche. Pourtant, les faits sont là : pour satisfaire nos appétits carnés, de plus en plus insatiables, on abat chaque année 1 milliard d'animaux en France, pour la grande majorité des volailles et des porcs.

Gandhi disait : « On peut juger d'une civilisation à la manière dont elle traite les animaux. » C'est une question de valeurs, en somme. Quelle place accordons-nous à la cause animale ? Au nom de quoi ferions-nous l'impossible pour rendre heureux notre fidèle compagnon domestique, qu'il soit chien ou bien chat, alors que dans le même temps nous considérons avec indifférence le traitement des animaux qui finissent dans notre assiette ? *Quid* en effet de l'abattage cruel, et dans d'horribles conditions, des bœufs, des moutons, des porcs et autres volailles dont nous aimons tant consommer la chair ? Ces interrogations d'ordre éthique ne sont certes pas nouvelles ; pourtant, ces dernières années, des enquêtes retentissantes ont levé le voile sur les horreurs infligées aux animaux que nous consommons, à la fois à travers les modes de production industriels et lors de leur abattage. De fait, comment supporter plus longtemps des pratiques aussi abjectes et barbares que le fait de passer au broyeur des poussins vivants par cagettes entières parce qu'ils ne sont pas « conformes » ou bien de dépecer des bovins ou des ovins encore à moitié vivants et conscients faute de les avoir tués « correctement » au préalable ? Pour beaucoup, la conversion au végétarisme a été consécutive à la vue de ces images insoutenables. L'écrivain américain Jonathan Safran Foer est ainsi devenu végétarien après avoir dénoncé dans une enquête édifiante[4] les circuits et les méthodes de l'élevage aux États-Unis.

LE MYTHE DES PROTÉINES INCOMPLÈTES

Vous craignez d'être carencé ? En réalité, le risque de carence protéique ne concerne pas les pays développés, qui souffrent plutôt d'un excès d'apport en protéines. En consommant fruits et légumes, aucun risque de carence. Naturellement, les lobbies de l'agroalimentaire aimeraient nous faire croire que les protéines végétales seraient de qualité inférieure car « incomplètes », or, contrairement à ces affirmations largement répandues, tout aliment contient le cortège complet d'acides aminés, y compris les essentiels. Infondées, ces allégations sur la qualité des protéines végétales servent surtout la propagande de l'industrie agroalimentaire. Non seulement la quantité de protéines apportée par les végétaux dépasse largement nos besoins, quel que soit l'âge, mais leur qualité se révèle bien supérieure à ce que l'industrie voudrait nous faire croire.

Mon ami Aymeric Caron a définitivement cessé de manger de la viande il y a plus de vingt ans, le jour où il a vu à la télévision des images clandestines tournées dans un abattoir. Dans son livre *No steak,* qui a eu un gros écho à sa sortie en 2013, il prédit que l'humanité deviendra un jour végétarienne. Parmi toutes les raisons qu'il avance (environnementales, économiques, sanitaires...), il insiste sur l'aspect éthique, en pointant notamment nos incohérences actuelles vis-à-vis des animaux : nous en adorons certains, voire nous y attachons comme à des membres de notre famille, quand nous en ignorons d'autres, pas plus importants à nos yeux que des objets et que nous n'hésitons pas à manger... ou pas.

Selon Aymeric, tout cela devrait changer dans les siècles prochains. Il est persuadé que nous commençons enfin à comprendre qui sont réellement les animaux, ces animaux sur lesquels, depuis toujours, nous nous sommes tout permis. Comme il aime à le dire, notre regard a croisé un jour celui des grands singes, nous avons appris à regarder, à admirer et même à respecter la plupart des animaux sauvages, alors nul doute que nous en viendrons à admirer et à respecter de la même façon le cochon, le lapin ou le poulet. Quand il sera normal d'être végétarien, nul ne songera plus à rire lorsque notre voisin de table au restaurant refusera un plat de viande au motif que c'est sa seule arme pour dénoncer le traitement subi par l'animal. Il est d'ailleurs à noter que le nombre de végétariens et de végétaliens augmente de façon régulière, et que de plus en plus de restaurateurs trouvent désormais normal de mettre à leur carte des plats végétariens.

> Comment supporter plus longtemps des pratiques aussi abjectes et barbares que le fait de passer au broyeur des poussins vivants par cagettes entières parce qu'ils ne sont pas « conformes ».

Aymeric va plus loin encore : il est intimement convaincu que l'homme ne pourra pas poursuivre son évolution avant d'avoir fait son examen de conscience vis-à-vis des animaux, d'avoir cessé de les considérer comme de la nourriture et de s'être définitivement interdit de les tuer. Alors, « les millénaires où il aura consenti à se nourrir des animaux, avant d'en organiser l'exploitation et la consommation de manière industrielle, représenteront l'une des phases barbares de son histoire ».

LE VRAI POIDS DE LA VIANDE SUR L'ENVIRONNEMENT

À la lumière de tous ces éléments, comment ne pas s'interroger sur le bien-être et la souffrance des animaux, mais aussi sur l'impact environnemental de l'élevage intensif ? Prenons un exemple précis : la quantité d'eau nécessaire à la production de viande dans le monde. Ainsi, pour produire 1 kilo de bœuf, pas moins de 15 500 litres d'eau sont nécessaires pour irriguer les céréales et le fourrage. À titre de comparaison, le blé ne nécessite que 1 300 litres d'eau. Plus de dix fois moins !

Mais cette surconsommation planétaire présente également un autre danger, car son empreinte carbone est colossale puisque l'élevage est responsable de près d'un quart des émissions de gaz à effet de serre mondiales, dont près de 10 % concernent les seuls bovins. À titre de comparaison, c'est légèrement plus que la part des transports dans ce type pollution ! On peut également mentionner les émissions de méthane et de protoxyde d'azote dues à l'usage d'engrais... et à la digestion des ruminants, car, oui, je ne plaisante pas : quand les vaches pètent, le climat se réchauffe. On pourrait presque en rire si la situation n'était pas aussi grave. Mais ce n'est pas tout : savez-vous qu'il faut entre 7 et 12 kilos de céréales pour produire 1 kilo de viande ?

Pour produire 1 kilo de bœuf, pas moins de 15 500 litres d'eau sont nécessaires pour irriguer les céréales et le fourrage. À titre de comparaison, le blé ne nécessite que 1 300 litres d'eau. Plus de dix fois moins !

En contribuant au réchauffement climatique, l'élevage intensif pollue et détruit donc notre environnement. Il met aussi en péril la sécurité alimentaire en encourageant la conversion des terres agricoles aux cultures OGM intensives (voir p. 108) pour nourrir le bétail, remplaçant une production végétale orientée directement vers la consommation humaine. Dans le monde, 70 % des terres agricoles sont aujourd'hui destinées à produire la nourriture des animaux[5].

Il faut savoir en outre que la viande d'élevage industriel est pour une très grande part nourrie au blé, au maïs ou au soja OGM. Chaque année, ce sont donc des millions d'hectares de forêts qui sont ainsi déboisés pour laisser place à des pâturages. C'est le cas notamment au Brésil, qui, avec plus de 200 millions de têtes de bétail, possède le deuxième plus gros cheptel bovin au monde. L'agriculture y est responsable de 70 % de la déforestation. C'est peu dire que l'impact environnemental est majeur.

Il faut entre 7 et 12 kilos de céréales pour produire 1 kilo de viande ? En contribuant au réchauffement climatique, l'élevage intensif pollue et détruit donc notre environnement.

Enfin, les élevages industriels sont à l'origine de la pollution de l'eau. Les épandages de fumier et de lisier déversent nitrates et phosphore dans le sol, polluant les cours d'eau, la mer, jusqu'aux nappes phréatiques. Avec les élevages porcins, la Bretagne en est hélas ! un exemple criant. Dans cette région, les nappes phréatiques ont été contaminées, et sont aujourd'hui saturées de nitrates, nous exposant au quotidien à des substances toxiques pour l'organisme. L'eau du robinet y est d'ailleurs l'une des pires de France. Les rejets de pesticides et d'engrais sont également une cause importante de pollution environnementale.

Le problème, c'est que malgré les dangers que représente pour la santé la surconsommation de viande, malgré les problèmes éthiques et environnementaux causés par l'élevage intensif, la consommation mondiale de viande a quintuplé entre 1950 et 2000 avec l'industrialisation de sa production. Ainsi, elle s'élevait à 309 millions de tonnes en 2013, et pourrait atteindre 465 millions de tonnes en 2050, dans un monde qui devrait compter plus de 9 milliards d'êtres humains. Le bilan est accablant et la situation préoccupante, puisqu'elle est également en pleine croissance dans des pays en développement comme la Chine et même l'Inde. Dans ce pays où la tradition ancestrale de respect des animaux était si sacrée, la production de volaille a doublé en dix ans. Et à mesure que la demande s'accroît, l'élevage se fait toujours plus intensif et la production plus effrénée. Ainsi, en près de vingt ans, une ferme américaine est passée de 945 à 8 400 porcs vendus par an ! En France, 83 % des 800 millions de poulets consommés sont élevés sans jamais voir la lumière du jour[6].

J'ai néanmoins envie de croire que, si la situation est grave, elle n'est pas pour autant désespérée. Il suffirait « simplement » de changer les données de l'équation. Songez par exemple que, chaque année, 760 millions de tonnes de céréales sont données au bétail, une quantité qui serait quatorze fois suffisante pour résoudre le manque de nourriture dans le monde ! Autre exemple, celui du bœuf. Il permet d'effectuer 1 500 repas, alors que les céréales qu'il a consommées sa vie durant permettraient de préparer 18 000 repas. Dans le *New York Times,* Mark Bittman estimait que « les céréales actuellement données aux animaux d'élevage pourraient nourrir 2 milliards d'humains ». Dans le tiers-monde, 50 % des terres arables servent à nourrir « notre bétail » au lieu de nourrir les humains, et un tiers des terres arables mondiales sont utilisées pour produire des céréales destinées aux animaux.

> Chaque année, 760 millions de tonnes de céréales sont données au bétail, une quantité qui serait quatorze fois suffisante pour résoudre le manque de nourriture dans le monde !

> Un bœuf permet d'effectuer 1 500 repas, alors que les céréales qu'il a consommées sa vie durant permettraient de préparer 18 000 repas.

Dans un article[7] paru dans le journal britannique *The Guardian,* le journaliste George Monbiot a fort bien expliqué comment la demande mondiale de viande par les plus riches augmentait le prix des céréales, qui deviennent alors trop chères pour les plus défavorisés. Partant du principe qu'il faut 2 kilos de céréales pour produire 450 grammes de viande, chaque repas de viande enlèverait donc de la nourriture de la bouche des plus pauvres. Sa conclusion est à cet égard absolument sans appel : « La consommation de viande est une cause principale de la famine et de la malnutrition. »

Catastrophe sanitaire, désastre écologique, dilemme moral : vous l'avez compris, la surconsommation de viande a déjà et aura plus encore, à terme, des conséquences dramatiques, au point de compromettre notre avenir. Bien sûr, je ne demande pas que vous deveniez tous végétariens et je ne cherche pas à faire ici du prosélytisme — il m'arrive à moi aussi de me régaler d'une bonne côte de bœuf —, mais convenez avec moi qu'il est au moins impératif de passer à une consommation de viande occasionnelle, comme le font de plus en plus de « flexitariens ».

Pour plus d'infos : http://www.vegetarisme.fr/comment-devenir-vegetarien/alimentation-equilibree/proteine-vegetale/

---

1. Source : « Position of the American Dietetic Association and Dietitians of Canada », in Journal of the American Dietetic Association, *juin 2003, vol. 103, no 6, 748-765.*

2. Cf. la Méthode Fitnext d'Erwann Menthéour, *Solar, 2014, p. 136, « Rapport Campbell ».*

3. « Vegetarian diets associated with lower risk of death », JAMA Internal Medicine, *Michael J. Orlich, M.D., Loma Linda University in California.*

4. Eating animals, *2009.*

5. Source : rapport de la FAO de 2006 (ftp://ftp.fao.org/docrep/fao/010/a0701e/a0701e07.pdf).

6. Source : http://www.lemonde.fr/planete/video/2015/03/20/le-vrai-poids-de-la-viande-sur-l-environnement_4597689_3244.html.

7. « Why Vegans Were Right All Along », The Guardian, *24 décembre 2012, http://www.theguardian.com/uk/2002/dec/24/christmas.famine.*

Ce qu'il faut retenir

› Nous avons certes un régime alimentaire omnivore, mais il faut y apporter deux nuances de taille : notre intestin est long, comme celui des herbivores, et notre bol alimentaire est largement dominé par les végétaux (85-90 %). Adopter une alimentation végétarienne n'est donc absolument pas contre nature.

› Le modèle carné est particulièrement vorace en cultures de céréales pour nourrir le bétail, des cultures qui prennent la place des cultures vivrières traditionnelles de nombre de pays. À n'en pas douter, manger végétarien, c'est aussi faire un pas contre la malnutrition.

› Les scandales émaillant la consommation de viande ne sont pas uniquement sanitaires (vache folle, viande de cheval...). Il s'agit aussi de scandales éthiques quant au bien-être animal. D'excellents témoignages, produits par des acteurs mêmes du milieu, ainsi que des documentaires très complets sont accessibles à tous. Le régime végétarien est aussi un moyen de s'engager pour le droit des animaux.

Ce qu'il faut faire

1 Si je suis un « viandard » et que je souhaite passer au régime végétarien, il est possible de le faire petit à petit. Commencez par passer à une seule portion de protéines animales par jour, puis à trois portions de protéines animales par semaine, avant de diminuer jusqu'à les supprimer totalement. Cela vous permettra, une fois le pas franchi, de ne pas revenir en arrière.

2 Si je ne suis pas végétarien mais que je me sens concerné par les ravages environnementaux du régime carné, des solutions existent, à commencer par la plus importante d'entre elles : si je consomme de la viande, je la consomme localement. Cela évitera d'assombrir un peu plus le bilan environnemental, déjà négatif, de la production de viande en faisant venir un produit carné d'Amérique du Sud.

3 Encore une fois, si je ne suis pas végétarien mais que je me veux écoresponsable, je refuse de consommer deux viandes en priorité : le poulet et le porc. Ces deux animaux disposent des conditions d'élevage les plus mauvaises... ce qui au passage signifie une viande de moins bonne qualité.

Idée reçue n° 5

LE SANS-GLUTEN EST UNE MODE, MAIS IL N'A AUCUN EFFET

Il est amusant parfois de constater à quel point certaines associations de mots résonnent dans notre inconscient comme quelque chose de familier sans pour autant que nous ayons une idée claire de ce dont il s'agit.

Ainsi, depuis quelques années, les industriels ont bien compris que, sans être des activistes forcenés, la plupart des consommateurs se montrent tout de même de plus en plus méfiants à l'égard des produits qu'ils achètent. Il faut dire qu'entre les débats télévisés, les scandales sanitaires à répétition et les documentaires coup de poing, le grand public a de plus en plus accès à l'information, une information particulièrement anxiogène, du genre qu'on préférerait bien souvent ignorer.

Alors, bien sûr, celle-ci est diffuse, parfois même confuse, et il convient souvent de faire le tri. Toujours est-il que nos amis industriels, eux, ont bien compris que le grand public avait besoin d'être rassuré. Ils en ont carrément fait une stratégie de communication, une stratégie d'une efficacité redoutable. Ainsi a-t-on pu voir fleurir des slogans comme « sans paraben », « sans phosphates » ou encore « sans bisphénol A ». Sans même savoir de quoi il retourne vraiment, ces spécifications, qui sont autant de messages publicitaires, agissent sur notre inconscient comme des éléments propres à nous rassurer.

Or, ces dernières années, on a beaucoup entendu parler d'un de ces fameux « sans... », je veux bien sûr parler du « sans-gluten ».

Tout a commencé dans les pays anglo-saxons. Là-bas, on appelle ça le *no glu.* La tendance a mis quelques années avant d'envahir les rayons de nos supermarchés à coups de produits « garantis zéro gluten ». Ces produits se sont ainsi imposés dans nos assiettes, commençant même à alimenter nos conversations. De quoi s'agit-il ? Le sans-gluten est-il un simple effet de mode ? Une nouvelle croyance alimentaire ? Une aubaine pour les professionnels de l'alimentaire qui, des restaurants aux commerces de bouche se mettraient à professer le « sans-gluten », avec en ligne de mire un succès commercial ? Comme souvent, même lorsque la cause originelle est noble, la bienveillance du message initial perd de sa force en raison de la méfiance bien légitime que les consommateurs ont développée à l'égard des experts en marketing qui veulent à tout prix nous vendre leurs produits. C'est ainsi qu'on finit par se demander si le sans-gluten est une nécessité d'ordre sanitaire ou bien un vulgaire slogan publicitaire.

Le gluten, c'est ce qui donne au pain que vous achetez à la boulangerie sa « viscoélasticité », ce qui fait qu'on peut le mastiquer.

Alors, de quoi parle-t-on ici ? Pourquoi faudrait-il à tout prix renoncer au gluten ?

Techniquement, ce qu'on appelle le gluten, c'est la fraction protéique insoluble du grain. Extrait de certaines céréales, comme le blé ou le seigle, et dans une moindre mesure l'orge, le gluten est notamment constitué de deux protéines insolubles, la gliadine et la gluténine. Une fois la farine pétrie avec de l'eau, ses propriétés permettent à la pâte malaxée de lever lors de la fermentation. En pratique, c'est ce qui donne au pain que vous achetez à la boulangerie sa « viscoélasticité », ce qui fait qu'on peut le mastiquer.

Depuis quelques années, le gluten se voit accusé de tous les maux. De fait, il est incontestable que certaines personnes présentent une intolérance permanente au gluten, intolérance qui peut avoir de graves conséquences comme la maladie cœliaque, dans laquelle la réaction au gluten provoque une destruction de la paroi de l'intestin grêle. Dans ce cas, le seul traitement possible consiste à suivre, à vie, un régime strict sans gluten. L'origine de la maladie réside dans une réponse immunitaire dirigée à la fois contre la gliadine et contre la paroi de la muqueuse intestinale. Certains gastro-entérologues mettent en cause dans le déclenchement de cette affection un germe, *Candida albicans.*

On a remarqué que, parmi les enfants pour lesquels le diagnostic de maladie cœliaque a été posé, le nombre de cas d'hyperactivité, de déficit d'attention, de fatigue ou encore de troubles de l'apprentissage est supérieur à la moyenne. C'est précisément ce qui est arrivé au célèbre champion de tennis Novak Djokovic. Dans son best-seller intitulé *Service gagnant,* il raconte qu'en 2011, à la suite d'une défaillance lors d'un match, des médecins et des nutritionnistes ont attribué ses ennuis de santé au gluten. Il a depuis adopté un régime sans gluten, avec le succès que l'on connaît puisqu'il est depuis devenu numéro un mondial. Pour lui, cela ne fait aucun doute, sa condition physique et ses résultats exceptionnels sur les cours du monde entier sont dus au bannissement du gluten dans son alimentation.

NO « PAIN » ?

Nous ne souffrons heureusement pas tous d'intolérance totale au gluten. Pourtant, sans le savoir, serions-nous aussi concernés par ses effets au point de devoir l'éviter ? Vous le savez, ma devise lorsqu'il s'agit de rester en forme, c'est *no pain, no gain,* une devise qu'on peut interpréter de la manière suivante : sans efforts (musculation, exercice physique), le corps ne travaille pas, et on ne gagne donc ni au niveau de la silhouette ni au niveau du bien-être. Faut-il pour autant renoncer à ce qui a nourri l'homme depuis des siècles et qui continue d'être considéré comme la base même de l'alimentation en Occident : le pain ? Vous savez, notre « pain quotidien », celui-là même qui fut jadis sacralisé par le christianisme. Au début du XXe siècle, chaque adulte français en avalait environ 600 grammes chaque jour ! Alors, *no pain* doit-il se traduire par... « pas de pain » ? Les études mettant en évidence les conséquences néfastes de la consommation de gluten sur notre organisme pourraient nous le laisser penser.

Pourtant, comment se fait-il qu'on ne découvre qu'aujourd'hui les effets néfastes sur la santé d'un aliment qui a pourtant fait ses preuves depuis plus de deux mille ans ? Dans un numéro hors-série de la revue *Sport & Vie,* mon ami, l'excellent nutritionniste Denis Riché, a très justement posé la question en ces termes :

LA MALADIE CŒLIAQUE... UNE HISTOIRE ANTIQUE

La première description de ce qu'on qualifia plus tard de « maladie cœliaque » a été faite par le médecin grec Arateus en l'an 100 avant J.-C. Il la qualifia à l'époque de « diathèse abdominale », expression qui appartient, au XXIe siècle, aux concepts naturopathiques. Lors de la première retranscription de son travail en langue latine, en 1552, le terme grec désignant l'abdomen, *koilaki*, fut traduit par « cœliaque ». Tombée en sommeil, l'étude médicale de cette maladie connut une seconde jeunesse en 1888 grâce aux travaux d'un médecin américain, le docteur Gee. Il développa la sémiologie de cette pathologie en s'appuyant sur l'ensemble des observations cliniques faites auprès de ses patients présentant cette maladie. Même si les praticiens commencèrent à identifier et à tenter de traiter cette maladie lors des décennies suivantes, ce n'est qu'en 1953 que le professeur Dicke et ses collègues évoquèrent pour la première fois la présence, dans la farine, d'un facteur qui semblait favoriser la maladie cœliaque. À cette époque, compte tenu d'une localisation des symptômes essentiellement intestinale, cette pathologie resta dans le giron de la gastro-entérologie. Mais cela ne dura pas. Entre 1963 et 1965, certains auteurs démontrèrent que la « dermatite herpétiforme » constituait une variante dermatologique de cette maladie. C'était la première fois qu'on évoquait la possibilité que la maladie cœliaque puisse présenter une expression extra-digestive. C'est à peu près à la même époque, en 1966, que furent décrits les premiers cas de patients souffrant d'atteintes dégénératives neuronales liées à une réaction liée au gluten. Le professeur Marios Hadjivassiliou, du département de neurologie de l'hôpital de Sheffield et son inséparable comparse, le gastro-entérologue David Sanders, exerçant dans le même hôpital mais un étage plus haut, finirent par démontrer la présence d'anticorps anti-transglutaminase dans le cerveau de ces patients, et cette présence étonnante aboutit à une dégénérescence de cellules du cervelet ou du cortex. Plus récemment, un mécanisme similaire a été décrit dans le cas de la sclérose latérale amyotrophique ou de certaines formes d'épilepsie. Comment en sont-ils venus à réunir leurs compétences et à découvrir ce phénomène ? Tout simplement parce qu'ils étaient troublés de voir qu'ils avaient un grand nombre de patients en commun. Leur travail, publié en 2010 dans *The Lancet*, a posé les bases de la maladie cœliaque dite « neuronale »... qui est tout « sauf un nouveau snobisme », pour reprendre l'expression pour le moins malheureuse du psychiatre français Gérard Apfeldorfer.

Source : Denis Riché, Sport&Vie, *hors-série numéro 42, été 2015*

« Dans le problème de la perte de tolérance à un aliment, il existe la conjonction de deux faits : l'évolution de l'aliment et la modification des capacités à le tolérer. » Quand des patients lui demandent pourquoi, pendant la guerre, nombre de gamins avaient survécu avec du pain et du lait cru sans jamais développer d'allergies à ces aliments, il leur explique que le gluten qu'on trouvait alors dans le pain est fort éloigné de celui qu'on y trouve aujourd'hui, des sélections sévères ayant été faites pour obtenir des variétés de blé plus panifiables et plus riches en gluten. Il s'amuse d'ailleurs à comparer l'évolution du gluten à l'évolution physique de Mickael Jackson après vingt ans de chirurgie esthétique...

La métaphore est ô combien évocatrice. Dit comme cela, il y a effectivement de quoi s'inquiéter ! Parmi les hypothèses les plus intéressantes qui ont été avancées pour expliquer cette évolution, il est avancé que l'intolérance au gluten pourrait avoir une relation avec les atteintes subies par notre microbiote. En résumé, l'utilisation précoce d'antibiotiques chez les enfants pourrait être à l'origine de l'augmentation de l'asthme et des allergies, ou encore de la maladie de Crohn.

Denis Riché, le roi des métaphores, toujours lui, résume cette théorie de la manière suivante : « De fait, les "virus informatiques" ayant pénétré les logiciels de notre immunité ont conduit, en l'espace de deux générations, à une augmentation exponentielle des manifestations immunitaires dirigées à l'encontre de certains aliments. »

Pour mieux comprendre les tenants et les aboutissants de ce phénomène, il convient de se pencher sur ce que l'on appelle les « exorphines ». Il s'agit de ces molécules que nous ingérons avec le gluten et qui sont constituées de fragments de protéines. Lors de la digestion, ces peptides, qui contiennent cinq ou six acides aminés, se glissent dans notre organisme. Une fois à l'intérieur, elles interfèrent et se lient notamment avec certains récepteurs sensoriels, or nous savons aujourd'hui que ces molécules-là peuvent amplifier la douleur, créer un état d'anxiété ou encore contribuer à des perturbations d'ordre comportemental.

L'utilisation précoce d'antibiotiques chez les enfants pourrait être à l'origine de l'augmentation de l'asthme et des allergies, ou encore de la maladie de Crohn.

En Norvège, le professeur Karl Reichelt, médecin et chercheur, a ainsi noté la présence de peptides dérivés de certaines formes de caséine et de gluten chez des enfants autistes, ainsi que chez des patients atteints de schizophrénie[1].

Agents qui dérèglent notre immunité d'un côté, nouvelle race de blé de l'autre... comme il semble hautement improbable que nous ne découvrions que maintenant cette intolérance, après des millénaires à consommer des aliments contenant du gluten (voir encadré p. 59), il est logique qu'elle soit due à une évolution de notre métabolisme. Ainsi, vraisemblablement, nous aurions développé de nouvelles formes d'intolérance en raison du changement de nature du microbiote dans nos intestins conjugué aux changements subis par les aliments que nous leur donnons à manger.

D'aucuns pourront arguer que ces réactions sont le plus souvent discrètes, voire un peu embêtantes, mais pas suffisamment toutefois pour être prises au sérieux. De fait, de nombreuses personnes développent d'authentiques réactions sans présenter d'anomalies biologiques majeures. Les symptômes au quotidien peuvent malgré tout être très gênants : état de fatigue chronique, manque de concentration, douleurs digestives, anxiété et même troubles du sommeil... Ces symptômes peuvent donc, *in fine,* avoir un authentique impact sur notre santé.

Parue fin 2011, une étude menée par des gastro-entérologues américains[2] a montré les conséquences de la présence de gluten dans l'alimentation sur le bien-être de plusieurs patients. Ceux-ci se plaignaient de maux de ventre permanents sans pour autant présenter d'anticorps anti-gluten positifs. Depuis, le regard sur ces troubles a évolué. L'intolérance au gluten est médicalement posée, non seulement en présence de marqueurs biologiques positifs, mais également lorsqu'on note une amélioration significative des symptômes après huit jours complets d'alimentation *gluten free.* En résumé, si l'on se sent et que l'on se porte mieux sans consommer de gluten, il y a donc un lien de cause à effet évident, même si cela n'est pas toujours mesurable du point de vue strictement scientifique.

LES CONSÉQUENCES PRO-INFLAMMATOIRES DES GLUCIDES

Le gluten ne serait pas uniquement la cause de petites tracasseries. Il pourrait avoir des conséquences autrement plus graves. En 2013, un neurologue américain, le docteur David Perlmutter, a publié un best-seller : *Ces glucides qui menacent notre cerveau ; pourquoi et comment limiter gluten, céréales, sucres et glucides raffinés* (Marabout)[3]. Sa thèse consiste à démontrer que notre surconsommation de sucre et de glucides expliquerait l'explosion de certains troubles cérébraux. On ne parle pas là de simples troubles de la concentration, mais de maladies très graves représentant une priorité de santé publique, comme la maladie d'Alzheimer, une pathologie neurodégénérative en augmentation constante (225 000 cas diagnostiqués tous les ans en France). Dans son introduction, David Perlmutter explique : « Tout est lié aux changements en termes de nutrition observés au cours du siècle dernier. Nous sommes passés d'une alimentation riche en graisses et pauvre en glucides à un régime pauvre en graisses et riche en glucides, principalement constitué de céréales et autres glucides à l'origine de nombreux fléaux qui affectent aujourd'hui le cerveau. » Sur le banc des accusés se trouve, entre autres, le gluten. Ainsi, ce dernier agirait telle une substance inflammatoire, susceptible d'irriter le système nerveux. En provoquant une élévation de la glycémie, les glucides auraient pour effet de détériorer la barrière hémato-encéphalique, d'où une fragilisation de notre organe cérébral, plus exposé aux toxines.

La thèse du docteur Perlmutter consiste à démontrer que notre surconsommation de sucre et de glucides expliquerait l'explosion de certains troubles cérébraux.

Le professeur Henri Joyeux, chirurgien cancérologue spécialiste de la nutrition, va dans le même sens que son homologue américain. Dans son ouvrage *Changez d'alimentation* (éditions du Rocher, 2013), cet ardent défenseur de la médecine préventive avance un certain nombre de conseils, basés sur des études statistiques et épidémiologiques précises, afin de proposer un meilleur équilibre de vie, fondé sur quelques règles alimentaires de bon sens. Ses conclusions rejoignent celles présentées dans l'ouvrage du docteur Perlmutter (il a d'ailleurs rédigé la préface de l'édition française). Il explique que le trop-plein de glucides simples et complexes trop cuits serait l'un des facteurs de l'explosion des maladies dites « civilisationnelles » (obésité, diabète, maladies cardio-vasculaires, cancers). Parmi les causes de cancer, en effet, l'alimentation occupe une place importante : on estime que 20 à 40 % des cas lui seraient directement ou indirectement imputables. Ainsi, il faudrait voir dans notre consommation excessive de glucides la cause de symptômes d'inflammation de l'organisme conduisant au développement de maladies neurodégénératives ou neurologiques.

En augmentation constante, l'intolérance au gluten touche aujourd'hui 2 % de la population. Rien qu'en France, on estime le nombre de personnes atteintes à environ 500 000. En Amérique du Nord et en Europe, la maladie cœliaque toucherait une personne sur vingt. Ces statistiques sont plus qu'alarmantes, car cette maladie peut conduire à de sévères lésions digestives mais aussi à des atteintes graves du cervelet ou du cortex, comme l'ont montré des travaux récents[4].

À cet égard, une étude américaine datant de novembre 2013[5] pointe du doigt la firme Monsanto — eh oui, encore elle ! —, car la forte augmentation du nombre d'intolérants au gluten aurait un rapport direct avec l'usage croissant du glyphosate (voir p. 115), principal composé actif du Roundup®, pesticide le plus vendu au monde, produit par Monsanto. L'exposition au glyphosate entraînerait des troubles digestifs, soit la perturbation de la synthèse des acides aminés aromatiques, mais également des carences en fer, en cuivre ou en cobalt, ainsi qu'une inhibition d'enzymes, des effets biologiques qui sont caractéristiques de la maladie cœliaque.

QUAND LES RHUMATOS POINTENT L'INTESTIN

Il est délicat de s'appuyer sur la biologie pour poser le diagnostic d'intolérance au gluten en raison de l'incertitude du diagnostic biologique de la maladie cœliaque. Par ailleurs, de plus en plus de rhumatologues se montrent convaincus de l'implication de l'intolérance non cœliaque au gluten dans la survenue des douleurs chroniques. C'est ce qui a conduit certains d'entre eux à développer une approche révolutionnaire : poser le diagnostic à partir de l'intestin. Ils ont ainsi procédé à des biopsies intestinales chez des patients fibromyalgiques et ont constaté que, chez ceux-ci, la plainte douloureuse chronique était corrélée de manière très nette à une importante présence de lymphocytes dans la muqueuse intestinale. Plus on les retrouve nombreux à proximité des neurones intestinaux, plus la perception douloureuse est élevée. Ces deux équipes ont observé, de manière indépendante, qu'avec l'éviction du gluten on notait une disparition des globules blancs et des douleurs. La réintroduction du gluten, à l'inverse, favorisait la réapparition des cellules immunitaires au niveau de la muqueuse, et le retour des douleurs. Pour eux, le lien est évident, c'est ce qui les a conduits à inventer le concept de « lymphocytose entérique » pour décrire cette entité clinique. « Pensez-vous que ce rôle délétère du gluten puisse être attribué à une candidose ? », demandai-je dernièrement à Carlos Isasi, rhumatologue de l'hôpital de la Porte de Fer à Madrid. « Évidemment, me répondit-il, mais je n'en ai surtout pas parlé dans mon étude car, si j'avais mis cet élément en avant, j'aurais risqué de voir l'étude être refusée une quinzième ou une seizième fois. » En effet, à diverses reprises, ce travail pointant un problème de « rhumatologie intestinale » associé à un syndrome de fatigue chronique avait été refusé. Sans doute ne devait-il pas convenir au discours orthodoxe de la nutrition institutionnelle. Pourtant, le bénéfice de l'éviction du gluten chez les patients présentant une combinaison de troubles digestifs, de douleurs musculaires et de fatigue chronique est étayé par un nombre d'études de plus en plus important.

Source : Denis Riché, Sport&Vie, *hors-série numéro 42, été 2015*

Par ailleurs, depuis plusieurs années, un nombre croissant d'individus présentent aussi des symptômes liés à la consommation du gluten sans être pour autant atteints de la maladie cœliaque. Si la biopsie intestinale ne révèle aucune anomalie, cette « sensibilité au gluten non cœliaque » affecte surtout les sujets âgés de 40 à 60 ans, mais les plus jeunes sont de plus en plus touchés.

L'exposition au glyphosate entraînerait des troubles digestifs, des carences en fer, en cuivre ou en cobalt, ainsi qu'une inhibition d'enzymes, des effets biologiques qui sont caractéristiques de la maladie cœliaque.

Au final, doit-on renoncer au gluten ? À la lumière de ces nombreux éléments, il apparaît évident qu'il peut être nocif pour notre santé. Des troubles digestifs, cognitifs ou bien comportementaux que vous ne parvenez pas à expliquer sont peut-être liés à la consommation de gluten, il peut donc s'avérer utile de consulter votre médecin. On peut aussi, en connaissance de cause, limiter sa consommation, voire se passer totalement de gluten et lui préférer des aliments de substitution, comme la gomme de guar, la gomme xanthane ou la poudre de graines de psyllium.

Songez qu'il n'est jamais trop tard pour prendre sa santé en main. Pour la préserver, il faut écouter son corps et entreprendre une démarche pour devenir l'artisan de son propre bien-être.

---

1. *K. Reichelt et al. (1990) : « Gluten, milk proteins and autism: dietary intervention effects on behavior and peptide secretion »,* J.Appl.Nutr., *42 (1) 1-11.*

2. *J.R. Biesikierski, E.D. Newnham & coll. (2011) : « Gluten causes gastrointestinal symptoms in subjects without celiac disease: a double-blind randomized placebo-controlled trial »,* Am.J.Gastroenterol, *106 (3): 508-14.*

3. Grain Brain: The Surprising Truth about Wheat, Carbs, and Sugar. Your Brain's Silent Killers, *Little, Brown and Company.*

4. *M. Hadjivassiliou, D.S. Sanders & coll. (2010) : « Gluten sensitivity: from gut to brain »,* Lancet Neurol., *9: 318-30.*

5. *« Glyphosate, pathways to modern diseases II: Celiac sprue and gluten intolerance », Anthony Samsel, Stephanie Seneff,* Interdisciplinary toxicology, *12 November 2013.*

Ce qu'il faut retenir

› La qualité du blé, à l'instar de l'ensemble de notre alimentation, a chuté au cours de la deuxième moitié du XXe siècle, d'où l'explosion de l'intolérance au gluten. En effet, les farines ne sont plus sélectionnées en fonction de leurs bienfaits sur l'organisme, mais en fonction de la rentabilité des croisements des différentes sortes de blé, avec au final un gluten toujours plus agressif pour l'intestin.

› Si la médecine était jusqu'à ces derniers temps méprisante à l'égard de ceux qui pointaient la responsabilité du gluten dans de nombreux troubles digestifs, elle est désormais moins catégorique. Les études se succèdent, les publications scientifiques indépendantes s'accumulent. La question de l'intolérance au gluten n'est décidément pas une mode, mais un enjeu véritable pour ceux qui doivent en subir les désagréments au quotidien.

› Les troubles rencontrés par les intolérants au gluten, quel que soit leur degré d'intolérance, sont très handicapants : violentes migraines, éruptions cutanées, douleurs abdominales, diarrhées. Ce trouble n'est donc pas à prendre à la légère, ce qui n'a pas empêché la médecine de considérer une majorité de patients comme de gentils affabulateurs un peu trop douillets.

Ce qu'il faut faire

4 conseils pratiques pour gérer son intolérance au gluten

1 Je teste ma potentielle intolérance au gluten

Depuis peu, la position des gastro-entérologues a évolué. Désormais, un nouveau test d'intolérance, basé sur l'empirisme, est communément accepté. Il est d'une simplicité enfantine : pendant huit jours, éliminez de votre alimentation toute trace de gluten, et constatez les potentielles améliorations. Ainsi, nombre de personnes non porteuses de la maladie cœliaque se rendent compte chaque année qu'elles sont légèrement intolérantes au gluten. Adieu maux de tête, ballonnements, gonflements, irritation de la peau... De quoi changer le quotidien.

2 J'évite les farines industrielles

Le gluten le plus agressif pour votre organisme se trouve dans les farines industrielles, celles qui sont conçues non pas en fonction de leurs vertus nutritionnelles, mais en fonction de l'élasticité de la pâte dans un souci de productivité. Évitez donc ce type de farine autant que possible, et préférez les farines artisanales d'un boulanger de confiance.

3 Quels aliments sans gluten ?

Parmi les aliments de consommation courante dans lesquels on ne trouve pas de gluten, voici une liste (non exhaustive) qui pourra vous aider à vous diriger : les oléagineux, le riz, le quinoa, le millet, la châtaigne, le sarrasin (et donc les farines de riz, de quinoa, de millet, de châtaigne et de sarrasin), les fruits secs, le soja ou encore la pomme de terre.

4 Chouchouter ses intestins

Vous commencez à bien me connaître, maintenant... Encore une fois, je vous le répète, prendre soin de ses intestins est primordial, surtout en cas d'intolérance, même légère, au gluten. En effet, l'une des conséquences de ce trouble est l'endommagement de la paroi intestinale, si importante dans le système immunitaire. Il faut donc la préserver par son alimentation, en mangeant le plus possible de légumes verts et de fruits pour faire le plein de fibres et de vitamines tout en réduisant la part des aliments acides, comme la viande ou les produits laitiers.

Idée reçue n° 6

JEÛNER EST DANGEREUX POUR LA SANTÉ

« Il faut être fier d'avoir hérité de tout ce que le passé avait de meilleur et de plus noble. Il ne faut pas souiller son patrimoine en multipliant les erreurs passées. »
Gandhi

Si on doit à la science moderne de nombreuses avancées dans le traitement des maladies, force est d'admettre qu'elle s'est construite en tenant à l'écart les médecines traditionnelles. Pour s'imposer, elle a régulièrement nié leur efficacité, quand elle n'a pas simplement tout mis en œuvre pour éradiquer les principes éprouvés par ces médecines populaires — les formules des chamans, marabouts et autres « sorcières » hérétiques, pourchassées et brûlées vives à une époque, accusées notamment de « soigner » (acte qui devait à l'époque rester le privilège exclusif de l'église). Ces remèdes de grand-mère dans nos campagnes s'appuyaient sur une connaissance des effets des plantes, toute une pharmacopée naturelle qui a existé, faut-il le rappeler, bien avant à la création de nos pharmacies sous leur forme actuelle. D'ailleurs, dans bien des régions du monde, cette médecine souvent considérée ici comme « douce » ou « alternative » reste le modèle dominant.

Face à ces traditions jugées désuètes ou inefficaces, la médecine occidentale « en blouse blanche » a érigé des dogmes, traitant systématiquement le mal par les molécules de synthèse, les médicaments. Depuis quelques années, elle semble à nouveau porter son regard sur ce qui se fait ailleurs, depuis des siècles. Signe de ce changement, l'intérêt pour les médecines asiatiques. La médecine ayurvédique du sud de l'Inde a ainsi été reconnue médecine traditionnelle par l'OMS. Les deux approches sont sans doute complémentaires. La médecine occidentale soigne la pathologie lorsqu'elle est déclenchée, et la plupart des médecines asiatiques, l'approche chinoise, en particulier, entendent être à l'écoute du corps et prônent une hygiène de vie, notamment alimentaire, afin de prévenir l'apparition de maladies. On assiste à la rencontre fructueuse entre les dernières recherches scientifiques et les connaissances traditionnelles des anciens, dans des civilisations très différentes, développées et basées sur l'expérience empirique. Or que constate-t-on ? Bien souvent, les preuves apportées par la science ne font que confirmer le savoir des anciens. Au nombre de ces pratiques immémoriales et universelles dans l'histoire de l'humanité, il en est une qui continue de faire débat, de déranger, voire de faire peur : le jeûne.

MOINS PEUT-IL ÊTRE PLUS ?

Le jeûne revient dans l'air du temps, comme hygiène de vie mais aussi comme thérapie. Des stars revendiquent sa pratique régulière pour se maintenir en forme. Des patients atteints d'un cancer ont recours au jeûne thérapeutique pour atténuer les effets secondaires d'une chimiothérapie. Alors, énième mode *new age* ou voie possible pour entretenir son corps, et même le guérir ?

Dans les civilisations anciennes, dans les religions — du ramadan de l'islam au carême chrétien —, la restriction alimentaire, l'abstinence ou le jeûne complet sont depuis longtemps synonymes de purification du corps comme de l'esprit. C'est une épreuve à l'issue de laquelle l'un et l'autre doivent ressortir grandis. En architecture, Mies van der Rohe avait pour credo : *Less is more.* Dans le domaine de la santé, de l'alimentation, le « moins » peut-il aussi être « plus » ? Priver son corps de nourriture peut-il le renforcer au lieu de l'affaiblir ? Le concept continue de choquer. Toute une génération issue des Trente Glorieuses et de la société d'abondance d'après-guerre a grandi dans l'idée que la priorité était de nourrir tout le monde après des temps de privation. Envisager de consommer moins, voire plus du tout ? Se priver ? Et, comble de tout, de ce qui nous est le plus vital, la nourriture ? Autant dire que l'on renonce à l'idée commune que l'on s'est faite du confort et du progrès.

Bien souvent, les preuves apportées par la science ne font que confirmer le savoir des anciens.

Pourtant, cette logique consumériste est de plus en plus critiquée. On sent dans la société, et notamment chez les plus jeunes, un désir de s'investir dans un métier, un mode de vie qui a du sens, pour soi, pour la planète. En finir avec le « toujours plus ». Revenir à des valeurs essentielles. Avoir moins, consommer moins. Pour se sentir exister davantage, se sentir vivant. Une telle tendance se traduit, par exemple, à travers le développement de l'économie du partage face à l'instinct de propriété : le covoiturage, le streaming pour la musique, l'image... Partout, de plus en plus, la vraie préoccupation semble se résumer ainsi : cesser d'accumuler. Au contraire, faire le vide, s'alléger. Alléger son corps pour alléger son esprit. Vivre mieux, avec moins. La crise est passée par là.

La peur du manque ? Une liberté retrouvée, plutôt, tant la vie matérielle nous enchaîne et nous fait oublier le plus important dans nos existences. Il suffit pour cela d'écouter ce que dit le dalaï-lama : « Ce qui m'a le plus surpris chez les Occidentaux, c'est qu'ils perdent leur santé à gagner de l'argent, puis ils dépensent cet argent pour recouvrer la santé. Ils pensent tellement au futur qu'ils en oublient de vivre le présent, si bien qu'ils finissent par ne plus vivre ni le présent ni le futur. Ils vivent comme s'ils ne devaient jamais mourir et meurent comme s'ils n'avaient jamais vécu. » Nous sommes, comme dans la chanson, cette « foule sentimentale qui a soif d'idéal », à qui on fait croire « que le bonheur c'est d'avoir de l'avoir plein nos armoires[1] ».

LE JEÛNE, HYGIÈNE DE VIE ET CURE THÉRAPEUTIQUE

Ce n'est sans doute pas tout à fait un hasard si l'on s'intéresse de nouveau au potentiel du jeûne. S'il est pratiqué depuis toujours par les hommes à des fins spirituelles, on redécouvre aujourd'hui ses bienfaits sur notre organisme. Le jeûne sert à se soigner, à se maintenir en bonne santé, à faire appel aux ressources propres du corps plutôt qu'aux médicaments et, par là, à changer de logiciel, à trouver une autre logique. Par réaction, arrêter de remplir nos placards et nos esprits de choses inutiles pour « réinvestir un espace désencombré, un espace vide ». Problème : « dans une société désacralisée, le vide fait peur ».

Cette analyse, c'est Thierry de Lestrade qui la fait dans un ouvrage consacré au sujet : le Jeûne, une nouvelle thérapie (La Découverte - Arte éditions, Paris, 2013). Il y a aussi consacré un passionnant documentaire[2], fruit d'une longue enquête sur l'histoire du jeûne et ses résultats, dans lequel il bat en brèche un certain nombre d'idées reçues. Dans son introduction, il compare le jeûne actuel avec celui que faisaient les moines : si le jeûne revient de nos jours, ce n'est pas « la spiritualité qui nous guide vers le vide », c'est un besoin physique, thérapeutique. En effet, si nous, Occidentaux, vivons de plus en plus longtemps, le cancer, le diabète, les maladies cardio-vasculaires et l'obésité, entre autres, font que l'espérance de vie en bonne santé est d'un peu plus de soixante ans seulement. Même en France, pays au système de santé pourtant envié par beaucoup, parle-t-on de guérison quand on évoque l'hypertension, le cancer, les rhumatismes ou les allergies ? Non. Comme le remarque Thierry de Lestrade, « la maladie ne se guérit plus, elle se chronicise. On dure plus longtemps, grâce à des béquilles chimiques. » On pourrait se contenter de cela et en remercier l'industrie pharmaceutique, mais pourquoi ne pas choisir une autre voie, celle du jeûne par exemple ?

> « Ce qui m'a le plus surpris chez les Occidentaux, c'est qu'ils perdent leur santé à gagner de l'argent, puis ils dépensent cet argent pour recouvrer la santé. Ils pensent tellement au futur qu'ils en oublient de vivre le présent, si bien qu'ils finissent par ne plus vivre ni le présent ni le futur. Ils vivent comme s'ils ne devaient jamais mourir et meurent comme s'ils n'avaient jamais vécu. » (le dalaï-lama)

Le principe du jeûne part d'un postulat simple. Si la nourriture est le médicament principal de notre corps (à condition qu'elle soit saine, équilibrée), la privation de nourriture en serait le médicament le plus efficace car, poussé dans ses retranchements, le corps puise dans ses réserves et réagit. Les observations des effets du jeûne montrent ainsi des changements positifs dans tout le corps.

Comment ? Tout simplement en faisant travailler les mécanismes d'autorégulation de l'organisme, une capacité dont dispose tout être vivant. C'est ce qu'on appelle la « sanogenèse », en opposition à la pathogenèse, le processus de développement d'une maladie. La sanogenèse est, au contraire, le mécanisme de sauvegarde de la santé.

Une « autoguérison », diront les sceptiques ? Face au déséquilibre que représente une maladie, pour la soigner, le corps doit retrouver son équilibre, or la privation de nourriture crée un stress qui oblige le corps à s'adapter à une situation nouvelle. Il déclenche alors un bouleversement hormonal et neuroendocrinien. Notre organisme possède d'énormes capacités, qui ne demandent qu'à être stimulées. Un jeûne volontaire permet de les réactiver, qu'il s'agisse d'une journée par semaine pour rester en forme ou d'une période plus longue, moyennant un avis médical et un suivi adapté, dans le cadre du traitement de pathologies. C'est aussi une hygiène de vie : le jeûne élimine les facteurs qui provoquent la maladie. *Vis medicatrix naturae,* « la nature recèle des pouvoirs de guérison ». L'aurait-on oublié ? C'était pourtant l'un des principes d'Hippocrate... patron des médecins.

Dès 1934, Herbert Shelton publie un ouvrage qui reste une référence en la matière, *la Science et l'Art du jeûne.* Convaincu du bien-fondé de cette pratique, l'hygiéniste américain crée une école. Durant sa carrière, il supervisera pas moins de 35 000 jeûnes. Lui-même adepte de ce procédé, il jeûnait dix jours par an « pour se maintenir en forme ». Le mahatma Gandhi en personne gardait près de lui son ouvrage lors de ses multiples jeûnes. Shelton a grandi dans une ferme, et qu'y a-t-il observé ? Lorsqu'ils sont malades, les animaux arrêtent de se nourrir. Dans la nature, beaucoup d'animaux, même à sang chaud, jeûnent, parfois pendant plusieurs mois, parce qu'ils y sont forcés ou parce qu'ils hibernent : marmotte, ours, manchot empereur... Le jeûne est le fruit d'une adaptation. Nous sommes « programmés » pour y faire face, et ce depuis que nous avons été confrontés à des périodes de manque de nourriture dans l'histoire de l'évolution du vivant. Pour mémoire, les femmes sont les gardiennes de la préservation de l'espèce.

Notre organisme possède d'énormes capacités, qui ne demandent qu'à être stimulées. Un jeûne volontaire permet de les réactiver.

À ce titre, leur chimie est orientée pour la survie. Elles sécrètent de l'œstradiol, une hormone qui favorise la prise de tissu adipeux (graisse) et qui empêche la prise de muscle. Pourquoi ? Afin de préserver la vie de l'enfant qu'elle porterait en période de famine. Ce qui était vital dans la préhistoire est devenu le cauchemar des femmes d'aujourd'hui...

C'est Yvon Le Maho, directeur de recherche au CNRS, membre de l'Académie des Sciences, qui l'affirme : « Un homme en bonne santé, de corpulence normale (70 kilos pour 1,75 m) peut jeûner quarante jours sans problème. »

Manger moins pour vivre plus longtemps ? C'est bien là tout l'enjeu. En 1934, une étude[3] sur la relation entre nutrition et santé issue d'un laboratoire de l'université Cornell fit l'effet d'une petite révolution. Elle montrait que des rats moins nourris de 30 % environ vivaient deux fois plus longtemps que les autres. Conclusion : manger moins provoquerait un allongement de la vie. On sait depuis que des habitudes alimentaires frugales sont liées à des records de vieillissement dans de bonnes conditions, au Japon ou en Crète, par exemple, mais il s'agit là, à l'époque, d'une véritable révélation, à l'encontre de « vérités » bien ancrées. La restriction calorique, le jeûne, serait la clé pour vivre plus vieux et en meilleure santé.

« Un homme en bonne santé, de corpulence normale (70 kilos pour 1,75 m) peut jeûner quarante jours sans problème » (Yvon Le Maho, directeur de recherche au CNRS, membre de l'Académie des Sciences).

Dans les années 1950, des chercheurs soviétiques utilisent le jeûne pour traiter des pathologies physiques et mentales. Les résultats sont remarquables, au point que l'efficacité du jeûne thérapeutique est reconnue en URSS dans les années 1970. Les médecins russes observent dès la première semaine un effet antidépresseur et stimulant, et posent les bases du déroulement type d'un traitement de jeûne. Avec la privation totale de nourriture (mais en buvant beaucoup et en faisant de l'exercice physique), une fois la sensation de faim passée, entre le troisième et le cinquième jour, le corps rétablit son équilibre. Dans les cas de dépression, l'état s'améliore vers le dixième jour, pour une libération totale vers le vingtième. Viennent ensuite la rupture de jeûne et la réalimentation normale. La cure produit aussi des effets positifs, par exemple dans le traitement de l'asthme, de l'épilepsie, du diabète, de l'hypertension artérielle. Si en France cette pratique peine encore à être reconnue et utilisée à des fins thérapeutiques, ce n'est pas le cas partout. En Allemagne, le jeûne fait désormais partie de l'arsenal de la médecine officielle. Il est pratiqué à l'hôpital public, notamment à la Charité, à Berlin, le plus grand hôpital public européen. Et les cures sont remboursées par le système allemand de sécurité sociale.

Même si la question fait débat, notamment en raison de risques cardiaques, le jeûne serait également efficace contre l'obésité. Sans apport de nourriture, l'organisme puise son énergie dans ses réserves de graisse, les lipides, et ce sans qu'il y ait d'impact sur la masse musculaire. Dans son livre, Thierry de Lestrade donne plusieurs exemples. L'un des plus étonnants est sans conteste celui d'un jeune Écossais, Angus Barbieri. En 1965, soucieux de maigrir pour se trouver une fiancée, il se rend à l'hôpital. Il a vingt-sept ans et pèse 207 kilos. Les médecins lui proposent de jeûner. Sous surveillance médicale, il atteindra 82 kilos, en parfaite santé, au bout d'un jeûne historique de 382 jours !

> Le « jeûne intermittent » retarderait l'apparition des symptômes de la maladie d'Alzheimer ainsi que de celle de Parkinson, et protégerait contre les attaques cérébrales.

Sauter un repas n'a jamais tué personne. Au contraire, un jour par semaine, le « jeûne intermittent » ferait le plus grand bien. Selon certaines études, il retarderait même l'apparition des symptômes de la maladie d'Alzheimer ainsi que de celle de Parkinson, et protégerait contre les attaques cérébrales[4]. Mais attention : la pratique du jeûne thérapeutique sur une période importante ne peut se faire sans avis médical et sans suivi.

Le professeur Frédéric Saldmann, cardiologue, écrit dans *Le meilleur médicament, c'est vous* (Albin Michel, Paris, 2013) : « Le jeûne intermittent permet à l'organisme de régénérer et de réactiver des mécanismes de réparation cellulaire en sommeil. C'est aussi une façon de ralentir les effets du temps pour vivre

LES BIENFAITS DU JEÛNE POUR LE SYSTÈME IMMUNITAIRE

Tout partirait de l'intestin. Le système immunitaire lié à notre système digestif représenterait en effet 80 % de notre immunité (voir p. 86). Sans alimentation, le système immunitaire se rééquilibre, avec pour résultat une diminution spectaculaire des inflammations chroniques.

Une étude[1] menée par des chercheurs de l'université de Californie du Sud (USC) a mis en lumière une découverte remarquable : un jeûne pendant trois jours permet de reconstruire l'ensemble du système immunitaire, y compris chez des personnes gravement malades, par exemple cancéreuses, ou chez les personnes âgées.

Comment le corps parvient-il à se régénérer ? Le priver de nourriture contraindrait la moelle osseuse à produire un grand nombre de globules blancs, or ce sont elles qui combattent les infections. L'organisme se débarrasse alors de ce qui est abîmé et reconstruit un nouveau système immunitaire. En pratique, le jeûne prolongé contraint le corps à économiser l'énergie et à puiser dans ses ressources. Il consomme les réserves de glucose et les graisses, mais aussi les globules blancs, dans une proportion importante. Leur nombre baisse fortement pendant le jeûne. Au moment de la réalimentation, il augmente rapidement. C'est un recyclage, un véritable nettoyage de fond en comble. L'organisme est remis en marche, sur de bonnes bases. Renforcé, le système immunitaire repart de zéro. Autre effet noté par les chercheurs : un jeûne de 72 heures réduirait la présence de l'enzyme PKA, associée au risque de tumeur cancéreuse et au vieillissement. Il protégerait enfin les patients atteints d'un cancer de l'impact toxique de la chimiothérapie.

Conclusion de Valter Longo, professeur de gérontologie et de biologie à l'université de Californie du Sud, qui a dirigé ces recherches : « Il n'y a pas de preuve que jeûner soit dangereux, mais il y a de grandes preuves que ce soit bénéfique. »

Jeûner pour prévenir le cancer ? C'est la question que pose Thierry de Lestrade dans son ouvrage : « À la lecture des études de Valter Longo, une question se pose : si le jeûne seul peut détruire des cellules cancéreuses avant la chimiothérapie, ne pourrait-on pas utiliser cette thérapie comme un outil de prévention du cancer ? Certaines études vont dans ce sens. »

1. « Prolonged Fasting Reduces IGF-1/PKA to Promote Hematopoietic-Stem-Cell-Based Regeneration and Reverse Immunosuppression », article publié dans la revue Cell*, 5 juin 2014.*

plus longtemps en meilleure santé. Après avoir consulté votre médecin, je vous conseille d'essayer et de juger par vous-même les effets ressentis. »

Non, le jeûne ne nous fait pas mourir de faim. Il peut au contraire nous permettre de vivre mieux, et plus longtemps.

---

1. *Alain Souchon, Virgin France, 1993.*

2. *« Le jeûne, une nouvelle thérapie ? », Sylvie Gilman et Thierry de Lestrade, coproduction Arte France et Via Découvertes Production, 2011.*

3. *Clive M. McCay et Mary F. Crowell, « Prolonging the life span »,* The Scientific Monthly, *vol. 39, n° 5, novembre 1934, pp. 405-414.*

4. *« Caloric restriction and intermittent fasting: two potential diets for successful brain ageing », Bronwen Martin, Mark P. Mattson et Stuart Maudsley,* Ageing Research Reviews, *vol. 5, n° 3, août 2006, pp. 332-353.*

Ce qu'il faut retenir

- Le jeûne est une pratique naturelle. Ainsi, les animaux n'hésitent pas, lorsqu'ils sont mal en point, à pratiquer de longs jeûnes régénérateurs. Pourquoi diable cette pratique serait exceptionnellement mauvaise dès lors qu'on l'appliquerait à l'homme ?

- Pour les personnes atteintes d'un cancer, le jeûne durant les périodes de chimiothérapie présente des résultats étonnants. Seulement voilà, cela ne ravit pas l'industrie pharmaceutique, qui préfère continuer de vendre à prix d'or ses méthodes traditionnelles contre le cancer, traitant toute avancée divergente de délire non scientifiquement prouvé à la marge de la médecine.

- La pratique du jeûne peut se comprendre par la métaphore de la plante. Pendant votre période d'abstinence, vous désherbez votre terrain intestinal en arrachant toutes les herbes, bonnes et mauvaises. Une fois le jeûne terminé, vous êtes prêt à replanter les bonnes herbes en prenant de bonnes habitudes alimentaires.

- Il faut absolument combattre l'idée reçue encore trop répandue qui veut que le jeûne soit mauvais pour la santé. En permettant à l'organisme de repartir sur de bonnes bases, le jeûne renforce le système immunitaire. Il pousse le corps à puiser dans ses réserves et à faire travailler ses mécanismes d'autorégulation (la sanogenèse). Il est même utilisé à des fins thérapeutiques en Allemagne, où les cures de jeûne sont remboursées par le système germanique de sécurité sociale.

Ce qu'il faut faire

5 conseils pratiques pour que mon premier jeûne se passe bien

1 Je profite des vacances pour le faire

Jeûner en travaillant n'est absolument pas incompatible. Certains avancent même que cela les empêche de penser à manger. Seulement voilà, pour un premier jeûne, il est préférable de se ménager une plage de vacances. Cela vous permettra d'être mieux concentré sur cette expérience, qui ne doit pas être qu'alimentaire, mais aussi métaphysique.

2 Je ne fais pas de sport pendant mon jeûne

Voilà qui paraît relever du bon sens, mais qu'il est toujours bon de rappeler, surtout pour des néophytes. En effet, l'activité physique nous fait puiser dans les réserves, notamment celles de glycogène musculaire, or les réserves sont amenuisées par la période de jeûne. Inutile donc d'aggraver la chose par la pratique d'un sport, et de souffrir le martyre. Il serait dommage de garder un mauvais souvenir de votre premier jeûne.

3 J'en profite pour faire de la relaxation

Comme mentionné plus haut, le jeûne est aussi une aventure métaphysique, un voyage introspectif dont vous sortirez changé. La relaxation, des exercices de respiration ou du yoga constituent un accompagnement idéal lors de cette période de restriction alimentaire. La maxime *mens sana in corpore sano* n'aura jamais été aussi juste !

4 Je commence mon jeûne dans de bonnes dispositions

L'état d'esprit avec lequel vous allez aborder votre jeûne est primordial. Autant être clair : si vous ne vous en sentez pas capable, ne vous engagez pas dans un jeûne, quelle qu'en soit la durée. Il vous faut aborder la chose avec calme et recul. Il ne s'agit pas d'une performance, ni d'une compétition afin de tenir le plus possible. Vous jeûnez pour vous sentir mieux dans votre corps et pour remettre les compteurs à zéro.

5 Je m'hydrate convenablement pendant le jeûne

Veillez à bien vous hydrater pendant que vous jeûnez. Boire est d'une importance capitale, car c'est ce qui va vous permettre de compenser vos pertes minérales. Ainsi, votre organisme ne puisera pas dans vos réserves alcalines, ce qui risquerait d'endommager vos ongles, vos cheveux ou vos dents. Rien ne sert de trop boire : gardez à l'esprit que votre corps ne peut métaboliser qu'un litre d'eau par heure. Enfin, un apport suffisant en eau vous permettra de mieux accompagner le processus de drainage des toxines à l'œuvre pendant un jeûne.

Idée reçue n° 7

ON NE PEUT RIEN FAIRE CONTRE LA MAUVAISE DIGESTION

Ballonnements, mauvaise digestion... vous vous sentez indisposé et vous vous demandez pourquoi. Le plus souvent, la mauvaise digestion est simplement due à une mauvaise association alimentaire. Troubles digestifs, fatigue après le repas, flatulences... : ces maux de ventre gênants touchent près d'un Français sur cinq.

Vers 1920, le médecin américain William Howard Hay mit au point un régime dissociant les aliments acides des aliments alcalins pour lutter contre les troubles digestifs, mais c'est Herbert Shelton qui a véritablement assis les notions de combinaisons alimentaires sur des principes de physiologie de la digestion. Il publia ainsi, en 1951, *Food Combining Made Easy.*

Quand on veut maigrir ou que l'on rencontre des problèmes de digestion, c'est parce que les usines de traitement des déchets du corps (émonctoires : peau, poumon, foie, reins, intestins) ne fonctionnent plus. Elles ont des piles de dossiers sur la table. Il faut alléger leur travail ! Une option est le jeûne, intermittent, quelques jours par mois ou sur une plus longue durée (voir p. 68). Que faire autrement ? Précisément, faire attention aux associations alimentaires qui vont nous permettre de favoriser les échanges entre le cerveau et l'intestin, facilitant un meilleur fonctionnement de l'intestin, une meilleure assimilation des nutriments et, de fait, un meilleur sommeil.

COMMENT FONCTIONNE L'APPAREIL DIGESTIF ?

La digestion, c'est la transformation des aliments en nutriments assimilables par l'organisme.

- Étape 1 : la bouche (langue + dents + salive).
- Étape 2 : estomac, sucs acides.
- Étape 3 : enzymes dans l'intestin (amylase, protéase, lipase).
- Étape 4 : évacuation.

QU'EST-CE QUI CAUSE DES PROBLÈMES DE DIGESTION ?

Les symptômes sont connus : lourdeur, ballonnements, gaz, constipation, reflux gastrique, fatigue après le repas. Ces effets sont souvent dus à de mauvaises associations alimentaires, c'est ce qu'on appelle la concurrence digestive. Certains aliments ont la priorité, les autres patientent et restent trop longtemps dans le tube digestif, d'où une fermentation, une putréfaction, qui s'ajoute à la perte de nutriments et qui endommage la paroi intestinale, source de risque immunitaire. Pour améliorer sa digestion, il est donc nécessaire de respecter le principe simple de bonnes associations alimentaires.

Ces dernières s'appuient sur le fait que les familles alimentaires se digèrent très différemment du fait :
— de la durée de digestion différente pour chaque catégorie d'aliments ;
— du lieu de digestion différent ;
— du degré d'acidité différent pour la digestion des aliments ;
— des enzymes différentes (les enzymes permettent de dégrader les aliments en éléments unitaires assimilables que l'on appelle nutriments : acides aminés, acides gras, oses). Une enzyme s'occupe d'un type d'aliments, à l'exclusion de tous les autres.

QUELQUES EXEMPLES...

1. MILIEUX DIFFÉRENTS

La ptyaline, une enzyme contenue dans la salive, dégrade l'amidon cuit (milieu alcalin).

La pepsine, une enzyme contenue dans les sucs gastriques, « concasse » les protéines en peptides (milieu acide).

La digestion de la viande et celle de l'amidon se font dans deux milieux différents.

2. VITESSES DIFFÉRENTES

La digestion des fruits (fructose) est rapide.

La digestion des graisses est longue.

Si les fruits sont mangés en fin de repas, ils attendent la digestion des aliments qui les ont précédés ; leur assimilation est mauvaise, il se crée des putrescences. Mieux vaut les manger en collation avec des oléagineux vers 10 heures et vers 16 heures.

3. TIMING

Les lipides ralentissent la digestion.

Ajouter des lipides aux protéines, au demeurant de digestion lente, fait qu'elles attendent pour être dégradées que les lipides soient digérés. La digestion en est donc encore ralentie.

QUELLES SONT LES COMBINAISONS DE FRUITS IDÉALES ?

FRUITS ACIDES	FRUITS MI-ACIDES	FRUITS DOUX
Agrumes	Framboise	Banane
Ananas	Pêche	Datte
Fraise	Poire	Figue
Grenade	Pomme	Pruneau
Tomate	Raisin	Raisins secs
Prune	Fraise	Abricot
Cerise		Melon
Fruits rouges		Pastèque
Orange		
Clémentine		
Kiwi		
Pamplemousse		

Attention : évitez d'associer fruits acides et fruits doux. Ces derniers, concentrés, nécessitent une longue digestion. Les fruits acides, en revanche, sont propices à une digestion rapide.

Ce qu'il faut retenir

- L'alimentation a pour objet de nous fournir les bons nutriments afin d'assurer nos fonctions vitales et cognitives, or l'apport nutritionnel qui en découle n'est pas une simple superposition de nutriments. Les lieux, les enzymes et les vitesses de digestion diffèrent selon qu'il s'agit de protéines, de lipides ou de glucides.

- De mauvaises associations alimentaires peuvent entraîner une mauvaise assimilation des nutriments. Par exemple, l'amidon est digéré en milieu alcalin, la protéine en milieu acide. La protéine va donc attendre son tour et créer des putrescences potentiellement toxiques dans l'intestin, l'endommageant au passage.

- Il faut veiller à respecter toutes les étapes de la digestion, à commencer par la première : la mastication. Nos dents sont dans la bouche, pas dans l'estomac, c'est qu'elles doivent servir à quelque chose ! En effet, elles entament le travail de dégradation des aliments, facilitant ainsi la tâche des organes qui viennent à la suite. À ne surtout pas négliger, donc.

Ce qu'il faut faire

Associations à privilégier pour les repas

FÉCULENTS (amidon, glucides)	**LIPIDES**	**LÉGUMES VERTS**	**PROTÉINES** (protides)
Pois chiches Céréales Citrouille Courge Légumes racines Pomme de terre	Avocat Beurre Crème Huiles	Asperge Brocoli Céleri Choux Laitue Poivron Courgette …	Fromage Noix Œuf

1 LÉGUMES VERTS + FÉCULENTS

- Les légumes verts favorisent la digestion.
- Richesse en fibres = ralentissement de l'assimilation de sucres.
- Cuisson vapeur = conservation des nutriments.

2 UN FÉCULENT À LA FOIS

- Éviter la surconsommation d'amidons concentrés, tels que le pain, le riz brun ou les pommes de terre.
- Un féculent + légumes verts cuits à la vapeur.

3 LÉGUMES VERTS + PROTÉINES

- Protéines = acides.
- Les légumes verts vont traiter l'acidité.

4 UNE SEULE PROTÉINE ANIMALE PAR REPAS

- Enzymes différentes pour chaque protéine.
- Un seul aliment protidique par jour avec des légumes verts crus et/ou cuits.

Y a-t-il d'autres points importants pour faciliter le travail de l'appareil digestif ?

Bien mastiquer :

— mastication = satiété, car sécrétion d'histamine au bout de 20 minutes ;

— le travail de l'estomac est facilité, donc pas de coup de barre et meilleure assimilation des nutriments.

Idée reçue n° 8

DÉPRESSION OU BIEN-ÊTRE, TOUT SE JOUE DANS LA TÊTE !

« *La bonne cuisine, c'est le souvenir.* » Georges Simenon

Nous savions tous que nous en avions un cerveau, or, il y a quelques années, les scientifiques ont découvert l'existence d'un « deuxième cerveau » : notre intestin grêle. Cet organe, qui mesure entre 4 et 6 mètres, contient 200 millions de neurones, qui veillent à notre digestion. Comment ? Grâce aux sécrétions hormonales. La surprise, c'est que ces fibres musculaires, les neurones, échangent aussi des informations avec notre tête. Des neurones dans notre ventre ? Absolument. Et beaucoup. Autant que dans le cortex d'un chat ou d'un chien. C'est notre système nerveux viscéral. Les chercheurs commencent à peine à décrypter la conversation secrète entre notre cerveau d'en haut et celui d'en bas, cette interaction passionnante entre notre esprit et nos boyaux. Car c'est bien cela qui est passionnant : la façon dont ils dialoguent tous deux. Là aussi, c'est une grande découverte : la communication va dans les deux sens. On s'est même aperçu qu'il existait sept fois plus d'infos allant de l'intestin vers le cerveau que l'inverse.

UNE FABRIQUE DE SÉROTONINE

Comment ça marche ? Ce système d'interaction à distance passe par la sérotonine, produite à 95 % par l'intestin. Ce neurotransmetteur rythme le transit intestinal et régule le système immunitaire. Les chercheurs ont découvert qu'une partie de cette sérotonine passe dans la circulation sanguine et remonte jusque dans notre cerveau. La transmission entre nos intestins et le cerveau se fait par le biais du nerf vague, qui relie nos entrailles au centre de commande cérébral. Il traverse le diaphragme, longe l'œsophage, le cou, jusqu'au cerveau. Là, la sérotonine va pouvoir agir sur les neurones, qui l'utilisent comme messager, notamment pour la régulation de nos émotions, pour le sommeil... Or, un intestin irritable ou irrité provoque un dysfonctionnement de communication avec le cerveau. On a ainsi constaté que les personnes touchées par des sensations gênantes de pression abdominale, des borborygmes, la diarrhée ou la constipation, sont aussi plus sujettes à éprouver des sentiments de mal-être, des états anxieux. Idem dans l'autre sens : lorsque vous êtes stressé, le cerveau envoie un message à vos intestins, qui se contractent pour accélérer le transit. Vous vous tordez les boyaux. Les expressions que nous connaissons tous parlent d'elles-mêmes : avoir l'estomac noué, la peur au ventre, se faire de la bile, être pris aux tripes, ne pas digérer...

QUELS COMPORTEMENTS PEUVENT ENDOMMAGER NOTRE MICROBIOTE ?

Veillez à ne pas avoir une alimentation trop grasse ou trop acide. Pour cela, évitez :
— les excès de protéines animales ;
— les excès de produits laitiers ;
— les excès de café (selon l'ANSES, la dose considérée comme normale est comprise entre 200 et 300 milligrammes de caféine par jour, soit l'équivalent de deux à trois tasses de café filtre ou de cinq à six expressos) ;
— les excès de thé noir ;
— les excès d'alcool ;
— les pâtes blanches, les riz blancs, les farines raffinées ;
— les céréales raffinées.

Évitez aussi de consommer en excès des antibiotiques. C'est là un des problèmes de la médecine occidentale : on soigne le mal, pas la cause du mal, or les antibiotiques combattent toutes les bactéries, même les bonnes. Conséquence : une modification de la flore intestinale, donc des intestins moins performants (problèmes immunitaires et de digestion).

Veillez à ne pas avoir une alimentation trop riche. En mangeant trop, on sature ses intestins. Ceux-ci ne peuvent traiter l'ensemble des nutriments à disposition, avec le risque d'avoir des fermentations au niveau des anses des intestins, qui peuvent s'avérer toxiques et endommager la paroi intestinale.

Passionnée de gastro-entérologie, Giulia Enders a consacré ses recherches en médecine à l'intestin. Dans un ouvrage aussi savoureux que richement documenté[1], dernières études scientifiques à l'appui, elle passe en revue l'état actuel des connaissances sur cet organe mal aimé, et pour une grande part encore méconnu. Car, si la recherche scientifique sur le sujet en est encore à ses balbutiements, ces études ont mis en lumière le système nerveux de l'intestin mais aussi, plus étonnant, son rôle dans la santé mentale. Dans un portrait que lui consacrait *l'Obs* (9 avril 2015), la jeune chercheuse allemande expliquait : « Si la quantité de fructose que nous avons dans le ventre est trop importante pour être assimilée, nous nous en débarrassons et nous perdons du même coup celui qui s'est accroché à ses baskets : le tryptophane. Or le tryptophane nous est aussi utile pour produire de la sérotonine. » En résumé, le fructose en trop grande quantité dans notre alimentation, omniprésent notamment dans les plats tout préparés, entraîne un déficit de sérotonine, laquelle régule notre moral et nos émotions. Contrairement à une idée reçue, manger sucré n'est donc pas bon pour le moral. Si une petite sucrerie sur l'instant peut sembler réconfortante, un excès produit l'effet contraire. Jamais dans l'histoire de l'humanité nous n'avons été confrontés à une telle surabondance de sucre. Face à de telles doses, notre corps réagit en libérant de grandes quantités d'hormones, principalement de l'insuline. Une fois atteint le sentiment de satisfaction envoyé par le cerveau en récompense de cet apport énergétique, c'est le coup de fatigue assuré. Le stockage du sucre en graisse dans les tissus adipeux et le gonflement des poignées d'amour vont de pair avec le coup de blues. Conclusion : bien manger est la clé d'un meilleur bien-être. D'ailleurs, ne dit-on pas que quand la digestion va, tout va ?

En pointant du doigt la relation entre malbouffe et dépression, la science ne fait que rappeler une vérité vieille comme le monde : la corrélation entre ce que nous donnons (ou imposons) à notre organisme et le bien-être (ou mal-être) qui en découle. En mangeant mal, nous maltraitons notre corps, mais aussi notre esprit. À l'inverse, une alimentation équilibrée et de qualité nous procure tous ses bienfaits. Une telle évidence a longtemps prévalu dans de nombreuses

COMMENT PRÉSERVER AU MIEUX NOTRE MICROBIOTE ?

Consommez des aliments non transformés, des céréales complètes, du quinoa, du sarrasin, des graines germées (pois chiches), des sucres complexes, des produits bio pour éviter les pesticides ; privilégiez les herbes (persil, basilic, thym…), le poisson, les œufs bio et le tempeh (soja fermenté), le pollen frais, le miel, le sirop d'agave ou la stévia ; faites cuire à basse température, à la vapeur ou à l'étouffée ; consommez des fruits en dehors des repas, des légumes verts à chaque repas ; buvez au minimum 1,5 l d'eau par jour ; limitez votre consommation de protéines animales à une portion par jour ; utilisez de l'huile d'olive vierge de première pression à froid ; dissociez les repas en mangeant les protéines à midi avec des légumes, et les glucides le soir ; remplacez les excitants par des infusions ; utilisez des condiments (ail, oignons…). Enfin, prenez des médicaments de façon raisonnable, et des antibiotiques en cas de nécessité seulement.

Mastiquez, prenez votre temps pour manger. Il faut au minimum 20 minutes après absorption pour déclencher l'histamine et ressentir un sentiment de satiété.

cultures. Aujourd'hui, il est plus que jamais nécessaire de le rappeler : préserver ou retrouver une bonne santé et un moral au beau fixe passe par un changement de comportement alimentaire. Il suffit d'écouter Hippocrate, le plus grand médecin de l'Antiquité : « Si quelqu'un désire la santé, il faut d'abord lui demander s'il est prêt à supprimer les causes de sa maladie. Alors seulement il est possible de l'avoir. » Les nutriments agissent sur nos cellules, sur le fonctionnement de notre corps, sur son métabolisme. Nous sommes ce que nous mangeons.

Les nutriments agissent sur nos cellules, sur le fonctionnement de notre corps, sur son métabolisme. Nous sommes ce que nous mangeons.

Que se passe-t-il dans nos intestins durant la phase de digestion ? Grâce aux enzymes, les molécules des aliments sont découpées pour être assimilées par notre organisme à travers une impressionnante surface digestive. Chez l'être humain, la surface de contact de la muqueuse intestinale avec le chyme, ce mélange de nourriture en partie digéré, avoisine les 400 mètres carrés ! Autant dire que ce que nous offrons à notre estomac a des effets sur l'ensemble de notre organisme, y compris notre état d'esprit, notre moral. Dans leur grande sagesse, les cultures asiatiques ne disent pas autre chose : en Chine, au Japon, en Inde, notamment, le régime alimentaire traditionnel se soucie de diététique. Mais ce n'est pas tout. La nourriture doit procurer du plaisir à travers le goût, mais aussi préserver la santé et favoriser le bien-être, à la fois corporel et spirituel. Les deux sont étroitement liés, indissociables.

LA FLORE INTESTINALE : DES MILLIARDS DE BACTÉRIES

Notre ventre abrite une flore intestinale extrêmement riche. Sans la flore intestinale, la nourriture que nous avalons ne servirait à rien. Le microbiote (l'ensemble des organismes qui habitent l'intestin) est composé de milliards de bactéries. À elles seules, elles pèsent entre 1 et 2 kilos ! On le sait peu, mais il existe plus de bactéries que de cellules dans notre organisme. À quoi servent ces bactéries ? À la fermentation des glucides dans le colon droit et à la putrescence des protéines dans le colon gauche. Elles assurent la bonne assimilation des nutriments essentiels lors de la digestion, notamment la synthèse des vitamines du groupe B1 et de la vitamine K, nécessaire pour la coagulation sanguine. La flore intestinale, que l'on se constitue à 3-4 ans, contribue aussi à notre immunité en constituant une barrière de défense pour empêcher la pénétration d'antigènes hostiles. Il est donc essentiel pour les enfants de bien manger et de faire en sorte que les repas soient des moments sans stress, sans tensions, pour ménager la bonne entente de nos deux cerveaux, mais aussi parce que le stress active des nerfs qui inhibent notre digestion. Résultat : notre corps tire moins d'énergie de ce que nous mangeons et notre intestin doit travailler davantage pour mener à bien la digestion.

Notre état d'esprit dépendrait des bactéries. Entretenir son microbiote serait un moyen de se prémunir contre différents troubles, comme le stress ou, plus grave, la dépression.

Comment notre intestin, ce cerveau du ventre, influe-t-il sur notre cerveau ? Quel rôle joue ce « deuxième cerveau » dans des problèmes aussi répandus que le surpoids, les allergies, la dépression ? Stephen Collins, biologiste canadien, a réalisé une série d'expériences[2] et comparé le comportement de souris : sans microbiote, ces dernières prenaient des risques et devenaient instables ; avec microbiote, elles redevenaient normales. Ses conclusions ont mis en évidence l'impact du microbiote sur la personnalité. Notre état d'esprit dépendrait des bactéries. Entretenir son microbiote serait un moyen de se prémunir contre différents troubles, comme le stress ou, plus grave, la dépression. Les recherches montrent que les états d'inconfort psychologique surviennent lorsque l'axe intestin-cerveau est perturbé. Des intolérances alimentaires ou une mauvaise flore intestinale peuvent être à l'origine de ces problèmes. Enfin, on a remarqué que les patients souffrant de pathologies intestinales inflammatoires, par exemple la maladie de Crohn ou la colite ulcéreuse, sont plus touchés par des symptômes de dépression ou d'anxiété. Notre « deuxième cerveau » serait donc aussi important que celui du haut. Veiller à notre microbiote, c'est veiller à notre santé et à notre moral. C'est connu, la gaieté part du ventre.

---

1. Le Charme discret de l'intestin, *Actes Sud, 2015.*

2. Pour le détail des expériences de l'équipe de Collins : http://www.lemonde.fr/sciences/article/2012/03/23/flore-intestinale-le-cerveau-sous-influence_1674270_1650684.html.

Ce qu'il faut retenir

› Le cerveau n'est pas le seul siège des neurones. Nous en comptons environ 200 millions dans nos intestins ! Au passage, le système digestif envoie sept fois plus d'information au cerveau que l'inverse. L'intestin mérite donc bien son surnom de « deuxième cerveau ».

› La flore intestinale, c'est entre 1,5 et 2 kilos de bactéries, rien que ça ! De la santé de cet écosystème dépend directement notre humeur, la vigueur de notre système immunitaire ou encore la qualité de l'absorption des nutriments apportés par l'alimentation. C'est le pilier de notre bien-être. Il convient donc de le chouchouter.

› La malbouffe agresse nos intestins. Notre alimentation, à 80 % d'origine industrielle, endommage jour après jour la paroi intestinale et ses muqueuses. Dès lors, l'intestin ne peut plus jouer son rôle de première barrière immunitaire. Nous tombons malades et dépensons des fortunes en médicaments. Ne serait-il pas plus logique d'attaquer le problème à la source et d'adopter une alimentation saine ?

Ce qu'il faut faire

5 conseils pratiques pour prendre soin de ses intestins

1 Une ou deux fois par an, je fais une détox

Faire une détox une ou deux fois par an, c'est remettre les compteurs à zéro pour son organisme, notamment pour son intestin, c'est revitaliser son système immunitaire et faire un grand nettoyage, bénéfique à tous points de vue. Ménagez-vous deux périodes de 40 jours chacune chaque année pour effectuer ce travail fondamental pour votre bien-être. Si vous êtes très sérieux pendant les trois premières semaines de ce processus, vous en ressortirez tonifié, votre peau sera lumineuse, votre taille affinée, et vous retrouverez un sommeil réparateur.

2 Une monodiète pour régénérer son intestin

Pour que chaque période de détox soit efficace à 100 %, je vous conseille cette méthode ancestrale, totalement naturelle et hautement détoxifiante : la monodiète. Durant trois jours, vous ne consommerez qu'un aliment, de préférence un fruit détox de saison. À titre personnel, je conseille la pomme, pour sa capacité à attirer les métaux lourds et son pH légèrement acide. Souvent, des maux de tête apparaissent durant ces trois jours. Pas d'inquiétude, c'est tout à fait normal ! Le corps est en train de vider les poubelles, et vous en ressentez les conséquences. La monodiète, processus très utilisé par les sportifs de haut niveau, permet de déraciner les « mauvaises herbes » de votre intestin avant de replanter les « bonnes herbes » pendant la période de détox qui va suivre.

3 Des fibres pour une meilleure digestion

Les fibres se classent en deux catégories : les solubles et les insolubles. Les fibres solubles forment un gel dans l'intestin lors de la digestion. Ce type de fibres, que l'on trouve dans le cœur des végétaux, prévient la constipation et ralentit l'absorption des sucres. Les légumineuses comme les haricots rouges ou blancs en regorgent, ainsi que les figues sèches, le sarrasin, le psyllium ou encore l'avoine. Quant aux fibres insolubles, on les trouve dans l'enveloppe des végétaux. Ces fibres gonflent au contact de l'eau et facilitent le transit en augmentant les contractions intestinales, auxquelles s'ajoute l'action de la pesanteur : de quoi laisser un intestin propre et efficace après une digestion. On trouve principalement des fibres insolubles dans les légumes verts, les céréales complètes ou encore les oléagineux.

4 Je respecte le pH de mon intestin grêle

L'intestin grêle possède un pH de 6, soit légèrement acide. Il est très important de le respecter et de ne pas acidifier outre mesure son terrain intestinal. Aussi, encore une fois, ne dépassez pas une protéine animale par jour et limitez au maximum la part de sucres simples dans votre bol alimentaire. Une alimentation trop acide dégrade le microbiote, entraînant fatigue chronique et épuisement des réserves alcalines du corps. Ce sont alors les dents, les ongles et les cheveux qui payent le prix fort.

5 J'évite la prise systématique d'antibiotiques

Vous souvenez-vous de la publicité qui tournait en boucle sur nos antennes il y a peu et qui clamait « Les antibiotiques, c'est pas automatique » ? Eh bien, c'est un précepte à retenir. Les antibiotiques affaiblissent les intestins. En effet, ils sont conçus pour détruire les bactéries, or notre flore intestinale compte des milliards de « bonnes » bactéries, et les antibiotiques ne font pas la différence entre celles-ci et les mauvaises bactéries. Ainsi, après une cure d'antibiotiques, vous être extrêmement vulnérable !

Idée reçue n° 9

LE BIO, C'EST BON POUR LES BOBOS !

« Que ton aliment soit ta seule médecine. » Hippocrate

« Les climats, les saisons, les sons, les couleurs, l'obscurité, la lumière, les éléments, les aliments, le bruit, le silence, le mouvement, le repos, tout agit sur notre machine, et sur notre âme. » Jean-Jacques Rousseau, *les Confessions*

Au cours de mes diverses interventions dans les médias, le bio suscite toujours de vives réactions. Souvent, c'est un sentiment de méfiance qui prédomine chez mes interlocuteurs, d'autant que l'oreille du public est polluée par les propos peu informés de personnalités très médiatisées appartenant au corps médical. Ce discours est malheureusement un signe des temps. De fait, lorsqu'on parle aujourd'hui de manger bio, de plus en plus de voix s'élèvent pour protester contre ce qui est considéré comme une simple coquetterie, voire une escroquerie marketing destinée à soulager la conscience des bobos.

Alors, le bio est-il vraiment cette arnaque pour bourgeois bohèmes, ou bien, au contraire, une garantie crédible de pouvoir consommer des produits sains pour notre organisme ? J'ai eu l'occasion d'approfondir cette question lors d'un reportage réalisé en février 2015 dans le Sud, à Toulon, à la rencontre de Denise et Daniel Vuillon. Ce couple est à l'origine de la première AMAP[1] en France. Il s'agissait pour moi de mieux comprendre ce dont il était question lorsqu'on évoquait l'agriculture biologique et les circuits courts. Grâce à ce couple de militants, j'ai enfin pu démêler le vrai du faux, et ainsi réaliser l'absolue nécessité de retourner à cette agriculture ancestrale.

Aussi, aujourd'hui plus que jamais, je le dis et l'affirme sans détour : le bio n'est ni une mode ni une lubie passagère !

UNE ALIMENTATION PLUS RICHE EN NUTRIMENTS ESSENTIELS ET EN SAVEURS AUTHENTIQUES

Manger bio, au fond, c'est quoi ? Eh bien, cela consiste d'abord à choisir une alimentation de qualité, une alimentation plus riche en nutriments essentiels, plus riche en saveurs authentiques. C'est également respecter notre corps en réveillant notre horloge biologique, de sorte qu'elle s'accorde aux saisons et nous permette ainsi de mieux métaboliser les éléments contenus dans les sols, donc dans les fruits, les légumes et même les viandes. Manger bio, c'est enfin et surtout réduire l'exposition de notre métabolisme aux composés chimiques (pesticides, herbicides, antifongiques, conservateurs), à l'origine notamment de nombreux cancers et autres maladies neurodégénératives. Vous en doutez ? Sachez qu'une simple pomme achetée au supermarché peut recevoir jusqu'à cinquante-cinq traitements phytosanitaires ! Il serait parfaitement naïf de croire que l'ingestion de telles substances toxiques n'affecte pas l'organisme et est sans conséquence sur la santé.

> Une simple pomme peut recevoir jusqu'à cinquante-cinq traitements phytosanitaires ! Il serait naïf de croire que l'ingestion de telles substances toxiques n'affecte pas l'organisme.

Une fois de plus, il ne s'agit pas ici de sombrer dans la paranoïa ni de jouer à faire peur à tout le monde pour le simple plaisir. On n'en est malheureusement plus là. Ce que j'affirme a été reconnu par l'OMS (Organisation mondiale de la santé), ainsi que par l'IARC (Agence internationale de recherche sur le cancer). En mars 2015, après des années de lutte et en dépit du lobbying acharné des firmes de la pétrochimie, ces deux organisations ont enfin reconnu que plusieurs pesticides, et notamment le glyphosate (le pesticide le plus utilisé au monde), étaient probablement cancérogènes[2]. Une victoire pour tous ceux qui se battent contre ce fléau, mais la guerre est néanmoins très loin d'être gagnée…

En effet, même les partis au pouvoir semblent inopérants face à des lobbys riches et puissants. Prenons l'exemple du plan Écophyto, une initiative prometteuse sur le papier, qui a été initiée en 2008 dans le cadre du fameux Grenelle de l'environnement. Elle visait alors à réduire de moitié l'usage des pesticides en France, une tentative qui s'est hélas soldée par un échec cuisant. Pire, malgré une vraie demande de changement de la part des consommateurs, la dépendance de l'agriculture française vis-à-vis de l'industrie pétrochimique n'a, dès lors, cessé de s'aggraver, à telle enseigne que l'usage des produits phytosanitaires a augmenté de 10 % en moyenne entre 2009 et 2013[3] ! Parmi les vingt-huit pays de l'Union, nous, Français, détenons le bonnet d'âne puisque l'Hexagone est aujourd'hui le premier consommateur de pesticides en Europe. Trois cultures sont particulièrement incriminées : la vigne, le blé et le colza.

La demande créant le marché, et donc l'offre, il ne tient qu'à nous d'agir afin de renverser la tendance.

Pourtant, malgré ce sinistre constat, rien n'est encore joué aujourd'hui. Comme je l'ai déjà dit, nous, consommateurs, détenons les clés. Nous pouvons soit continuer de nous laisser manipuler en consommant avec insouciance les aliments empoisonnés que l'industrie alimentaire nous impose, soit opter pour d'autres solutions. La demande créant le marché, et donc l'offre, il ne tient qu'à nous d'agir afin de renverser la tendance.

Mais, pour qu'elle soit vraiment efficace, cette démarche doit se généraliser à toutes les classes sociales ; c'est à cette seule condition que l'industrie pliera face à la pression engendrée par les changements de nos modes de consommation. Notre force, c'est le nombre et, contrairement à ce que j'entends souvent dire, consommer bio n'est pas un luxe réservé aux seuls bobos et autres membres des classes sociales favorisées.

LE BIO TROP CHER ? QUESTION DE PRIORITÉ

L'argument qui revient le plus souvent, c'est que le bio serait trop cher. *A priori,* ce n'est pas complètement faux, sur le papier en tout cas. En effet, dans certains magasins ou supermarchés bio, le prix, ne serait-ce que d'un paquet de saumon fumé est parfois si élevé qu'on pourrait presque se demander s'il ne s'agit pas d'une erreur d'étiquetage. Se contenter d'exemples de ce genre, qui sont en réalité isolés, c'est là une idée reçue que je veux combattre à tout prix. Des prix aussi excessifs sont loin d'être une généralité, et on peut très bien manger bio sans forcément dépenser plus. Le parfait exemple, ce sont les paniers hebdomadaires des AMAP : pour 15 à 25 euros, on peut s'offrir 4 à 5 kilos de fruits et de légumes frais, de saison et surtout garantis comme provenant de l'agriculture biologique.

Par ailleurs, l'excuse consistant à brocarder les produits bio comme étant trop chers permet de se voiler la face à peu de frais. À cet égard, je suis un fervent défenseur de ce qu'on appelle la « question de priorité ». Ainsi, il faut savoir qu'un foyer français consacrait en moyenne 45 % de son budget mensuel à l'alimentation en 1950. Après des périodes de pénurie, dans le contexte de l'après-guerre, la nourriture était considérée comme une priorité absolue. Le paradoxe est survenu au moment où tout le monde, ou presque, a pu manger à sa faim : ce qui était une excellente nouvelle a eu des conséquences désastreuses. Subrepticement, l'essentiel a laissé place à l'accessoire, et le budget

LES AMAP

Tout a commencé à la fin des années 1950, au Japon, avec les *teikei* (ce qui signifie « coopération »). À l'époque, les autorités ont décidé de soustraire de nombreux terrains à la spéculation immobilière et financière, afin de les décréter « terres nourricières pour l'éternité ». À travers ce système d'associations, les paysans se sont vus confier la responsabilité de nourrir la population environnante. Le concept vise donc à instaurer un contrat moral entre le producteur et le consommateur. En échange de l'achat de sa récolte par souscription, le paysan s'engage à fournir des aliments cultivés sans produits chimiques. Il est intéressant de souligner que 10 % de la population au Japon est encore paysanne aujourd'hui (contre moins de 3 % en France). En 1993, un foyer japonais sur quatre participait aux *teikei*. Ce modèle a largement inspiré nos AMAP (associations de maintien de l'agriculture paysanne). Ils permettent aux producteurs de vendre directement aux consommateurs des paniers de fruits et de légumes de saison. Grâce à ce réseau, qui contribue au développement d'une agriculture durable, il est possible de manger sainement en contrôlant ce qu'on a dans son assiette. Les méthodes agronomiques employées s'inspirant du cahier des charges de l'agriculture biologique et de la charte de l'agriculture paysanne, les aliments sont produits dans le respect de l'homme et de la biodiversité. Autre intérêt : tout ce qui est produit est consommé, il n'y a donc aucun gâchis alimentaire.

Par ailleurs, les AMAP doivent respecter un certain nombre de principes : une production de taille humaine, respectueuse de la nature, sans engrais ni pesticides chimiques de synthèse, une gestion économique de l'eau, une bonne qualité des produits (sur les plans gustatif, sanitaire et environnemental) et bien sûr un prix équitable.

Bref, en adhérant à une AMAP, vous favorisez les circuits courts entre producteurs et consommateurs, vous mangez de savoureux produits de saison… et ce n'est pas cher !

Pour en savoir plus : www.reseau-amap.org.

« courses » s'est mis à dégringoler lentement au fil des années, pour atteindre un dérisoire 13 % aujourd'hui[4]. La part de notre budget consacrée à l'alimentation a ainsi diminué de plus d'un tiers en un peu plus de cinquante ans seulement. À titre de comparaison, la dépense moyenne d'une famille française pour sa voiture représente aujourd'hui 19 % de son budget. Comment en sommes-nous arrivés à consacrer plus d'argent pour notre voiture que pour notre estomac ? On marche sur la tête.

Face à cette situation aussi aberrante qu'ubuesque, des initiatives comme les associations pour le maintien de l'agriculture paysanne ont vu le jour. Les AMAP revendiquent leur appartenance au champ de l'économie solidaire qui implique des pratiques dont le but n'est pas le profit, mais la réponse à des besoins élémentaires collectifs. C'est également une question de choix de société : privilégier la qualité sur la quantité (c'est précisément cela qu'on appelle la « question de priorité »). On achète le nécessaire un tout petit peu plus cher en se privant du superflu et l'on se retrouve avec un budget à l'équilibre. Je le répète souvent : changer son mode de vie passe obligatoirement par un changement d'alimentation. Autrement dit, on consomme moins, mais mieux. Cela peut, par exemple, se traduire par moins de viande et plus de fruits et légumes bio, de saison et cultivés près de chez soi, une manière, au passage, de privilégier ce qu'on appelle le « circuit court ».

Comment en sommes-nous arrivés à consacrer plus d'argent pour notre voiture que pour notre estomac ?

En réduisant la voilure au niveau des protéines animales et des produits transformés, on favorise à la fois notre santé et notre porte-monnaie. Cerise sur le gâteau, on réduit son empreinte carbone.

RESPECTER LE RYTHME BIOLOGIQUE DES SAISONS

Comme vous l'avez sans doute compris, je suis un fervent défenseur du bio, et je n'aurai de cesse de militer pour ce mode de consommation. Pour autant, je ne suis pas dupe. Je sais pertinemment que le bio est devenu une sorte de label à la mode grâce au gage d'authenticité qu'il est censé offrir et qu'il a été dévoyé par nombre d'industriels sans scrupules. Aussi pragmatiques que cyniques, ces « escrocs du bio », qui n'ont cure des bienfaits nutritifs qu'il est censé prodiguer au consommateur, ont tout naturellement préféré se concentrer sur son potentiel économique. Il faut par conséquent se montrer circonspect à l'égard de ce label, parfois galvaudé : tous les produits estampillés bio ne se valent pas. Certains, que l'on trouve dans les grandes surfaces, proviennent de l'autre côté de la planète et ont perdu nombre de nutriments pendant leur voyage. Ce sont des produits standardisés, parfois même cultivés hors sol, sans aucun enracinement. Or, je l'ai déjà dit dans le chapitre précédent, c'est dans les 15 premiers centimètres du sol que se trouve l'essentiel des nutriments du vivant. Cette matière organique s'appelle la « biomasse ». Ainsi, en industrialisant ce qui, par définition, est artisanal, l'industrie agroalimentaire est en train de dévoyer l'essence même des produits biologiques.

En industrialisant ce qui est artisanal, l'industrie agroalimentaire dévoie l'essence même des produits biologiques.

C'est qu'ils sont malins, ces industriels, ils savent s'y prendre pour tenter de nous duper ! C'est pour cela que je vous conseille d'être très vigilant concernant le packaging. Dans la plupart des cas, leurs produits bio sont conditionnés dans énormément d'emballages ; surtout, ils sont en contact avec des matières plastiques et des nanoparticules, dont on ne connaît pas encore les conséquences sur l'organisme. Or le bio participe précisément d'une logique qui va à l'encontre de tous ces processus industriels.

Acheter bio, c'est manger mieux, mais c'est également protéger l'environnement et, à long terme, assurer l'avenir de nos enfants. Tout cela implique un changement de philosophie. Avons-nous vraiment besoin d'avoir toute l'année des cerises, des tomates ou des abricots sur nos étals ? Avez-vous vraiment envie de les consommer sachant que, dans ces conditions, en France, un produit parcourt en moyenne 1 500 kilomètres avant d'atterrir dans notre assiette ?

Personnellement, l'attente de certains fruits et légumes a rythmé les saisons de mon enfance. Dans nos existences où tout s'enchaîne souvent dans l'urgence, nos souvenirs sont précieux, et ils restent intimement liés au fil des saisons qui s'enchaînent. Je garderai, par exemple, toujours une émotion particulière chaque fois que reviendra le temps des cerises. Il me rappellera mon frère, qui, à la fin de sa vie, me confiait sans cesse son espoir de vivre assez longtemps pour y goûter une dernière fois.

Ce rythme biologique, naturel, est en train de disparaître pour laisser place à une autre forme de relation au temps. Il n'y a plus de place pour la contemplation, ce temps nécessaire à la réflexion et à la prise de conscience. Pourtant, réfléchir, c'est précisément ce qui nous différencie des autres animaux. Et Dieu sait qu'il y a matière à réflexion. Réfléchir à nos modes de production et à notre alimentation, c'est sacraliser le vivant. C'est également donner du sens aux choix que nous faisons, et donc à ce que nous achetons. J'aime particulièrement cette phrase de Coluche : « Quand on pense qu'il suffirait qu'on arrête de l'acheter pour qu'ils arrêtent de le vendre ! »

J'aime particulièrement cette phrase de Coluche : « Quand on pense qu'il suffirait qu'on arrête de l'acheter pour qu'ils arrêtent de le vendre ! »

Le bio est pour moi une nécessité impérieuse, une noble cause qui mérite d'être défendue avec vigueur afin qu'elle s'impose peu à peu dans toutes les consciences comme LA solution, la seule et unique solution possible. Le jour où la donne va changer, aussi cyniques, malins et puissants soient-ils, les industriels de l'agroalimentaire n'auront pas d'autre choix que de s'adapter, et le bio deviendra, par conséquent, de plus en plus abordable. Ne l'oubliez jamais : ils ont plus besoin de nous que nous n'avons besoin d'eux.

BAISSE DE LA QUALITÉ DES ALIMENTS, ATTENTION DANGER !

La fonction de base de l'alimentation est de pourvoir à nos besoins énergétiques et immunitaires. Or, ces dernières décennies, on a constaté une baisse impressionnante de la qualité de nos aliments. Avec la généralisation des techniques d'agriculture intensive, notre apport nutritionnel a été totalement bouleversé depuis

LES PESTICIDES, CAUSE D'INFERTILITÉ

Une étude[1] réalisée auprès de 155 hommes âgés de 18 à 55 ans et fréquentant un centre de traitement de l'infertilité a été publiée dans la revue spécialisée *Human Reproduction.* Ses conclusions ? Les hommes qui consomment le plus de fruits et de légumes chargés en pesticides ont un nombre de spermatozoïdes inférieur de 49 % par rapport aux hommes qui en consomment le moins (86 millions par éjaculat contre 171 millions). Près de moitié moins ! Selon les auteurs, « ces résultats suggèrent que l'exposition aux pesticides utilisés dans la production agricole pour l'alimentation peut être suffisante pour affecter la spermatogenèse chez l'homme ». Jorge Chavarro, coauteur de l'étude, professeur de nutrition et d'épidémiologie à la Harvard Medical School de Boston, conseille de privilégier la consommation de produits bio et d'éviter, par principe de précaution, ceux connus pour contenir de grandes quantités de résidus. Une nouvelle pierre vient s'ajouter à l'édifice : les effets désastreux des pesticides présents dans notre alimentation.

On savait déjà que l'exposition professionnelle aux pesticides peut avoir un effet sur la qualité du sperme. Une autre étude[2] avance qu'un homme sur deux en France pourrait être stérile en 2030, date à laquelle, sans inversion de la tendance récente, le seuil d'infertilité sera atteint (de 15 à 20 millions de spermatozoïdes par millilitre de sperme). Une part de ce déclin provient de l'exposition aux pesticides. Dans les régions de forte activité agricole, le déclin est plus fort qu'ailleurs. D'autres facteurs entrent en ligne de compte, notamment le bisphénol A ou les phtalates, qui agissent en tant que perturbateurs endocriniens. En cause, l'environnement dans lequel nous baignons plus que le mode de vie. Les auteurs[3] le disent clairement dans leur résumé, évoquant un changement global environnemental : « L'exposition régulière à ces produits chimiques a été croissante dans la population française depuis les années 1950. Les résultats ne semblent pas supporter l'hypothèse d'un problème de mode de vie. Le déclin le plus important et les valeurs les plus basses sont observés dans les régions à forte activité agricole et densément peuplées. »

1. *Anne-Marie Mayer, « Historical Changes in the Mineral Content of Fruits and Vegetables »*, British Food Journal, *99/6, 1997.*
P.J. White and M.R. Broadley, « Historical variation in the mineral composition of edible horticultural products », The Journal of Horticultural Science & Biotechnology, *vol. 80, n° 6, 2005.*
D. Thomas, A study on the mineral depletion of the foods available to us as a nation over the period 1940 to 1991, *2003.*

2. *Hagai Levine and Shana H. Swan, « Is dietary pesticide exposure related to semen quality ? Positive evidence from men attending a fertility clinic », in* Human Reproduction, *March 30, 2015.*

3. *J. Le Moal, M. Rolland, D. Goria, V. Wagner, P. de Crouy-Chanel, A. Rigou, J. de Mouzon, D. Royère, « Semen quality trends in French regions are consistent with a global change in environmental exposure », March 2014.*

le milieu du XXe siècle. Les dérives de la rentabilité à tout prix conduisent à un constat qui interpelle. Depuis 1950, alors que la courbe de la productivité a explosé, celle de la qualité des aliments s'effondre.

La pomme que vous mangez aujourd'hui n'a plus rien à voir avec celle que croquaient vos grands-parents, et cela est valable pour de nombreux aliments. Prenons l'exemple de la pêche : il y a cinquante ans, la teneur en vitamine A d'une pêche correspondait à celle d'environ vingt-six pêches aujourd'hui !

Alex Jack, professeur en macrobiotique au Kushi Institute à Beckett (Massachusetts), a effectué une étude de vaste ampleur afin de quantifier la perte de valeur des aliments. Le résultat, publié en 1998 dans *One Peaceful World,* est sans appel : si l'on compare la situation actuelle avec celle de 1950, le brocoli a perdu 63 % de sa teneur en vitamine A et 56 % de sa vitamine C. Le piment rouge, lui, a perdu 50 % de sa vitamine C. Quant à la pomme, elle a tout simplement perdu 57 % de sa teneur en vitamines C et B12. L'augmentation des rendements agricoles a fait de nos aliments des coquilles vides sur le plan nutritionnel. Une pomme des années 1950 équivaut à cent pommes d'aujourd'hui. Sols appauvris, végétaux cueillis trop tôt, traitements pour la conservation intensifs, croissance dopée par les engrais... On assiste depuis des années à une dégringolade de la concentration en nutriments, inversement proportionnelle à l'essor de la « calorie vide ».

Un consortium d'universités, dont la prestigieuse Harvard, a publié une étude révélant que le réchauffement climatique allait encore aggraver la chute de la qualité des nutriments. Les chercheurs ont simulé les conditions de vie de 2050 si nous continuons à ce rythme (teneur en CO_2 de l'air). Selon l'étude, blé, riz, pois et soja voient leur teneur en zinc et en fer encore baisser. Face à ces chiffres, que pouvons-nous faire ? En matière de qualité nutritionnelle des aliments, l'agriculture biologique présente de bien meilleures garanties que l'agriculture conventionnelle. Le retour à ces pratiques raisonnables peut contribuer à inverser la tendance. Les dernières études sérieuses font état de 20 à 30 % de minéraux et d'antioxydants supplémentaires dans les plantations bio. De quoi faire réfléchir.

REFUSER L'UTILISATION MASSIVE DES AGENTS PHYTOSANITAIRES

Quiconque veut se forger une opinion crédible de la situation doit visionner *Notre poison quotidien,* de Marie-Monique Robin. Ce documentaire met parfaitement en lumière l'une des causes du déclin alimentaire auquel nous assistons depuis plus d'un demi-siècle : l'utilisation en masse d'agents phytosanitaires, comprenez de pesticides. Ces produits, qui sont employés de façon peu voire pas du tout contrôlée, dénaturent, polluent les aliments et fragilisent notre système immunitaire. Les industriels répondent que la dose à laquelle nous sommes exposés est réglementaire, mais je vous rappelle que nous y sommes exposés de façon chronique, et non ponctuelle. Les pesticides ne se contentent pas d'exterminer les insectes, ils détruisent toute vie en dehors de la plante qu'ils sont censés protéger, donc tous les nutriments présents dans le sol. La plante ne peut alors se nourrir correctement, et, au final, apporter à l'homme l'ensemble de ses propriétés originelles. À cela s'ajoute le caractère intensif des cultures. On plante aujourd'hui plus que de raison. Bilan : il n'y a plus suffisamment de nutriments disponibles dans le sol pour satisfaire toutes les plantes. À titre d'exemple, sachez qu'on plante en moyenne 30 000 graines de maïs par acre, soit trois fois plus qu'en 1950 ! Troisième facteur combiné : le défaut d'enracinement des plantes. Grâce aux produits chimiques, ces dernières se renforcent, se développent et croissent (tout en étant quasiment dénuées de nutriments), mais, en gagnant en taille, elles perdent en enracinement, et donc peuvent d'autant moins puiser dans le sol, lequel est déjà appauvri... CQFD !

> L'augmentation des rendements agricoles a fait de nos aliments des coquilles vides sur le plan nutritionnel. Une pomme des années 1950 équivaut à cent pommes d'aujourd'hui.

Ce nouveau type de sous-alimentation a pour conséquence une baisse de la vigilance immunitaire de notre corps. Dès lors, il n'est pas surprenant de constater la persistance de carences, comme celles en fer, en zinc ou en iode. Elles peuvent être à l'origine de dépressions ou encore de fatigues chroniques. Voilà des maux que nous connaissons tous, sans pour autant y voir de lien avec notre alimentation et l'immanquable baisse de qualité nutritionnelle de celle-ci. Dégradés, chargés en résidus de pesticides, les aliments ne sont pas sans effet sur le fonctionnement de notre organisme.

Notre assiette est en danger, mais nous pouvons réagir ! Nous pouvons refuser l'utilisation d'engrais chimiques au profit de la fumure organique, cet engrais naturel d'origine animale et végétale. Nous pouvons encourager la préservation de la biodiversité, la stimulation naturelle face aux parasites. La nature est bien faite, faisons-lui confiance : à chaque parasite correspond, en face, un auxiliaire qui se nourrit du parasite. Choisissons des végétaux poussant en harmonie avec l'environnement, comme il en a toujours été. En choisissant de consommer bio, nous devenons des consom'acteurs. Nous encourageons un cercle vertueux, car la demande crée l'offre : les producteurs se convertissent pour répondre à la demande croissante des consommateurs. En France, la production en bio a doublé entre 2007 et 2012. L'objectif est d'atteindre 8 % des surfaces utiles en bio en 2017. Avec 4 % de ses surfaces agricoles en bio (plus de 1 million d'hectares), la France occupe déjà la troisième place européenne, derrière l'Espagne et l'Italie. L'ambition est d'atteindre, à terme, la deuxième place. Et ensuite la première ? Plus de 100 000 hectares sont actuellement en conversion (le processus nécessite deux à trois ans), un essor soutenu par l'engouement des consommateurs français[5]. Le marché a atteint 5 milliards d'euros en 2014, en hausse de 10 % sur l'année[6]. Un cercle vertueux car, au final, les prix baissent. Tout le monde s'y retrouve. Si j'avais tenu ces propos en 1980, on m'aurait pris pour un soixante-huitard attardé. Aujourd'hui, même les industriels font du bio, c'est dire. Nous assistons à l'émergence d'une génération responsable. Une fois encore, c'est LA solution pour retrouver une alimentation de qualité et pour faire, au passage, un geste pour la planète. Il suffit de faire preuve de bon sens : préférer ce qui est naturel, brut. Cela préserve le vrai goût des choses… et votre santé.

Notre assiette est en danger, mais nous pouvons réagir ! Nous pouvons refuser l'utilisation d'engrais chimiques au profit de la fumure organique, cet engrais naturel d'origine animale et végétale.

L'agriculture intensive a montré ses limites en prouvant qu'elle était incapable de nourrir l'humanité. Pour rappel, 1 milliard de personnes souffrent encore de la faim dans le monde. Comment le bio pourrait-il alors y parvenir ? En préservant la biodiversité et en assurant une meilleure qualité nutritive, le bio ne doit pas rester relégué au rang de solution marginale. L'agriculture bio, à qui l'on reproche souvent ses piètres rendements, est en réalité plus productive qu'on ne le pense.

Il suffit de faire preuve de bon sens : préférer ce qui est naturel, brut. Cela préserve le vrai goût des choses… et votre santé.

En 2050, la planète comptera plus de neuf milliards d'humains. La FAO (Organisation des Nations-Unis pour l'alimentation et l'agriculture), l'organisme de référence à l'échelle mondiale en matière d'agriculture, a démontré que l'agriculture biologique représentait le seul choix d'avenir pour la planète, que ce soit en matière de disponibilité/qualité des ressources ou en matière de sécurité alimentaire. Si l'agriculture biologique occupait en 2011 moins de 38 millions d'hectares dans le monde (soit moins de 1 % de la surface agricole mondiale), elle est en augmentation constante.

En décembre 2014, une équipe américaine dirigée par Claire Kremen, codirectrice du Berkeley Food Institute de l'université de Californie, a publié les conclusions de ses recherches[7] regroupant 115 études de 38 pays, portant sur 52 espèces végétales et s'étalant sur une durée de trente-cinq ans. Les chercheurs ont montré que l'écart de productivité entre agriculture bio et agriculture traditionnelle était inférieur à 20 %. Ce chiffre tombe même à 8 % lorsque les exploitations biologiques pratiquent la polyculture. La recherche agronomique pourrait même, à terme, éliminer cet écart. Opposer les deux types d'agriculture n'a donc plus de raison d'être. Jacques Caplat, agronome et fils de paysan, affirme lui aussi que l'agriculture bio peut nourrir le monde : il pense que non seulement elle le peut, mais surtout qu'elle est la mieux placée pour y parvenir. Pour lui, l'agriculture conventionnelle est une imposture car elle n'obtient de bons rendements qu'une année sur trois, au mieux, les climats étant instables sur les trois quarts de la planète. L'agriculture biologique, en revanche, permet d'optimiser les cultures associées complexes et assure un rendement régulier quelles que soient les conditions climatiques. Il rappelle que plusieurs études comparant les rendements à l'échelle de la planète et modélisant une conversion globale au bio se prononcent en faveur de l'agriculture biologique : une conversion totale de la planète au bio permettrait d'augmenter la production alimentaire mondiale (légère baisse des rendements en Europe, mais très forte augmentation dans les pays du Sud) et de nourrir entre 9 et 12 milliards d'êtres humains. Et, comme il le fait remarquer, aucune étude ne vient contredire ce constat ! Il encourage par conséquent les agriculteurs français à s'engager massivement sur la voie du bio, car c'est bien là, pour lui, une solution à grande échelle.

Nous devons revenir à des pratiques agricoles durables, respectueuses de l'environnement. Plus qu'un choix, c'est une nécessité, car nous ne pourrons continuer à produire de la nourriture en détruisant les sols et la biodiversité, et sans prendre soin des réserves d'eau. Alors, le bio, toujours une utopie ?

---

1. AMAP : association pour le maintien de l'agriculture paysanne.

2. http://www.lemonde.fr/planete/article/2015/03/25/le-desherbant-roundup-classe-cancerogene_4600906_3244.html.

3. http://agriculture.gouv.fr/Produits-phytosanitaires-resultats-2013.

4. Source CREDOC (Centre de recherche pour l'étude et l'observation des conditions de vie) ; 13,6 % en 2009, source INSEE utilisée par le CREDOC dans plusieurs rapports (http://www.agreste.agriculture.gouv.fr/IMG/pdf/doctravail50112.pdf - p. 5).

5. Source pour tous les chiffres bio : http://agriculture.gouv.fr/IMG/pdf/Voir_le_dossier_de_presse_Printemps_BIO_2013_de_l_Agence_BIO__cle4678e4.pdf.

6. Source : rapport Agence bio de janvier 2015 (http://www.agencebio.org/sites/default/files/upload/dp_conf_de_presse_18_02_2015_val.pdf).

7. « Diversification practices reduce organic to conventional yield gap », Lauren C. Ponisio, Leithen K. M'Gonigle, Kevi C. Mace, Jenny Palomino, Perry de Valpine, Claire Kremen, Proceedings of the Royal Society, 10 December 2014.

Ce qu'il faut retenir

› Le bio cultivé dans des serres immenses, hors sol, n'a aucun intérêt puisque les nutriments sont présents dans la terre.

› Les produits bio venant de l'autre bout de la planète mettent environ dix jours à arriver sur nos étals ; ils ont alors perdu une grande partie de leurs nutriments (sans parler de l'empreinte environnementale). Conclusion : soyons locavores !

› Parfois, il vaut mieux acheter des produits qui ne sont pas labellisés bio mais qui sont néanmoins cultivés sans intrants chimiques, dans un circuit court (AMAP…).

› Vous pouvez acheter du bio local dans des chaînes (Naturalia, Biocoop…), ou préférer des circuits courts qui vous garantiront une faible empreinte carbone, le plein de nutriments et l'absence de produits phytosanitaires.

› Si vous n'avez pas le choix, mieux vaut choisir des fruits et des légumes bio industriels plutôt qu'un produit standard inondé de produits chimiques.

Ce qu'il faut faire

Que choisir en bio en priorité ?

En bio, quitte à faire des choix, mettez la priorité sur :
— l'huile d'olive première pression à froid
— le beurre
— les œufs de poules élevées en plein air
— les fruits et les légumes, bien sûr

Idée reçue n° 10

LE DANGER DES OGM N'A JAMAIS ÉTÉ PROUVÉ

« La civilisation a étouffé le naturel en nous : découvrir la simplicité, savoir en quoi consiste une vie naturelle, une alimentation saine ne sont pas choses évidentes. »
Michel Onfray, *le Ventre des philosophes*

OGM, trois lettres qui parlent à tout le monde. Elles désignent ces organismes génétiquement modifiés que l'on emploie régulièrement dans l'agriculture depuis une vingtaine d'années. Dans l'inconscient collectif, l'acronyme OGM fait inévitablement penser à José Bové et sa grosse moustache. Cet ancien agriculteur, devenu homme politique, a été l'un des premiers à médiatiser la cause des militants anti-OGM en France et dans le reste du monde. Plus récemment, en septembre 2014 pour être exact, le journaliste d'investigation Paul Moreira réalisait un documentaire-choc intitulé « Bientôt dans vos assiettes ». Le sujet de ce film : les dégâts environnementaux et humains liés à l'utilisation massive de produits chimiques sur les zones de culture OGM en Argentine. Au terme d'une enquête aussi remarquable qu'effroyable, il mettait en lumière les ravages qu'entraînent ces plantes génétiquement modifiées, dont les mutations nécessitent un usage bien plus important de pesticides que les modes de culture traditionnels. Des combinaisons de cocktails chimiques, ô combien toxiques, ont donc vu le jour sans jamais être soumises au moindre contrôle. Or, s'il est encore un peu tôt pour pouvoir vraiment prendre la mesure des conséquences que ces manipulations génétiques auront à court terme et à long terme sur notre santé, force est de constater que ces légumes, ces plantes et ces céréales se retrouvent aujourd'hui dans nos assiettes, et qu'il est grand temps de s'en préoccuper ! Les OGM ne doivent pas rester la préoccupation de José Bové et de ses copains altermondialistes : ils nous concernent tous, sans exception !

Bien sûr, certains objecteront qu'aujourd'hui, à l'échelle mondiale, les cultures OGM ne représentent que 3 % des terres agricoles, ce chiffre passant à 17 % sur le seul territoire américain[1]. Le problème, c'est que si l'on rentre dans le détail, on se rend compte que certaines variétés de légumes et de céréales sont plus touchées que d'autres. Et devinez quoi, ce sont justement celles que nous consommons le plus. Ainsi, en 2011, près de 75 % du soja et 32 % du maïs cultivés étaient des OGM. Pour mémoire, maïs et soja ne figurent pas seulement dans nos salades ou dans nos bols de pop-corn, ce sont également les aliments rois des animaux d'élevage qui finissent dans nos estomacs. Quant au sirop de glucose de maïs, il peut se retrouver dans n'importe quel produit acheté au supermarché (gâteaux, plats préparés, sodas...). Et dans ce dernier cas, inutile d'essayer de chercher la provenance du maïs en regardant l'étiquette, vous perdriez votre temps : ce n'est pas précisé.

POUR OU CONTRE LES OGM ?

Avant d'aller plus loin, il convient d'abord de comprendre de quoi nous sommes en train de parler. Qu'appelle-t-on des OGM ? On désigne sous ce terme des organismes vivants, d'origine végétale ou bien animale, dont le patrimoine génétique, le génome, a été modifié par intervention humaine. Autrement dit, on a modifié la structure ADN de ces organismes vivants pour les doter de propriétés dont ils étaient dépourvus à l'origine. Prenons un exemple plus précis. En 1994, une tomate d'un genre nouveau fut commercialisée aux États-Unis. Sa particularité, c'est qu'elle était « longue durée ». Autrement dit, la modification de sa structure génétique lui permettait de rester ferme et fraîche pendant une longue durée. En effet, cette tomate génétiquement modifiée produisait une quantité moindre de la substance responsable du pourrissement. Ce fut la première denrée alimentaire génétiquement modifiée mise sur le marché. La première aussi, par conséquent, que les consommateurs ont pu acheter et consommer. On s'est félicité alors de cette innovation : grâce à elle, les tomates pouvaient rester fraîches plus longtemps, il était donc possible de les laisser mûrir au soleil avant de les ramasser, pour bénéficier d'une plus grande saveur. Un argument de vente non négligeable pour les industriels de l'agroalimentaire, sans compter que ces tomates « longue durée » pouvaient supporter un temps de transport plus long.

Personne ne semble s'être demandé à l'époque si ces manipulations génétiques pouvaient avoir des effets indésirables. Ce fut malheureusement le cas, puisque les premières tomates génétiquement modifiées par les scientifiques contenaient des gènes qui les rendaient résistantes aux antibiotiques. Les médecins et les vétérinaires utilisant des antibiotiques pour combattre les infections, ils ont rapidement compris que, si ces gènes transplantés se propageaient chez l'homme et les animaux, ils rendraient la lutte contre les maladies infectieuses beaucoup plus difficile.

De façon indirecte, comme l'illustre cet exemple, mais aussi plus directement puisque ces techniques de modification génétique s'appliquent également dans le secteur médical, les OGM suscitent de nombreuses controverses. Le point de discorde est non seulement moral, puisqu'on manipule le vivant, faisant ainsi fi des lois de la nature, mais il est également médical : à ce jour, on ne connaît pas véritablement les tenants et les aboutissants de la manipulation génétique. Jusqu'à maintenant, il est important de le souligner, personne n'a encore réellement évalué la dangerosité à long terme de ces substances sur l'être humain.

Des organisations scientifiques internationales, comme le Conseil international pour la science, affirment que les OGM commercialisés ne sont pas dangereux pour la santé humaine. Elles considèrent, par ailleurs, que les risques de dissémination sont correctement contrôlés. En Grande-Bretagne *a contrario,* l'Independant Science Panel, tout comme les Français du CRIIGEN (Comité de recherche et d'information indépendantes sur le génie génétique), estime que les études menées à ce jour sont encore insuffisantes. Ces organisations, dont le sérieux ne peut être remis en cause, pointent le manque de précautions prises pour éviter la pollution génétique de l'environnement dans le domaine des cultures en plein champ. Autre point de discorde majeur : la dimension éthique du sujet. D'un côté, les partisans des OGM mettent en avant leur aspect pratique et le fait que leur dangerosité n'a pas à ce jour été prouvée. De l'autre, les anti-OGM, au nom du principe de précaution, refusent l'utilisation de biotechnologies

Jusqu'à maintenant, personne n'a encore réellement évalué la dangerosité à long terme des OGM sur l'être humain.

dans la production et la transformation de denrées alimentaires. Leur argument principal : le mode d'évaluation sanitaire et environnementale des produits ainsi, notamment, que la durée des études menées sur les animaux ne permettent pas d'en évaluer les effets à long terme.

Les tenants de la lutte contre les OGM ne se sont pas contentés de protester, ils ont décidé de rentrer dans le jeu politique, à l'image de José Bové. Après avoir été condamné pour ses prises de position qui, à l'époque, se sont notamment matérialisées par l'arrachage et le fauchage illégal de plantations OGM, il est aujourd'hui vice-président de la commission Agriculture et Développement rural au Parlement européen. Engagé contre la malbouffe, adepte de la désobéissance civile chère au penseur américain Henry David Thoreau, écologiste avant l'heure, il a essuyé les critiques de la FNSEA, principal syndicat agricole français. Car, si la France ne produit pas (pour l'instant) d'OGM, Xavier Belin, le patron de la FNSEA, a reconnu que 45 % des bêtes d'élevage en France (des porcs et des poulets notamment) sont nourries avec du soja provenant d'Amérique latine. Or ne figure sur les emballages que la mention « 100 % végétal », sans autre précision. Il n'existe donc aucune transparence sur la présence d'OGM dans ces produits.

45 % des bêtes d'élevage en France sont nourries avec du soja provenant d'Amérique latine. Or, sur les emballages ne figure que la mention « 100 % végétal », sans autre précision.

LES OGM SANS EFFETS SUR LA SANTÉ, VRAIMENT ?

Vous l'avez compris, les OGM divisent. Mais qui dit vrai dans cette histoire ? Les activistes de la lutte anti-OGM ont-ils raison de craindre un impact réel de leur production sur l'environnement ? Quels sont ses effets sur la santé des animaux qui consomment des végétaux et des céréales génétiquement modifiés ? Et, au final, quel peut être leur impact sur la nôtre ? Car, c'est une évidence, les OGM qui se retrouvent directement ou indirectement dans nos assiettes finissent inévitablement dans notre corps. Alors, admettons que nous soyons conscients du fait que consommer des OGM comporte un risque et qu'en connaissance de cause nous les consommions quand même dans la mesure où ledit risque n'a pas été démontré. Imprudent, mais pourquoi pas ? Le problème, aujourd'hui, c'est que le soja, le maïs et le colza OGM produits aux États-Unis, en Argentine, au Brésil ou en Chine se retrouvent, non étiquetés, dans les produits issus d'animaux (œufs, viandes, produits laitiers). Autre problème : la nature de ces végétaux implique également des traitements. Que savons-nous de leurs effets ? Sont-ils aussi inoffensifs que le prétendent les industriels qui les produisent ?

À l'origine, comme l'illustrait l'exemple des tomates américaines qui se conservaient longtemps, le principe des OGM consistait à fabriquer des végétaux plus productifs et surtout résistants aux traitements chimiques destinés à éradiquer les autres plantes. Ce que les industriels n'avaient pas prévu, c'est que la nature s'est adaptée. Elle a repris ses droits, un peu comme si elle voulait rappeler à l'homme que c'est elle qui distribue les cartes. Par exemple, les mauvaises herbes ont muté pour résister. Résultat, il est devenu nécessaire d'utiliser toujours plus de produits pour pouvoir les éradiquer, et notamment du glyphosate, un pesticide surnommé le « venin » (voir encadré) ! En mai 2010, dans la revue *Science,* une étude chinoise[2] menée sur dix ans montrait que l'usage de coton OGM Bt (*Bacillus thuringiensis*) encourageait l'apparition de prédateurs résistants à ce Bt, et donc, à terme, accroissait l'usage d'insecticides. C'est un peu la lutte du glaive contre le bouclier.

Un autre exemple significatif a eu lieu au Danemark. Dans ce pays du Nord, des éleveurs de porcs ont décidé d'abandonner les OGM pour nourrir leurs bêtes après avoir constaté le développement de nombreuses maladies. En parallèle, une étude du CRIIGEN mettait en évidence la toxicité du maïs MON 863, produit par la tristement célèbre firme Monsanto. Ainsi, l'étude a démontré que ce maïs génétiquement modifié avait des effets nuisibles sur le foie et les reins de rats de laboratoire, ce qui a suscitant une vive polémique[3]. Le professeur Séralini, à l'origine de cette étude controversée, a depuis subi les attaques incessantes du lobby de la pétrochimie pour discréditer ses travaux, et ce fameux MON 863 est autorisé en Europe pour l'alimentation animale depuis août 2005, et pour l'homme depuis janvier 2006...

À la suite de la publication de cette étude, Greenpeace a appelé l'Union européenne à procéder au retrait du maïs MON 863 du marché communautaire et à réformer sérieusement les procédures d'autorisation des OGM sur le marché. Face à eux, l'industrie agroalimentaire toute-puissante exerce des pressions à tous les niveaux, de sorte que le moratoire sur les cultures OGM continue aujourd'hui de faire débat.

Pourtant, à la lumière de ces études indépendantes, comment se fait-il que nous en soyons encore à débattre sur le sujet ? Ne dispose-t-on pas d'éléments suffisamment probants pour exiger l'arrêt de la culture OGM en plein champ ? On sait que le cynisme et l'appât du gain rendent les industriels aveugles et sourds à tout argument moral et humain, mais comment se fait-il que ceux qui sont censés jouer les garde-fous, qu'ils soient des organismes étatiques ou des autorités de contrôle sanitaire, ne jouent pas leur rôle d'arbitre ? Comment, en effet, autoriser à la consommation animale et humaine une céréale dont on sait qu'elle provoque des troubles sur l'organisme ? Pour Greenpeace, « l'innocuité des OGM utilisés dans l'alimentation animale ou humaine n'a jamais été prouvée. Il n'y a aucun consensus scientifique permettant d'affirmer qu'ils sont sans danger. En revanche, nous savons que leur utilisation présente des risques de toxicité et des risques potentiels pour la santé humaine tels que les allergies[4]. »

L'innocuité des OGM utilisés dans l'alimentation animale ou humaine n'a jamais été prouvée. Il n'y a aucun consensus scientifique permettant d'affirmer qu'ils sont sans danger. En revanche, nous savons que leur utilisation présente des risques de toxicité et des risques potentiels pour la santé humaine.

DES LOBBIES PUISSANTS

À Bruxelles, au siège de l'Union européenne, le lobby pro-OGM dépense et se dépense sans compter pour en développer l'usage, car les enjeux financiers sont colossaux : en 2011, le marché des cultures OGM représentait quelque 13,2 milliards de dollars.

Pour parvenir à leurs fins, les pro-OGM ont développé une stratégie de communication d'une efficacité redoutable. Leur argument consiste à avancer que, grâce à ces technologies, nous développons des végétaux plus résistants, susceptibles de nourrir des populations entières exposées aux aléas climatiques et au risque de famine. En résumé, les industriels des OGM voudraient nous faire croire qu'ils sont LA solution à la faim dans le monde. Les chiffres prouvent pourtant le contraire : non seulement les OGM n'augmentent pas significativement les rendements agricoles, mais, de surcroît, ils sont un danger pour la sécurité alimentaire mondiale.

Mais la mauvaise foi des pro-OGM est sans limites, et ils ne sont pas prêts de lâcher l'affaire. Il ne faut donc pas sous-estimer la dimension économique sous-jacente à l'expansion des OGM dans le monde et les intérêts et conflits d'intérêts qui y sont liés. En octobre 1998, David Ellis du BCRI Forest Biotechnology Centre, à Vancouver, déclarait dans le *News Scientist* : « L'avenir de la recherche en biotechnologie des arbres est un arbre à gros tronc, bas, grossissant vite [...] avec peu de branches pour ne pas perdre de place sur les camions. » Cet exemple est hautement symbolique dans une région du Canada où l'industrie du bois représente un poids économique de premier plan !

Les industriels des OGM voudraient nous faire croire qu'ils sont LA solution à la faim dans le monde. Les chiffres prouvent pourtant le contraire.

Face à de tels exemples, la question morale qu'implique l'expansion des OGM prend tout son sens. Modifier la nature pour la rendre plus productive et plus rentable, n'est-ce pas commettre un péché d'orgueil ? L'homme ne devrait pas perdre de vue que la nature finit toujours par reprendre ses droits, et que ce qu'il lui fait

GLYPHOSATE ET OGM, L'EXPLOSION DES MALADIES

Depuis des années, la mort mystérieuse de milliers de bovins sème la crainte en Europe et des agriculteurs tombent subitement malades. Dans des exploitations agricoles familiales en apparence bien sous tous rapports, les vaches laitières meurent, les éleveurs se plaignent de divers maux. Le constat des médecins est implacable : animaux comme humains, exposés à certains produits toxiques, sont confrontés à de graves problèmes de santé. En cause, entre autres, un herbicide à large spectre, le glyphosate, le désherbant le plus vendu au monde, commercialisé par la firme américaine Monsanto et récemment classé « probablement cancérigène[1] » par l'OMS. Ce produit chimique détruit les bactéries bénéfiques dans notre système digestif et favorise, au contraire, les bactéries pathogènes. Son absorption provoque un déséquilibre de la flore intestinale. Les bovins nourris au fourrage traité avec cet herbicide absorbent ses résidus. Les consommateurs de leur viande sont à leur tour exposés. En d'autres termes, le poison présent dans le végétal est absorbé par l'animal et finit dans nos assiettes. La boucle est bouclée.

À quel point ces produits agrochimiques et phytotoxiques sont-ils offensifs ? L'essentiel du fourrage pour les animaux en Europe provient d'Amérique et d'Amérique du Sud. En Argentine, par exemple, le soja transgénique OGM est conçu pour résister au glyphosate, avec lequel il est traité à grande échelle. Cette culture intensive, destinée à l'exportation, représente une source de devises et de profits colossaux, face auxquels quelques vies humaines et les questions sanitaires sont jusqu'ici passées à la trappe. L'utilisation de ces substances nocives pour traiter les cultures OGM, de plus en plus résistantes au fil des années, oblige à utiliser des doses de plus en plus importantes. L'impact sur la santé des populations exposées dans les pays producteurs est aujourd'hui avéré. L'exposition à ces produits engendre fausses couches, malformations chez les nouveau-nés, cancers, leucémies… La teneur en pesticides dans les animaux d'élevage nourris avec ces fourrages OGM représente en outre un danger pour les consommateurs. Des traces de ce désherbant puissant se retrouvent dans les céréales traitées qui sont utilisées pour préparer nos pains, nos viennoiseries… Votre baguette du petit déjeuner ce matin était peut-être faite avec du blé OGM traité avec un produit de ce type. Des analyses réalisées dans plusieurs pays européens ont révélé des traces de glyphosate chez près de la moitié des personnes testées ! Après avoir tenté d'empêcher sa publication et d'étouffer le débat, le lobby industriel conteste l'étude signée par les chercheurs du professeur Séralini, qui met en évidence les effets sanitaires du Roundup® et dénonce « une grave question de santé publique[2] ».

Ses conclusions alarmantes mettent en lumière le danger sanitaire, direct et indirect, lié à l'utilisation de ce type de produit sur les cultures OGM. Un constat qui fait froid dans le dos. L'enjeu est de taille : rien de moins que la santé de la population mondiale.

1. Source : *http://www.iarc.fr/fr/media-centre/iarcnews/pdf/MonographVolume112.pdf.*

2. *http://www.combat-monsanto.org/spip.php?article1003.*

subir ne restera pas sans effets. Cette nature, aujourd'hui, est violée par certains hommes sans scrupules. Ils la détruisent sans se soucier des conséquences. L'utilisation sans réserve d'herbicides sur les plantes engendre la pollution des sols et des nappes phréatiques. En détruisant plantes et insectes, elle nuit à la diversité. Sans compter que les OGM rendent les paysans dépendants des industriels, car la culture des OGM empêche toute autre forme d'agriculture.

> L'homme ne devrait pas perdre de vue que la nature finit toujours par reprendre ses droits, et que ce qu'il lui fait subir ne restera pas sans effets.

Et quand ce n'est pas à la nature que les OGM imposent leur loi, c'est aux hommes. En Inde, par exemple, la culture du coton transgénique a viré au cauchemar. En 2009, la firme Monsanto a dû admettre que sa variété de coton Bollgard ne résistait plus au ver rose qui dévastait les champs du Gujarat[5]. Les semences n'ayant pas donné les récoltes promises, cela a eu des conséquences dramatiques pour bon nombre de paysans. À la fin, le semencier allemand Bayer CropScience a été condamné à verser des compensations aux agriculteurs concernés[6], mais le désastre économique a eu des conséquences tragiques pour nombre d'entre eux. Sur la seule année 2006, dans la région de Vidarbha, des milliers d'agriculteurs incapables de rembourser leurs dettes se sont suicidés, dans un geste hautement symbolique puisqu'ils l'ont fait en ingurgitant des pesticides !

Vandana Shiva[7], activiste indienne, est le fer de lance de la dénonciation de ce scandale sans précédent. En 2003, elle a été élue « héros de l'environnement » par *Time Magazine,* devenant l'idole des petits producteurs. L'écologiste altermondialiste estime que l'arrivée en Inde de Monsanto est responsable du suicide de... 270 000 paysans ! À Navdanya, sa ferme biologique construite en 1987, dans l'Uttarakhand, elle a créé un véritable conservatoire de graines vivantes doté d'un centre de formation écologiste. En hindi, *navdanya* signifie « neuf graines », les neuf graines considérées comme la base de l'alimentation : le riz, l'orge, le mil, le pois, le soja vert, le soja noir, le pois chiche, le sésame et le grain-de-cheval. Depuis, cette heureuse initiative a fait des petits dans dix-sept États de l'Union indienne. Grâce à cette femme exceptionnelle, un demi-million de fermiers ont été formés à l'agriculture durable. On estime que son action a permis de sauver pas moins de cinq mille variétés de légumes, de céréales, de plantes aromatiques et médicinales menacées de disparition.

L'exemple indien devrait nous inspirer. Pourtant, en Europe, la situation se détériore. Ainsi, le 14 janvier 2015, les députés européens ont adopté une directive facilitant les autorisations de culture transgénique. Elles seront désormais décidées par chaque État, et les entreprises pourront attaquer les interdictions. Finie la directive 2001-18 qui, jusque-là, permettait de bloquer les cultures OGM en Europe (480 voix contre 159). Désormais, grâce aux technocrates de Bruxelles, ce sont les entreprises semencières elles-mêmes qui vont pouvoir décider de l'exploitation des OGM dans chaque pays.

Face à une telle situation, difficile de croire que les lobbies des pro-OGM n'ont pas trouvé des arguments sonnants et trébuchants pour amener les députés à voter une loi aussi inique. Cette nouvelle loi, conjuguée au traité de libre-échange signé en 2013 avec les États-Unis et permettant l'utilisation des OGM à grande échelle, nous confronte à un risque de plus en plus évident, et la diminution des contrôles pour faciliter les échanges commerciaux finira par avoir raison du fameux principe de précaution. D'ores et déjà, les industriels peuvent sabrer le champagne puisque, le 24 avril 2015, la Commission européenne a autorisé pour dix ans l'importation et la commercialisation de dix-sept OGM destinés à l'alimentation humaine ou animale (maïs, sojas, colza)[8]. Et même si, en théorie, chaque État membre conserve le droit d'interdire leur utilisation sur son territoire, les faits sont là : le loup est bel et bien entré dans la bergerie. Onze produits sur les dix-sept inscrits sur cette liste appartiennent à Monsanto...

Désormais, grâce aux technocrates de Bruxelles, ce sont les entreprises semencières elles-mêmes qui vont pouvoir décider de l'exploitation des OGM dans chaque pays.

Les lobbies pro-OGM sont tout-puissants et leur réseau d'influence est sans limites (voir p. 154). Vous voulez un exemple probant ? Savez-vous que l'on doit notamment à Christine Lagarde, alors ministre de l'Agriculture, d'avoir fait voter le 12 juin 2007 une loi autorisant 0,9 % d'OGM dans les produits bio de norme AB, et ce sans étiquetage particulier ? Par une étrange coïncidence, Mme Lagarde fut, un temps, avocate au sein du cabinet international Baker & Mc Kenzie, qui a pour client... Monsanto.

En conclusion, Greenpeace s'alarme de cette évolution : « Les OGM sont une menace pour la biodiversité, les équilibres économiques et sociaux et la santé. Le moratoire national a été plusieurs fois malmené et les lobbies de l'agrobusiness bataillent dur en Europe pour obtenir les autorisations nécessaires à la culture en plein champ. » L'organisation écologiste va plus loin : « Il devient urgent d'adopter des pratiques agricoles durables pour contrer les changements climatiques et nourrir le monde car, si nous n'abandonnons pas les pratiques agricoles actuelles, nous ne pourrons plus subvenir à nos besoins alimentaires à partir de 2050. »

Face au cynisme des industriels, à la lâcheté et à la corruption des politiques, nous ne devons compter que sur nous-mêmes, et cela passe par l'acceptation d'une réalité indiscutable : les OGM sont dangereux pour la nature et nocifs pour notre santé.

Pour en savoir plus : http://www.infogm.org/

À voir : « Le monde selon Monsanto », une enquête de Marie-Monique Robin sur la multinationale américaine qui commercialise 90 % des OGM dans le monde.

---

1. Source : http://www.infogm.org/Cultures-OGM-en-2012-2-4-ou-12-des#nb1.

2. « Mirid Bug Outbreaks in Multiple Crops Correlated with Wide-Scale Adoption of Bt Cotton in China ».

3. Gilles-Eric Séralini, Dominique Cellier, Joël Spiroux de Vendomois, « Archives of Environmental Contamination and Toxicology: New Analysis of a Rat Feeding Study with a Genetically Modified Maize Reveals Signs of Hepatorenal Toxicity », 13 mars 2007.

4. Source : www.greenpeace.org/france.

5. Source : Meridian Institut, http://www.merid.org/fr-FR/Content/News_Services/Food_Security_and_AgBiotech_News/Articles/2010/03/10/Monsanto_Accepts_Its_Bt_Cotton_Failed_Pest-Control_Tests.aspx.

6. Source : http://www.lemonde.fr/planete/article/2012/04/26/les-promesses-non-tenues-du-coton-ogm-en-inde_1691714_3244.html.

7. Le Terrorisme alimentaire ; comment les multinationales affament le tiers-monde, *Vandana Shiva, Fayard, 2001.*

8. Source : http://europa.eu/rapid/press-release_IP-15-4843_fr.htm.

Ce qu'il faut retenir

› L'état actuel de la recherche ne nous permet pas d'assurer que les OGM sont sans danger pour la santé, et ce notamment parce que les études à long terme manquent. En revanche, les multinationales omnipotentes, comme Monsanto, n'hésitent pas à nous inonder de publications scientifiques grassement financées, utilisant ainsi une méthode qui a fait ses preuves du côté de l'industrie du tabac : utiliser la science pour créer de l'ignorance.

› La réglementation quant à l'information du consommateur sur la présence ou non d'OGM dans les produits qu'il consomme est dérisoire. Difficile de savoir si des traces d'OGM se retrouvent dans notre assiette. Quand on sait que la viande que nous importons en masse d'Amérique du Sud provient d'animaux nourris aux OGM, les raisons de s'inquiéter existent clairement !

› Les autorités politiques ne montrent aucune volonté ni courage pour, au moins, informer sur les OGM. Au contraire ! Nous devons au gouvernement français l'assouplissement des réglementations sur les OGM dans nos produits en 2007. Il faut dire que ces organismes représentent un marché financier d'environ 13 milliards d'euros par an. Alors, au diable les convictions !

› Ne vous laissez pas abuser par le discours des grands groupes commercialisant les OGM. Ils soutiennent avec un aplomb peu commun que les cultures OGM ne nécessitent pas de pesticides (c'est d'ailleurs leur raison d'être), ou en quantités bien moindres que les cultures conventionnelles. Cette aberration est démentie par de nombreuses publications scientifiques, et par le bon sens. Jugez plutôt : les firmes qui commercialisent les semences OGM commercialisent les herbicides qui vont avec ! Elles sont donc gagnantes sur tous les plans.

› Les OGM, c'est le droit que l'homme s'octroie de jouer à Dieu avec la nature. Pourtant, les expériences passées nous ont appris que la nature est bel et bien gagnante en définitive. L'apparition des OGM correspond à une modification totale du rapport de l'homme à la nature : cultures ancestrales balayées et graines qui deviennent résistantes aux insecticides, entraînant une surutilisation de ces derniers… la spirale infernale est engagée.

Ce qu'il faut faire

5 conseils pratiques pour éliminer les OGM de son assiette

1 Je me renseigne sur le site de Greenpeace

La réglementation en ce qui concerne les OGM étant des plus floues, Greenpeace a décidé de faciliter la vie des consommateurs. Ainsi, un inventaire de marques est disponible sur le site de l'ONG. Ces marques sont réparties en différentes catégories, depuis celles qui sont garanties sans OGM ni pesticides jusqu'à celles, bien plus nombreuses, qui n'ont pas répondu à Greenpeace ou qui comportent des OGM.

2 J'évite les plats préparés

C'est une règle qui frise le bon sens : plus il y a d'aliments dans un plat préparé, plus il vous sera difficile d'en contrôler l'origine et les propriétés. Ainsi, en évitant les plats préparés qui comportent des listes d'ingrédients démesurées, vous évitez cet écueil.

3 J'évite les produits « à risque »

Comme je l'ai expliqué précédemment, 45 % du bétail est nourri avec des OGM. Tout cela se retrouve dans nos assiettes sans que nous le sachions, notamment dans deux types d'aliments : la viande et les produits laitiers. Ça tombe bien, ma position en la matière est claire : pas de produits laitiers, et de la viande de qualité avec parcimonie.

4 Je fais attention aux étiquettes

La réglementation européenne oblige les fabricants à porter la mention « issu de maïs génétiquement modifié » sur les produits qui comportent plus de 0,9 % d'OGM. Si l'absence de cette phrase ne vous garantit pas l'absence totale d'OGM dans vos produits, traquez-la afin de limiter les risques d'en retrouver dans votre assiette.

5 À l'étranger, je m'informe sur la législation du pays

Lorsque vous voyagez, n'hésitez pas à vous renseigner sur les lois en vigueur dans le ou les pays visités. Il est évident que certains pays, par leur manque de structures de contrôles adéquats, ne pourront vous offrir aucune garantie. Mais attention, pas de généralités : aux États-Unis, il vous sera quasiment impossible de manger des aliments sans OGM s'ils ne sont pas bio.

Idée reçue n° 11

CE QUE JE MANGE N'A RIEN À VOIR AVEC LE RÉCHAUFFEMENT CLIMATIQUE

« Nous n'héritons pas de la Terre de nos parents, nous l'empruntons à nos enfants. »
Antoine de Saint-Exupéry

Je le répète souvent, nous devons être les acteurs du changement en cours. On ne peut que le constater en regardant autour de nous, nous vivons une époque de révolutions invisibles qui vont radicalement transformer notre mode de vie dans les années à venir.

L'essor des nouvelles technologies numériques accompagne déjà une profonde mutation écologique. Celle-ci est inévitable si l'on veut sauver la planète et éviter les terribles conséquences des émissions massives de gaz à effet de serre. Pour lutter contre le réchauffement climatique qui nous menace, il est impératif de convertir nos économies aux énergies renouvelables. Tous les pays s'accordent à dire que nous allons vers une transition énergétique, une économie décarbonée, tournant le dos à notre dépendance au pétrole, au charbon. Chaque année, le monde alloue 650 milliards de dollars aux énergies fossiles. Imaginez si nous transférions ces moyens pour développer de nouveaux modes de production d'énergies respectueuses de l'environnement, à la ressource infinie et gratuite : le vent, l'eau, le soleil… Tout est question de volonté.

Les signes sont encourageants : le coût du solaire, par exemple, a chuté de 50 % depuis 1990[1]. En revanche, on peut s'alarmer de l'exploitation du gaz de schiste. Au Canada, on assiste à la destruction irrémédiable de tout un écosystème pour dégager un maximum de profits à court terme. Avec la crise, des pays ont eu à nouveau recours au charbon.

Vous le voyez, d'importants efforts restent à faire. Le protocole de Kyoto a été un échec, comme la conférence de Copenhague en 2009, qui avait suscité de fortes attentes. Quels seront les effets concrets des accords signés à Paris à l'occasion de la conférence de l'ONU sur le climat, fin 2015 ?

La révolution industrielle du XIXe siècle fut un moteur de progrès et un facteur de prospérité, mais un constat s'impose aujourd'hui : cette logique ultralibérale et consumériste, avide de « toujours plus », nous a mené dans une impasse. À trop vouloir, trop exploiter, trop polluer, nous étouffons.

Avons-nous oublié la sagesse de nos ancêtres ? J'ai toujours été fasciné par les cultures indiennes et amérindiennes parce qu'elles respectaient la nature au point de ne rien faire qui puisse mettre en péril son équilibre, conscientes qu'elles étaient responsables de ce capital unique. Comme nos aïeux, ces hommes et ces femmes se sentent redevables vis-à-vis de leurs descendants. Or, que faisons-nous ? Nous vivons à crédit, égoïstes, sans penser au lendemain ni au sort des générations qui vont nous succéder. Après nous, le déluge ! Ce qui vaut pour les retraites vaut pour l'état du monde que nous laissons à nos enfants... Nous devons réagir. Car les possibilités existent. Une dynamique est enclenchée, et elle est mondiale. C'est ce que ne cesse de répéter l'économiste américain Jeremy Rifkin[2], dont la théorie est actuellement mise en pratique en France, dans le Nord-Pas-de-Calais. De la Canadienne Naomi Klein[3] à Nicolas Hulot[4], bien d'autres activistes et penseurs contemporains partagent ce constat en proposant des solutions, des exemples positifs pour avancer.

Les signes sont encourageants : le coût du solaire, par exemple, a chuté de 50 % depuis 1990.

UN PROJET DE CROISSANCE INFINIE À L'INTÉRIEUR D'UN MONDE FINI ?

Ces changements, nous devons les faire nôtres. Pour notre bien-être, notre santé, notre survie. Pour celle de nos proches, de nos enfants. Et pour leur avenir, qui est aussi celui de l'humanité tout entière. Une (r)évolution des mentalités s'est produite depuis plusieurs décennies, qui nous fait envisager un autre rapport au monde. À travers la mondialisation, nous avons pris conscience que nous vivons tous sur une seule et même planète, la « Terre-Patrie », pour reprendre la belle expression d'Edgar Morin[5]. Ensemble, nous partageons une communauté de destin. Les bouddhistes en ont fait leur profession de foi : l'interdépendance est un principe universel. Sans les autres, nous n'existons pas ; leurs actes ont un impact sur notre vie quotidienne, nos actions influencent la leur. Nous savons aujourd'hui que notre manière d'agir, notre mode de vie se ressentent à l'autre bout du monde. Lorsque nous voyageons, nous donnons envie à ceux qui possèdent moins que nous, dans les pays que nous visitons, de vivre comme nous le faisons, de posséder ces mêmes biens matériels, de jouir du même confort. Lorsque des millions de Chinois aspirent à avoir une voiture, sur le modèle occidental, la pollution ne touche pas seulement les habitants des grandes villes de l'Empire du Milieu, c'est toute la planète qui en subit les effets. Le climat s'en trouve modifié, avec des conséquences globales : ravages des ouragans sur les côtes américaines, changement de la mousson en Inde, fonte de la banquise en Arctique…

> La culture occidentale a voulu modeler le monde selon ses désirs jusqu'à atteindre la limite de cette logique destructrice : on ne peut déployer une croissance infinie à l'intérieur d'un monde fini.

Sans la nature, les animaux, l'homme est condamné. Faut-il rappeler que 50 % des espèces animales ont disparu au cours des quarante dernières années ? Qu'attendons-nous pour réagir et prendre le plus grand soin de notre écosystème, et le respecter ? C'est la source même de la vie, ce qui nous nourrit, nous donne à boire. Dans les régions les plus hostiles du monde, l'homme a peu survécu, ou à quel prix ! Au contraire, les vallées fertiles, les bords des fleuves ont depuis toujours accueilli les populations, qui s'y sont installées pour cultiver la terre, développer le commerce, les échanges, en ayant accès à l'eau.

Aujourd'hui, le destin de l'humanité se joue entre nos mains. C'est un séisme historique. Nous sommes plus que jamais responsables de la planète, ce bien commun universel. Elle est notre unique maison. Nous n'en avons pas d'autres, mais nous pensons pouvoir l'exploiter sans fin ! Depuis une trentaine d'années, nous nous prenons pour Prométhée, ce Titan qui défia les dieux de l'Olympe. La culture occidentale a voulu modeler le monde selon ses désirs, toujours plus démesurés, jusqu'à atteindre aujourd'hui les limites de cette logique destructrice et buter sur un obstacle infranchissable : on ne peut déployer une croissance infinie à l'intérieur d'un monde fini, en l'occurrence notre belle planète bleue. Hélas, c'est pourtant ce qu'a cru l'homme moderne, aveuglé par son orgueil, cette hubris qui faisait redouter aux Grecs de l'Antiquité les foudres de Zeus. Aveuglés par notre volonté de puissance, nous nous sommes, nous aussi, crus capables de travaux titanesques sans devoir en subir un jour les conséquences. Or ce jour est venu, et c'est aujourd'hui.

CHANGER DE PARADIGME EN CHOISISSANT NOTRE MODE D'ALIMENTATION

On entend partout parler de transition énergétique. De fait, le développement des énergies renouvelables est la question majeure de ce début du XXIe siècle. La question de la nourriture en est une autre, tout aussi importante, car tout est lié. Si le système industriel de transport et de production actuel, basé sur le pétrole, s'effondre, c'est toute notre vie qui sera du jour au lendemain remise en question. Sans acheminement des aliments dans les supermarchés, c'est la sécurité alimentaire qui est en jeu. Nous sommes devenus dépendants de mastodontes de l'industrie agroalimentaire qui sont en réalité des colosses au pied d'argile. À défaut de mettre en place des systèmes de production et de distribution alternatifs, locaux, autonomes, nous sommes directement menacés par leurs défaillances possibles et la spéculation mondiale.

Souvenez-vous, en 2008, nous avons assisté, impuissants, à des émeutes de la faim consécutives à la hausse soudaine du prix des matières premières. Une crise alimentaire mondiale avait touché Haïti, des pays de l'Afrique de l'Ouest et une partie de l'Asie du Sud-Est. La guerre pour l'accès à l'eau existe déjà dans certaines régions du globe. Selon les spécialistes, ce problème majeur (pas d'eau, pas de vie) ne va faire qu'empirer dans les années à venir. C'est déjà une question cruciale pour certains pays, au cœur de la géopolitique de régions entières victimes de la sécheresse, en Afrique, en Asie, mais aussi par exemple en Californie...

En nous accrochant à un mode de vie qui implique une croissance sans limites, nous nous fourvoyons. Pour une raison très simple, évidente : la planète, elle, est limitée. Or, en voulant produire toujours plus, en gaspillant la production mondiale de nourriture, en polluant les terres agricoles et en ne respectant plus les cycles naturels, nous l'avons abîmée. Nous avons pensé être plus forts que la nature. En retour, logiquement, elle se rappelle à nous. Pourtant, nous continuons à surexploiter ce patrimoine universel et ses ressources. Pollution des sols avec l'agriculture intensive, les pesticides, les OGM ; pollution de l'eau, de l'air... À ce rythme, si nous ne réagissons pas, demain, l'homme peut tout simplement disparaître. Changer de paradigme est impératif. En envisageant le futur sous l'angle d'un développement plus durable, nous pouvons encore inverser le cours de l'histoire.

En nous accrochant à un mode de vie qui implique une croissance sans limites, nous nous fourvoyons. Pour une raison très simple, évidente : la planète, elle, est limitée.

Avec l'arrivée de la mondialisation dans les années 1980, de plus en plus de gens ont eu accès à des modes de transport, eux-mêmes de plus en plus rapides. Le flux continu de l'information en direct *via* Internet a lui aussi contribué à nous donner le sentiment que les distances avaient sensiblement raccourci et que nous vivions tous désormais dans un seul et même « village global », où tout est possible, à portée de main. C'est en partie vrai, mais c'est aussi une illusion et un piège. S'il est facile d'aller passer une semaine de vacances en République dominicaine dans des hôtels à bas prix tout compris, vol *low cost* inclus, cette facilité à un coût pour la planète en termes de pollution. Cet exemple pourrait être généralisé à de nombreux domaines et multiplié par le nombre croissant d'usagers et de consommateurs à l'échelle mondiale, des milliards d'individus !

De la même manière, nous avons découvert les cuisines du monde. Dans les grandes villes cosmopolites, nous y avons accès tous les jours. Ce qui aurait surpris nos grands-parents nous semble on ne peut plus normal : manger des sushis japonais, des tacos mexicains, goûter des fruits exotiques importés du bout du monde. Comme pour les voyages lointains, nous nous y sommes très vite et plutôt bien habitués, sans même plus y faire attention. Il y a une génération encore, manger des litchis était d'un exotisme fou ! Nos grands-parents se souviennent encore, pour certains, du jour où on leur a offert leur première orange... Avoir accès à tout, en toute saison, nous est devenu normal. Mais savons-nous réellement comment cette mangue est arrivée dans notre assiette ? Combien de milliers de kilomètres elle a parcourus pour parvenir jusqu'à nous ? Ces fraises en hiver, qui ont manifestement poussé loin d'ici, quelle énergie a-t-il fallu dépenser pour les acheminer jusqu'à nos étals ? Quel est leur bilan carbone ? Les manger hors saison, c'est encourager leur importation, avec toutes ses conséquences en termes de pollution et d'émissions de gaz à effet de serre selon leur mode de transport. Au final, à travers un acte très simple en apparence, c'est contribuer un peu plus au réchauffement climatique, alors que nous devrions tout faire pour minimiser ses effets d'ici à la fin de ce siècle.

Savons-nous réellement comment cette mangue est arrivée dans notre assiette ? Combien de milliers de kilomètres elle a parcourus pour parvenir jusqu'à nous ?

Vous le voyez, nous devons absolument nous poser ces questions, être responsables de nos actes. En tant que consom'acteurs, ce que nous achetons a un impact, si infime soit-il, sur la planète. Or c'est précisément la somme globale de ces petits impacts qui est à la source du dérèglement climatique. Si nous n'y prenons garde, nous continuerons à cautionner des pratiques qui mettent en péril les générations futures. Manger industriel, par exemple, détruit la planète : en achetant tous ces produits issus de l'industrie agroalimentaire, nous encourageons la production massive d'aliments de mauvaise qualité, qui détériorent non seulement notre santé, mais aussi notre environnement. Leur acheminement depuis l'autre bout du monde pollue terre, air et mer. Leur emballage et le packaging qu'ils impliquent sont autant de déchets à base de plastiques, qu'il faut ensuite recycler ou qui finissent tout simplement dans l'environnement. Faites le test : au retour du supermarché, vous jetez presque autant dans la poubelle que ce que vous mettez dans le frigo et les placards : sacs plastique, boîtes, contenants, bouteilles, papiers, emballages cartonnés... Si, au contraire, vous choisissez un mode de consommation raisonné, vous encouragez des systèmes vertueux. Par exemple, en refusant la logique industrielle des multinationales de l'agroalimentaire, en privilégiant une production locale, économe en transport, en énergie et en eau, non polluante et d'une manière générale plus respectueuse de l'environnement. En consommant local, vous protégez votre santé, vous recréez du tissu économique de proximité et vous prenez soin de votre environnement. Disons-le clairement : en fonction de ce que vous achetez, vous agissez pour ou contre l'environnement.

En consommant local, vous protégez votre santé, vous recréez du tissu économique de proximité et vous prenez soin de votre environnement. Disons-le clairement : en fonction de ce que vous achetez, vous agissez pour ou contre l'environnement.

Chacun, à notre modeste échelle, nous pouvons agir. Nous en avons le droit, mais surtout le devoir. Selon la formule de l'économiste Joseph Stiglitz, nous devons « scanner global, réinventer local », car ce sont les petits ruisseaux qui font les grandes rivières. Confucius disait : « Celui qui déplace une montagne commence par déplacer de petites pierres. » Dans le *Tao te King,* il est écrit : « Accomplir de grandes œuvres par une série de petits actes. » Écoutons la sagesse de nos prédécesseurs.

Nous sommes à un moment de vérité de notre histoire. À travers les choix que nous faisons aujourd'hui, nous conditionnons ce que sera le monde de demain. L'écologie est un enjeu humaniste, un sujet essentiel pour notre avenir. Nous devons prendre en main ces questions sous un angle holistique. La façon dont nos aliments sont produits, ce qu'ils nous apportent, l'impact qu'ont leur culture et leur consommation sur notre environnement s'inscrivent dans un tout. Si chacun agit, c'est toute la société qui peut changer. Si nous ne changeons pas, nous allons droit dans le mur. Est-ce vraiment ce que nous voulons ?

Selon la formule de l'économiste Joseph Stiglitz, nous devons « scanner global, réinventer local ».

Durant l'Occupation, des résistants ont commencé à agir, seuls, en petits groupes, en totale indépendance… Au final, ce sont leurs actions ciblées, isolées, qui ont contribué à gagner la guerre. Nous en sommes là aujourd'hui. Être résistant ou collabo… Certes, collaborer était plus confortable. Résister a un prix. C'est le prix à payer si nous voulons nous engager pour l'avenir, en choisissant dès maintenant et une fois pour toutes notre camp.

---

1. Source : http://www.sortirdunucleaire.org/Le-cout-de-l-energie-solaire-ne.

2. La Troisième Révolution industrielle, *Jeremy Rifkin, Actes Sud, 2013. Lire aussi, du même auteur :* Une nouvelle conscience pour un monde en crise ; vers une civilisation de l'empathie, *Actes Sud, 2012.*

3. Tout peut changer ; capitalisme et changement climatique, *Naomie Klein, Actes Sud, 2015.*

4. Révolutions invisibles ; 40 récits pour comprendre le monde qui vient, *Fondation Nicolas Hulot, coédition Les liens qui libèrent - France Culture, 2015.*

5. Terre-Patrie, *Edgar Morin, Anne-Brigitte Kern, Seuil, 2014. Lire aussi, du même auteur : la Voie, Fayard, 2011.*

Ce qu'il faut retenir

› Difficile de croire la volonté politique en ce qui concerne la question du réchauffement climatique. Les grands accords, les grandes conférences passent et se ressemblent : absence de consensus et d'engagements tenus. Aussi, nous devons faire le job en devenant des consom'acteurs responsables, investis de la mission de protection de notre maison commune : la planète

› Le changement de paradigme alimentaire aura une influence énorme sur le réchauffement climatique. Quand on sait qu'il faut 15 500 litres d'eau pour produire 1 kilo de viande de bœuf, on comprend aisément l'enjeu de l'abandon du modèle carné.

› L'engagement au quotidien dans notre manière de consommer n'est pas simplement un engagement égoïste. C'est aussi un engagement que nous prenons vis-à-vis de nos enfants et de nos petits-enfants, qui auront à subir les conséquences dramatiques de notre potentiel immobilisme. Ne rien changer est coupable. Prenons notre avenir en main !

Ce qu'il faut faire

Les bonnes pratiques pour réduire son empreinte carbone

1 Suivez le rythme des saisons. En matière de fruits et de légumes, cela reste encore la meilleure manière de dénicher des produits au summum de leurs qualités organoleptiques et nutritionnelles. Inutile de vouloir des fraises en hiver ! Elles n'en seront que meilleures aux beaux jours.

2 Consommez local. C'est la dernière tendance : le locavorisme. C'est surtout ce qui a toujours existé avant la dérive et la perte de repères de ces trente dernières années. En privilégiant les circuits courts, les AMAP, les marchés, vous vous assurez de manger sain, des produits frais, et qui ont poussé à proximité de chez vous. Les maraîchers et les producteurs de votre région sont vos meilleurs alliés, encouragez-les.Imposer une activité sportive régulière.

Idée reçue n° 12

GRÂCE AUX ÉTIQUETTES, JE SAIS CE QUE J'ACHÈTE !

Je ne sais pas si vous l'avez déjà remarqué, mais, depuis l'avènement de la consommation de masse, notre rapport à l'étiquetage alimentaire a connu différentes étapes, relativement distinctes les unes des autres. Tout a commencé par l'époque où nous n'en avions tout simplement rien à faire des étiquettes, un temps d'insouciance où la composition des aliments était à cet égard très sommaire, ne répondant au final qu'à des exigences d'ordre légal. À cette époque de candeur et d'innocence, qui a duré jusque dans les années 1970 en gros, a suivi une ère du culte du bien-être et du bien-vivre dans les années 1980-1990, une période pendant laquelle notre rapport à la composition des aliments était surtout lié à la recherche des éventuels apports nutritifs que ceux-ci pouvaient nous prodiguer, des vertus ultra-marketées par les marques, à l'image des vitamines, des protéines ou encore des oméga-3. À cette ère du « médicaliment », une époque qui marquait le triomphe de l'industrie agroalimentaire — avec l'aide précieuse de ses alliées, les régies publicitaires, qui avaient réussi à nous faire croire aux bienfaits des aliments que nous consommions —, a suivi le stade de la « gueule de bois ». Cela correspond au « troisième âge », celui de la prise de conscience, celui de la fin des illusions. À cause de scandales alimentaires et sanitaires sans précédent, mais également d'articles de presse et d'enquêtes accablantes auxquels il faut rendre grâce, les consommateurs que nous sommes ont commencé à se demander si ce qui se trouvait dans la composition des aliments que nous achetions dans les grandes surfaces était vraiment bon pour notre santé.

Seulement voilà, pour contrer ce soudain réveil après des années de coma artificiel, les professionnels du secteur agroalimentaire ont tenté de profiter de cette prise de conscience, très habilement je dois dire, en transformant la volonté de savoir des clients en argument publicitaire. Paradoxalement, la volonté de transparence liminaire a donné lieu à encore plus de confusion, car les industriels ont réussi à créer une forme d'opacité particulièrement sournoise : le malheureux consommateur se trouve désormais face à des étiquettes certes riches en détails, mais qui au final ne le renseignent pas plus dans la mesure où elles sont tellement noyées sous les informations techniques que seules de rares personnes sont en mesure de les décrypter. À cet égard, les statistiques sont édifiantes, puisque le consommateur moyen passe entre 25 et 100 millisecondes à inspecter l'étiquette alimentaire d'un produit. Vous savez ce que cela représente ? À peine un coup d'œil, autant dire quasiment rien, un laps de temps trop court en tout cas pour que les informations soient traitées de façon appropriée.

Par ailleurs, qui parmi vous sait ce que veut dire E214, ou bien E350 ? Certains (très rares) sauront peut-être que ce « E » est le symbole du mot « édulcorant », mais savent-ils ce qu'est vraiment un édulcorant ? D'où il vient ? Quel est son impact éventuel sur notre santé ?

Comme nous l'avons déjà dit, il est souvent très difficile de comprendre les multiples informations figurant sur les étiquettes des produits alimentaires ; pour autant, cette gymnastique intellectuelle n'est pas vaine, car elle peut *in fine* nous aider à faire un choix éclairé, à préserver, voire à améliorer, notre santé.

Alors, comment savoir ce que contiennent les produits que vous achetez dans les rayons des supermarchés ? Comment lire les étiquettes afin de comprendre les indications qui y figurent ?

Rassurez-vous, il n'est pas nécessaire de passer un doctorat en biologie moléculaire ou de passer un diplôme pour devenir nutritionniste. Il suffit de connaître quelques bases très simples et de se montrer un tantinet plus vigilant qu'à l'habitude. Voici donc comment déchiffrer ces étiquettes qui vous semblent aussi indéchiffrables que des hiéroglyphes.

Les statistiques sont édifiantes : le consommateur moyen passe entre 25 et 100 millisecondes à inspecter l'étiquette alimentaire d'un produit, ce qui représente à peine un coup d'œil, autant dire quasiment rien, un laps de temps trop court en tout cas pour que les informations soient traitées de façon appropriée.

LE RÈGLEMENT EUROPÉEN INCO

Marqué par un gigantesque flou artistique pendant un grand nombre d'années, l'étiquetage des produits alimentaires va commencer à s'effectuer dans un cadre législatif au début des années 1970. Ainsi, le 12 octobre 1972, le ministère de l'Agriculture et du Développement rural émet un décret portant application de la loi du 1er août 1905 sur la répression des fraudes en ce qui concerne les conditions de vente des denrées, produits et boissons destinées à l'alimentation de l'homme et des animaux, ainsi que les règles d'étiquetage et de présentation de ces marchandises qui sont préemballées en vue de la vente au détail[1].

L'idée des législateurs de l'époque, c'était d'imposer aux étiquettes d'être plus « facilement visibles et lisibles ». Pourtant, plus de quarante ans plus tard, force est de constater qu'on trouve toujours des étiquettes illisibles, tant au niveau de la taille de la police que dans l'appellation très technique de certains ingrédients.

> Cela fait quarante ans que la loi impose aux étiquettes d'être « facilement visibles et lisibles », et force est de constater qu'on trouve toujours des étiquettes illisibles.

Face à ce constat désolant, les associations de consommateurs, soucieuses que les choses évoluent dans le bon sens, ont décidé de se rendre à Bruxelles afin de plaider leur cause pour obtenir plus de précisions, dans l'étiquetage des produits notamment. Entré en vigueur au mois de décembre 2014, le règlement européen Information du Consommateur (règlement INCO) a pour objet de permettre aux consommateurs d'y voir plus clair en harmonisant, modernisant et améliorant les règles en termes d'information pour le grand public.

Ainsi, le règlement INCO définit enfin une taille minimale de caractère. Fixée à 1,2 millimètre, elle concerne toutes les mentions obligatoires, telles que les listes d'ingrédients, les dates limites de consommation ou encore le poids. Un progrès notable, certes, mais qui hélas ! ne prend pas en compte nombre d'éléments essentiels, comme le contraste, un élément au moins aussi important pour la lisibilité que la taille. Un texte gris sur un film d'emballage transparent, par exemple, ne sera guère lisible, et ce même si le 1,2 millimètre requis est respecté.

LA LISTE DES INGRÉDIENTS

Une fois les problèmes de forme résolus, penchons-nous sur le fond : la liste des ingrédients. Ce n'est pas nouveau, elle est déjà obligatoire sur nos emballages depuis longtemps, mais c'est ce qu'il faut regarder en premier, car les composants qui entrent dans la fabrication d'un produit alimentaire sont fondamentaux. Alors, que regarder dans cette liste d'ingrédients ?

Tout d'abord, il faut regarder la longueur de la liste, sachant que plus elle est courte, mieux c'est. Il est conseillé par exemple de se limiter à six ou sept composants au plus, une longue liste d'ingrédients dénotant le plus souvent beaucoup d'additifs. C'est un conseil que je vous donne : évitez les additifs, surtout ceux qui commencent par la lettre E sur les étiquettes, la plupart de ces édulcorants pouvant avoir des effets néfastes sur la santé.

- Cancérogènes : E104, 131, 142, 210 à 219, 239, 320, 952.
- Allergies : E102, 110, 122, 124, 127, 129, 142, 210 à 213, 221, 228.
- Perturbateurs endocriniens : E214 à 219.
- Toxiques pour le système gastrique ou pour les reins : E101, 173, 339 à 341, 520 à 523, 554 à 559, 1412, 1414.

L'ordre dans lequel sont listés les ingrédients est un autre élément important : les composants d'un aliment sont toujours cités par ordre décroissant, l'ingrédient en plus grande quantité se trouvant donc toujours au sommet de la liste.

À cet égard, si l'eau se retrouve en tête de la liste des ingrédients, méfiez-vous ! En effet, elle est l'ingrédient le moins onéreux et elle permet aux industriels d'augmenter parfois honteusement le poids du produit vendu.

Par ailleurs, vérifiez toujours que sont cités en premier les ingrédients qui vous viendraient naturellement à l'esprit si vous deviez faire une version maison de cet aliment.

Enfin, votre attention doit se porter sur la nature et la qualité des ingrédients lorsqu'elle est précisée. Par exemple, si le produit utilise des huiles végétales, assurez-vous qu'il s'agit bien d'huile d'olive ou de colza ; si ce n'est pas précisé, passez votre chemin dans le doute parce que cela signifiera très probablement qu'il s'agit d'huile de palme. S'il s'agit de chocolat, veillez à ce que celui-ci soit le plus noir possible, avec une teneur d'au moins 70 % de cacao. Si ce sont des œufs, assurez-vous qu'ils sont frais et bio, ou que les poules étaient élevées en plein air. Quand il y a de la viande, il est très important de s'assurer que c'est du 100 % pur muscle, et non une « préparation bouchère ». Autant d'éléments qu'il est important d'avoir en tête lorsque vous faites vos courses. Ce sont des réflexes à acquérir ; une fois que vous les maîtriserez, ça se fera tout seul, très naturellement.

L'ÉTIQUETAGE NUTRITIONNEL

Dernier élément, et pas des moindres : l'étiquetage nutritionnel. Il concerne toutes les informations relatives à la valeur énergétique et aux nutriments contenus dans un produit, tels que les protéines, les lipides (qui sont les matières grasses), les glucides (qui regroupent les sucres complexes, comme l'amidon, et les sucres simples, comme le sucre de table) et, selon le cas, les vitamines ou encore les minéraux.

Généralement, ces informations sont indiquées « pour 100 g » (ou « pour 100 ml ») de produit, et parfois, en plus, par portion.

Il est vrai que ces apports sont nécessaires : les protéines, par exemple, sont utiles à l'entretien et au renouvellement de notre organisme, notamment des muscles. Toutefois, il convient d'être prudent, car les industriels n'aiment rien tant que fanfaronner en prétendant que leur produit est riche en ci et pauvre en ça. Restez sur vos gardes face aux méthodes de marketing, qui ont vite fait de vous faire passer un yaourt à boire ou un paquet de céréales pour la panacée, mettant en avant, par exemple, la présence de vitamines et de minéraux dans leurs produits alors que, bien souvent, nos besoins dans ce domaine sont couverts. L'important n'est donc pas la mention en gros sur l'étiquette, mais le vrai étiquetage nutritionnel, avec tous les détails nécessaires vous permettant de faire votre choix en toute sérénité.

SODIUM OU SEL, QUELLE DIFFÉRENCE ?

Sur les étiquettes, il est primordial de savoir détecter les déséquilibres, par exemple en sel. Sur l'emballage d'un produit alimentaire, dans l'encadré prévu à cet effet, la présence de sel (chlorure de sodium) est souvent indiquée par la mention « teneur en sodium ». Or, 2,5 g de sel contiennent 1 gramme de sodium. Selon l'Organisation mondiale de la santé (OMS), la consommation de sel ne devrait pas excéder 6 grammes par jour (soit 2,4 g de sodium), les besoins physiologiques étant estimés à 2 grammes par jour (soit 0,8 g de sodium).

Rappelons à ce titre que 85 % de l'excès de sel est dû au sel caché, notamment dans les plats préparés, et seulement à 15 % à notre salage lors du repas (voir p. 34). Or une alimentation trop salée favorise hypertension, dérèglement des reins et de la thyroïde, et maladies cardio-vasculaires.

Si, à ce jour, cet étiquetage n'est pas encore obligatoire en Europe, il devra toutefois être présent sur tous les produits emballés à compter de décembre 2016. Il est en revanche d'ores et déjà obligatoire lorsque le fabricant met en avant sur son emballage ou dans une publicité les fameuses qualités nutritionnelles précitées de son aliment, comme « riche en calcium » pour un yaourt.

Notre problème essentiel n'est pas forcément ce que nous ne mangerions pas en quantité suffisante (protéines, vitamines ou autres), notre problème est exactement l'inverse : nous mangeons souvent trop gras et trop sucré. La première chose à regarder, ce sont par conséquent les taux de matières grasses, les lipides, et de glucides, le taux de sucre.

Sur l'étiquette indiquant la composition d'un aliment, plutôt que de tout comprendre, il faut commencer par apprendre à faire le tri pour se concentrer sur l'essentiel, comme la valeur calorique, qui représente la quantité d'énergie contenue dans 100 grammes d'aliments exprimée en calories.

LES AUTRES NOUVEAUTÉS POUR 2015

Pour faciliter votre apprentissage, un certain nombre de normes vont être imposées aux industriels à partir de 2015. C'est le cas notamment de la transparence sur les huiles : les étiquettes devront être plus précises en ce qui concerne les matières grasses. Les mentions vagues, telles que « matières grasses végétales » ou « huile végétale », sans plus d'informations, ne seront plus permises par le nouveau règlement. Il impose en effet aux professionnels de déclarer s'il s'agit d'huile de colza, de tournesol, de palme ou autre, ou, si besoin est, de préciser la composition du mélange. Cette obligation devrait, lorsque ce sera possible, inciter les industriels à privilégier l'huile de colza, plus intéressante sur le plan nutritionnel.

Autre très bon point : l'indication d'origine, encore beaucoup trop opaque à ce jour. À ce titre, depuis le mois de décembre 2014, le règlement INCO prévoit que les viandes de porc, de volaille, de mouton et de chèvre vendues dans le commerce indiquent clairement leur origine. Elles rejoignent ainsi la viande bovine, soumise à cette obligation depuis la crise de la vache folle, mais aussi les fruits, les légumes, le vin, les œufs, le miel ou l'huile d'olive.

Bonne nouvelle pour celles et ceux qui ne peuvent pas se passer de chair animale : outre la viande, les produits de la mer vont également bénéficier d'un étiquetage plus précis. Depuis décembre 2014, le consommateur en sait déjà un peu plus sur les produits de la pêche et de l'aquaculture qu'il achète. En effet, lors de la vente à l'étal ou au rayon des surgelés, un étiquetage plus complet a été prévu dans le cadre de la nouvelle politique commune de pêche. Afin d'éviter les confusions ou les tromperies, l'étiquette doit non seulement indiquer la dénomination commerciale des poissons entiers ou en filets, des coquillages, des crustacés et des algues, mais aussi leur nom scientifique. En outre, concernant l'origine du poisson, c'en est fini des indications vagues, comme « Atlantique Nord-Est », cette immense zone de pêche s'étendant sur des milliers de kilomètres carrés. Le consommateur sera désormais informé en termes intelligibles sur la zone de pêche précise d'où vient son poisson (Manche, par exemple). Enfin, les poissons d'élevage et sauvages devront être clairement distingués et, pour ces derniers, le type d'engin de pêche sera précisé.

Seul gros bémol, les plats cuisinés à base de poisson, pour lesquels rien ne change ! En effet, contrairement à ce que souhaitait l'ensemble des associations de consommateurs européennes concernant le poisson incorporé dans des produits transformés

DLC ? DLUO ? SACHEZ FAIRE LA DIFFÉRENCE

DLC = DATE LIMITE DE CONSOMMATION

Cette limite est impérative. Sur l'étiquette alimentaire, il sera inscrit « À consommer jusqu'au… ». Il est impératif de jeter l'aliment une fois la DLC dépassée, sous peine de risque microbiologique, et donc de possible intoxication alimentaire !

Astuce : pour éviter les pertes, il est possible de congeler les aliments dont la DLC n'a pas été dépassée. En effet, le froid négatif va ralentir très fortement la prolifération bactérienne. En le décongelant juste avant de le manger, vous pourrez profiter de votre aliment en toute sécurité.

DLUO = DATE LIMITE D'UTILISATION OPTIMALE

Cette limite n'a pas le caractère impératif de la DLC. Sur l'étiquette alimentaire, il sera inscrit « À consommer de préférence avant le… ». Quand la DLUO est dépassée, le consommateur peut encore manger l'aliment, et ce sans aucun danger puisqu'il n'y a pas de risque d'intoxication. En revanche, les qualités nutritionnelles seront altérées.

(plats cuisinés, bâtonnets, surimi...), le législateur a considéré que la mention de l'espèce et son origine, des informations pourtant précieuses pour le consommateur, pouvaient malgré tout disparaître lorsque le poisson n'est plus qu'un ingrédient et que le nom du produit ne fait pas référence à une espèce particulière.

Pour le reste, même si la demande est forte, les consommateurs vont encore devoir patienter !

LES ALLERGÈNES MIS EN ÉVIDENCE

Pourtant, de nombreux problèmes persistent, et certains empirent. C'est le cas des allergies alimentaires, qui sont de plus en plus fréquentes, en particulier chez les enfants. À ce titre, il n'est pas facile lorsqu'on est allergique de faire ses courses face à des listes d'ingrédients de plus en plus complexes. Heureusement, le règlement INCO devrait faciliter un peu les choses. En effet, les substances provoquant des allergies ou des intolérances devront être mises en évidence par une impression les distinguant clairement du reste des ingrédients, par exemple avec des caractères plus gros, en gras ou surlignés.

LES NANO ENFIN VISIBLES

Il est également prévu que les ingrédients présents sous forme de nanoparticules (c'est-à-dire de particules extrêmement petites) soient accompagnés de la mention « nano » placée entre crochets ([nano]). Cela devrait notamment concerner certains additifs tels que les agents texturants, comme le chlorure de calcium, mais aussi des colorants, comme le dioxyde de titane ou l'oxyde de fer, ainsi que différentes formes de silice utilisées comme antiagglomérant.

À la lumière de tous ces éléments, je vous conjure d'essayer de vous montrer vigilants à l'avenir. Ce n'est pas pour me faire plaisir à moi, c'est pour vous, pour votre bien et pour celui de vos enfants.

---

1. *http://www.legifrance.gouv.fr/jo_pdf.do ?cidTexte=JORFTEXT000000856746.*

Quizz

1 **Pensez-vous que les céréales du petit déjeuner dont l'analyse suit et qui sont enrichies en fer, en calcium et en 6 vitamines sont intéressantes d'un point de vue nutritionnel ?**

Analyse pour 100 g :
Énergie 361 kcal (1 509 kJ)
Protéines 6 g
Glucides 82 g
  dont : Sucres 46 g
Amidon 36 g
Lipides 1 g

2 **Voici l'analyse d'un chocolat « source de calcium ». Pensez-vous que ce produit est intéressant d'un point de vue nutritionnel ?**

Analyse pour 100 g :
Valeur énergétique 535 kcal (2 236 kJ)
Protéines 5,7 g
Glucides 52,1 g
  dont : Sucres 51,3 g
Lipides 33,8 g

Réponse 1 : Non, car avec 46 %, le sucre représente près de la moitié du produit ! Ce dernier est donc particulièrement sucré, alors qu'il existe d'autres céréales sucrées qui ne présentent que 20 % de sucre.

Réponse 2 : Non, car plus de la moitié du produit est constituée de sucre (51,3 %), le reste étant essentiellement de la matière grasse (33,8 %, soit un tiers du produit). L'intérêt du calcium est donc insignifiant, sachant que ce produit est à la fois très sucré et gras ! De plus, le taux de calcium ne figure pas sur l'étiquetage.

Ce qu'il faut retenir

- Les étiquettes résument à elles seules le mal de l'alimentation moderne. D'une part en raison de leur manque de clarté — inscriptions illisibles, réglementations laxistes, astuces des industriels pour berner le consommateur sur la quantité et la qualité de ce qu'il consomme, tout y passe —, et d'autre part parce qu'une fois qu'on sait les décrypter, on se rend compte à quel point l'industrie agroalimentaire abuse du sel, du gras et du sucre pour asservir notre palais au point de félicité.

- Évitez les produits disposant d'une liste d'ingrédients trop longue. C'est le signe d'un raffinage industriel excessif.

- Apprenez la base de l'étiquetage alimentaire : faire la différence entre les différents types de lipides et les différents glucides. Les bons gras se trouvent sous la mention « acides gras insaturés » et les mauvais sous la mention « acides gras saturés ». Pour les glucides, il faut distinguer les sucres complexes des sucres simples, véritables bombes pour l'organisme.

- Enfin, toujours dans un souci d'écoresponsabilité, vérifiez grâce aux étiquettes la provenance des produits et consommez local au maximum.

Idée reçue n° 13

IL FAUT ÊTRE MÉDECIN POUR POUVOIR PARLER D'ALIMENTATION

« La cuisine d'une société est un langage dans lequel elle traduit inconsciemment sa structure, à moins que, sans le savoir davantage, elle ne se résigne à y dévoiler ses contradictions. » Claude Lévi-Strauss

Le combat que je mène depuis des années m'a valu pas mal d'inimitiés, et je dois régulièrement faire face aux attaques de gens toujours prompts à me faire des procès en incompétence. Ainsi, et plus souvent qu'à mon tour, je me fais attaquer sur la méthode Fitnext parce que j'explique qu'on est en train de s'empoisonner. Or, pour certaines « stars » des régimes et de la nutrition, c'est presque devenu un réflexe de taxer d'orthorexie toutes les méthodes qui, comme la mienne, tentent de proposer une nouvelle voie. Ainsi s'empressent-ils, dès qu'ils ont une tribune, de dénoncer ce qu'ils qualifient de « nouvelles religions alimentaires », dont les adeptes sont ces végétariens, ou bien ces ayatollahs prônant l'abstinence laitière, ou encore ces faux prophètes du sans-gluten, autant de sectes remplies de gens obsédés par les interdits alimentaires. C'est vrai, en vertu de quoi nous arrogeons-nous le droit de manger moins de viande, voire plus du tout, ou même de renoncer ou de réduire le gluten, et d'oser nous méfier du sucre et du sel ? Qui sommes-nous pour faire ces choix ou, pire, pour oser les conseiller aux autres au nom de la santé, et ce contre l'avis de certains professionnels de la santé, qui savent forcément mieux que nous ce qu'il faut faire et dont les propos doivent, à ce titre, être considérés comme paroles d'évangile ?

UN DIALOGUE DE SOURDS QUI EST PARFAITEMENT DANS L'AIR DU TEMPS

On est ce que l'on mange ! Vous connaissez tous cette expression issue de la sagesse populaire, une expression qui n'est ni plus ni moins que la synthèse du message que je m'efforce de véhiculer à travers ce livre. Au-delà de ce que cette phrase peut avoir de signifiant à l'échelle individuelle, on peut l'extrapoler de manière plus symbolique à la société dans son ensemble : les conduites alimentaires dans leurs travers les plus poussées sont à l'image d'une société humaine qui a oublié quelle était sa nature fondamentale. Une société qui vit pour consommer plutôt que de consommer pour vivre. Une société davantage axée sur la forme que sur le fond. Une société où la dictature de l'image et d'une certaine idée de la réussite a pris le pas sur l'essentiel : apprendre à vivre humblement en harmonie avec cette nature qui a fait de nous ce que nous sommes. Il n'est donc pas anodin que soient apparus des troubles du comportement alimentaire qui en sont précisément le corollaire, des troubles que certains regroupent sous le vocable d'orthorexie.

> Les conduites alimentaires dans leurs travers les plus poussés sont à l'image d'une société humaine qui a oublié quelle était sa nature fondamentale. Une société qui vit pour consommer plutôt que de consommer pour vivre.

De plus en plus employé ces dernières années, ce terme désigne un trouble des conduites alimentaires, au même titre par exemple que l'anorexie ou la boulimie. Ces dernières sont des modes de comportement aux conséquences souvent dramatiques, dont les symptômes peuvent se caractériser par une fixation extrême et aller jusqu'à la malnutrition, entraînant une attitude d'isolement social, de repli sur soi, de mal-être. Sans parler, évidemment, des effets désastreux pour la santé d'une alimentation carencée ou déséquilibrée.

À défaut de reconnaissance officielle, l'orthorexie serait donc une sorte d'obsession contemporaine dans laquelle le soin qu'une personne apporte à son alimentation la conduirait à exclure tel ou tel produit alimentaire, avec pour conséquences d'adopter *in fine* des comportements extrêmes, en refusant de manger ceci ou cela, bref en montrant un soin particulier — perçu comme excessif — à son alimentation. La théorie est séduisante et, à certains égards, elle peut même être vraie ; pour autant, elle me semble bien trop partielle et orientée puisque, par exemple, elle choisit de n'envisager les privations que dans leur acception négative. Or je pense que le fait de n'interpréter les nouveaux comportements alimentaires qu'à travers leur prisme négatif relève de la malhonnêteté intellectuelle pure et simple.

UN EXCÈS CONTEMPORAIN OU DU BON SENS ?

De fait, dans un contexte où les études montrent que l'industrie agroalimentaire nous empoisonne depuis des années, cette attention redoublée à la provenance et à la qualité de ce que nous ingérons est-elle le symptôme d'un excès contemporain ou tout simplement une preuve de bon sens ? Est-ce vraiment si problématique de veiller à ce que notre alimentation ne nous rende pas malade ? Est-ce si grave de vouloir revenir à une alimentation saine, de saison, riche en nutriments, excluant les pesticides cancérigènes en doses massives ? Est-ce vraiment répréhensible de faire le choix de proscrire le « trop salé, trop sucré, trop gras » qui est à l'origine de l'explosion des maladies qui nous affligent aujourd'hui ?

Si certains comportements alimentaires posent indéniablement problème, il est difficile en revanche de ne pas faire le constat que nos choix sont essentiels pour notre santé et, plus généralement, qu'ils peuvent avoir un impact positif sur la protection de la planète. Ainsi, se pencher sur le contenu de son assiette n'a rien d'un trouble obsessionnel. Il s'agit au contraire d'une prise de conscience vitale pour améliorer la situation désastreuse qui est la nôtre aujourd'hui, une nécessité impérieuse pour sortir de l'impasse dans laquelle l'aveuglement cupide et coupable des industriels nous a conduits.

N'est-il pas normal de faire preuve de méfiance et de circonspection en refusant de continuer à suivre les injonctions des industriels qui nous inculquent, à grand renfort de publicité, que nous devons impérativement consommer des produits laitiers pour pouvoir rester en bonne santé, alors même que nous savons que 5 milliards d'humains sont intolérants au lactose ?

Bien évidemment, certains ne se gêneront pas pour objecter que nous n'avons jamais vécu aussi longtemps et que, par conséquent, notre alimentation n'a pas à être remise en cause. Ce message, ils vont s'appliquer à le marteler à qui veut bien l'entendre, et en effet, comment réfuter un argument en apparence aussi béton que « Si nous vivons si vieux, c'est que notre alimentation actuelle ne pose aucun problème » ? Le souci, c'est que le rapport de cause à effet est totalement erroné. Dans les pays occidentaux, notre longévité est davantage à mettre sur le compte des conditions de vie. Médecine de pointe aux avancées considérables, confort matériel... des éléments qui à eux seuls suffisent à nous préserver du climat et de la famine. De plus, nous évoluons dans un contexte de paix relatif, une sorte de bulle de sécurité nous exemptant des ravages des guerres et autres conflits qui accablent l'humanité depuis la nuit des temps, et certaines populations encore aujourd'hui. Dans ce contexte privilégié, notre alimentation s'avère être précisément notre maillon faible.

Si je devais résumer tout ça en une phrase, je dirais que si nous vivons vieux aujourd'hui, ce n'est en aucun cas grâce à notre alimentation, mais malgré elle !

Car — faut-il encore le répéter ? — si la durée de vie dans les pays développés n'a cessé de s'allonger ces dernières décennies, l'espérance de vie en bonne santé, elle, chute vertigineusement depuis 2006. Selon l'INED, en 2010, les femmes françaises ont une espérance de vie moyenne de 85 ans, mais elles passent plus de vingt ans malades ! Il faut souligner que la dégradation de leur espérance de vie en bonne santé s'accélère puisqu'elles sont passées de 64,4 ans en 2008 à 63,5 ans en 2010. Quant aux hommes français, ils vivent en moyenne jusqu'à 79 ans et passent dix-huit ans malades, leur espérance de vie en bonne santé étant passée de 62,7 ans en 2008 à 61,9 ans en 2010. On assiste littéralement au déclin de l'espérance de vie en bonne santé, ce qui, selon certains scientifiques, laisse présager du futur déclin de l'espérance de vie tout court, une première dans notre histoire. En effet, les individus qui meurent aujourd'hui sont des gens qui sont nés dans un monde où il n'y avait aucun intrant chimique, pas d'industrie agroalimentaire,

Si nous vivons vieux aujourd'hui, ce n'est en aucun cas grâce à notre alimentation, mais malgré elle !

pas de *big pharma* ni de réchauffement climatique. Cela prédit des jours sombres à notre système de santé, aucune politique de prévention n'étant encore mise en œuvre, sans compter qu'il est plus facile de prescrire des médicaments (en évitant de contrarier les toutes-puissantes industries agroalimentaires et pharmaceutiques) plutôt que de demander à chacun d'être responsable de sa santé en se nourrissant correctement et en adoptant une activité physique régulière. Pour mémoire, les économistes nous annoncent que nous entrons pour dix ans dans une séquence de *slowflation,* c'est-à-dire une croissance qui n'excédera pas 1 %, alors que le déficit de la sécurité sociale augmente lui de près de 4 % par an… Mais que font les politiques ? Eh bien, ils préfèrent discrètement amorcer le détricotage de notre sécurité sociale si chèrement acquise — et qui faisait la fierté de notre nation et l'envie de nos voisins — plutôt que de mettre en place une véritable politique volontariste de prévention. Je pense par exemple à l'échec des négociations concernant l'étiquetage sur le sel (voir p. 37).

Les gouvernements successifs nous prouvent donc depuis trente ans qu'ils sont à la botte des industriels qui les mettent au pouvoir…

On assiste ainsi à une chronicisation des maladies, des affections avec lesquelles nous devons apprendre à vivre. En gros, nous vivons plus longtemps… portés par des béquilles chimiques. L'être humain devient ainsi une source de revenus durant tout le reste de sa vie pour l'industrie pharmaceutique. Un formidable business modèle, n'est-ce pas ? Si j'étais mauvaise langue, je vous dirais que l'industrie agroalimentaire nous rend malades pour mieux permettre à l'industrie pharmaceutique de nous maintenir en vie, mais je n'oserais pas aller jusque-là !

NE PAS SE LAISSER INTOXIQUER PAR LES DISCOURS DOMINANTS

Conjuguée à la publication de nouvelles études indépendantes, la multiplication alarmante des scandales alimentaires nous montre que les discours dominants tenus par de soi-disant experts ne tiennent pas la route. À tout le moins font-ils la preuve que ces derniers sont, dans leur grande majorité, au service des intérêts des lobbies de l'agroalimentaire, parfois même sans en avoir réellement conscience. Il suffit pour cela de lire les ouvrages de spécialistes de la nutrition très médiatisés, dont les conseils en la matière peuvent être diamétralement opposés, voire se contredire, d'une édition à l'autre. Sous couvert de rassurer l'opinion, ils temporisent en nous expliquant que la recherche et l'état des connaissances évoluent sans cesse. Ainsi essayent-ils de noyer le poisson en bottant en touche à coup de « on ne peut pas tout savoir, de nouvelles découvertes remettent sans cesse en question ce que l'on croyait acquis ». Dans un sens, ils ont raison, mais il est également permis, en l'occurrence, de douter de l'indépendance de certaines personnalités prescriptrices, qui nous disent que faire, quoi manger, assurant détenir la vérité. Cette indépendance, lorsqu'on creuse, s'avère parfois inexistante ou fortement sujette à caution. Méfions-nous du mensonge, y compris par omission, et arrêtons de nous laisser intoxiquer par les discours dominants.

Dans les ouvrages de spécialistes de la nutrition très médiatisés, les conseils en la matière peuvent être diamétralement opposés, voire se contredire, d'une édition à l'autre.

Devons-nous continuer à écouter ce type de propos et remettre notre santé entre les mains de spécialistes pour qui la question des OGM et l'impact des pesticides sur la santé sont des non-problèmes, récusant ainsi le pourtant fort sage principe de précaution et allant à l'encontre des études prouvant la nocivité de certains produits et de leurs effets sur la santé (voir pp. 94, 108 et 115) ?

Dans son livre *Toxic*[1], partant des chiffres de l'épidémie d'obésité mondiale et de l'explosion de pathologies liées à la malbouffe, le journaliste William Reymond dresse l'inventaire de tout ce qui nous rend malades dans l'alimentation industrielle. Et cette liste fait froid dans le dos.

J'ai déjà eu l'occasion d'aborder la puissance des lobbies des géants de l'industrie et la façon dont ils influencent les décisions des pouvoirs publics. Ces conflits d'intérêts ont un indéniable impact sur le contenu de nos assiettes, et ils multiplient les risques sanitaires que nous encourons. Ils sont nombreux, et la situation est proprement scandaleuse compte tenu des enjeux de santé publique que cela implique pour les millions de consommateurs que nous sommes.

Aussi, lorsque Jean-Michel Cohen prodigue ses conseils sur le site savoirreduire-soncholesterol.com, qui se trouve également être la propriété du groupe Danone, peut-il nier qu'il est lié à l'industrie laitière ? Peut-il assurer que ses propos sont parfaitement objectifs et indépendants, et qu'il n'a aucunement vocation à faire la promotion des produits laitiers ?

Lorsque ce même nutritionniste publie l'ouvrage *Savoir manger : le guide des aliments*[2] avec Patrick Serog, qui est également membre du conseil d'administration de la Fondation Nestlé France, il semble assez logique de se demander si ce « spécialiste » est totalement neutre ou s'il ne défendrait pas, avant toute chose, les intérêts de l'industrie...

> Les conflits d'intérêts ont un indéniable impact sur le contenu de nos assiettes, et ils multiplient les risques sanitaires que nous encourons.

Je ne prétends pas avoir la science infuse et je ne refuse aucunement le débat d'idées, encore faut-il que mes contradicteurs soient indépendants de toute pression et qu'ils réfutent mes arguments en toute objectivité. Malheureusement, ce genre de profils se fait rare de nos jours. À titre d'exemple, en matière de désinformation, je peux également vous parler de celui des calories nécessaires au fonctionnement de notre organisme. Sur ce point précis, nombre de nutritionnistes se basent sur un bilan comptable. Pour eux, tout est mangeable, y compris des calories creuses. Pourtant, cet argument, qui date des années 1970, n'est plus recevable aujourd'hui. Ce qui importe, ce sur quoi nous devons nous baser, ce sont les apports réels et quantifiables des aliments que nous mangeons. Consommer de la charcuterie ou de l'huile de colza, ce n'est pas la même chose, même si dans les deux cas on apporte de l'énergie à son corps : dans le premier, on ingère des acides gras saturés, tandis que dans le second, on fait le plein d'oméga-3. Un être humain a besoin de 1 200 à 1 600 kcal par jour, ce taux minimal couvrant nos besoins physiologiques pour vingt-quatre heures, or il se trouve que 100 calories de riz complet, d'artichaut ou d'huile d'olive n'ont absolument pas la même incidence sur l'organisme que 100 calories d'un soda type Coca-Cola, d'un paquet de M&M's ou de poulet frit servi dans un fast-food ! Non seulement ces derniers ne nous apportent rien, mais ils déclenchent en outre la pompe à insuline et nous font plus de mal que de bien, sans parler des colorants, des acidifiants, des agents de texture ou même des nanoparticules... Et on ne parle même pas des OGM et des pesticides auxquels ont été exposés les poulets ! Car un autre problème, qui n'est pas le moindre, c'est l'effet cocktail, l'exposition qui peut avoir pour conséquence un empoisonnement progressif et constant de la population.

100 calories de riz complet, d'artichaut ou d'huile d'olive n'ont absolument pas la même incidence sur l'organisme que 100 calories d'un soda type Coca-Cola, d'un paquet de M&M's ou de poulet frit servi dans un fast-food !

C'est la raison pour laquelle, lorsqu'on me parle d'orthorexie, j'ai envie de répondre : avoir une réaction de bon sens au tout-industriel est simplement le minimum syndical. Aujourd'hui, on nourrit en permanence les maladies dont nous souffrons avec ce cocktail de produits chimiques et de calories creuses, qui finissent par enrichir ceux qui nous rendent malades, ces membres des lobbies industriels qui nous sacrifient à coup de tromperies criminelles. Alors, à la lumière de tous ces éléments, pensez-vous vraiment que l'orthorexie soit un problème ?

À mon sens, elle est indispensable dès lors que l'on souhaite préserver sa santé, alors méfiez-vous des éléments de langage : l'orthorexie n'est au final qu'un néologisme créé par les professionnels de l'industrie agroalimentaire et leurs porte-voix, dont la visée à long terme est de déstabiliser, purement et simplement, ceux qui osent tenir un discours dissident qui, à terme, pourrait nuire à leurs intérêts.

---

1. *William Reymond,* Toxic : obésité, malbouffe, maladies... Enquête sur les vrais coupables, *Flammarion, 2007.*

2. *Flammarion, 2008.*

Ce qu'il faut retenir

› Il faut bien entendu garder de la mesure. Il est inutile de devenir un intégriste de l'alimentation, bien souvent au mépris de sa propre santé, en n'écoutant pas son corps. Cela ne signifie pas pour autant que les personnes, comme moi, qui tentent de lancer l'alerte sur des sujets comme la nutrition doivent immédiatement être rangées aux côtés de ces mêmes intégristes. Je fuis le dogme, et entends vous donner les clés de votre santé.

› L'intoxication n'est pas uniquement alimentaire. Elle est également intellectuelle. Les personnalités médiatiques du monde médical jouent souvent un rôle contre-productif en propageant de mauvaises informations et en rejetant les paroles divergentes au titre de l'amateurisme. De même, il est très facile, si l'on n'y prend pas garde, de se faire abuser par les industriels de l'agroalimentaire, qui inondent les publications médicales d'études pseudo-scientifiques où, comme par magie, les avis rendus vont toujours dans le sens du profit.

› La médecine a une fâcheuse tendance à considérer le corps comme une collection d'objets, oubliant que chaque être est unique et qu'on ne peut appliquer de règles par trop générales à des cas forcément particuliers. C'est ce que la doxa nutritionniste a tendance à oublier, arc-boutée qu'elle est sur des positions obsolètes.

Ce qu'il faut faire

1 Un conseil peut paraître évident, qui pourtant est essentiel : il faut absolument s'informer, encore et encore. Ne pas s'en tenir à la vérité révélée, bien souvent trompeuse. Vérifier les affirmations, mettre en cause les idées reçues sans relâche. C'est un travail du quotidien, parfois fastidieux mais diablement nécessaire, d'autant qu'Internet, pour peu qu'on sache s'en servir correctement, nous donne accès à une extraordinaire mine d'informations.

2 En des termes moins scientifiques, se faire traiter d'orthorexique est commun dès lors qu'en famille ou avec des amis on adopte un comportement alimentaire quelque peu différent. Convaincre n'est jamais simple, mais ne perdez pas la foi en vos convictions. Songez qu'il est parfois difficile de convaincre un malade qu'il l'est vraiment, sans le culpabiliser. Pourtant, il faut être présent sur le front de la guerre des mots. N'hésitez pas à tenter d'éveiller les consciences autour de vous. Vous le verrez, les idées feront leur chemin !

Idée reçue n° 14

LES AUTORITÉS DE SANTÉ SONT LÀ POUR NOUS PROTÉGER

Nous, Français, nous, Européens, nous, Occidentaux, vivons dans des sociétés démocratiques où il nous apparaît que nous pouvons, comme bon nous semble, exercer notre libre arbitre. À travers nos choix électoraux, à travers notre mode de vie et à travers de nombreux autres choix que nous faisons, il nous semble acquis que nous vivons dans une société démocratique et civilisée, une société dans laquelle il est possible de s'épanouir et où il existe des instances de régulation à même de garantir notre sécurité, que ce soit sur le plan social, le plan économique ou le plan sanitaire. C'est ainsi qu'est censé fonctionner un pays qui se veut et qui s'autoproclame civilisé, non ? À ce titre, il semble donc logique et naturel que ce que nous mangeons et ce que nous buvons soit soumis à des contrôles drastiques censés servir de garde-fous à une industrie agroalimentaire qui, si on ne lui impose pas certaines règles, serait tentée de faire tout et n'importe quoi pour générer toujours plus de bénéfices. À cet égard, les plus hautes instances responsables de notre santé se doivent d'être irréprochables, car les responsabilités qui sont les leurs ne sont rien moins que la sécurité alimentaire de millions de personnes.

Pourtant, de la théorie à la pratique, les choses se compliquent quelque peu, et force est de constater qu'aujourd'hui leur réputation est de plus en plus régulièrement entachée de scandales. Et pour cause : les évaluations sanitaires concernant la qualité de ce qui finit dans notre assiette sont soumises au jugement d'experts qui ne sont malheureusement pas toujours très regardants d'un point de vue strictement déontologique. De fait, comment peut-on émettre des avis totalement indépendants sur l'innocuité ou la dangerosité de la consommation de telle ou telle substance dès lors qu'on est rémunéré par des sociétés de l'agroalimentaire dont les intérêts sont directement en jeu ? On ne peut pas être juge et parti, c'est une hérésie, et une telle hypothèse semblerait inadmissible à chacun d'entre nous.

C'est pourtant la réalité. Ainsi, ces dernières années, de multiples scandales ont éclaboussé des dirigeants de la FDA (Federal Drug Administration) ou encore des membres de l'EFSA, l'Autorité européenne de la sécurité alimentaire.

Le pire, c'est qu'avoir un pied dans l'industrie et l'autre dans une instance de régulation supposée indépendante ne semble pas poser problème à ces dirigeants et autres experts. Et comme de bien entendu, les lobbies ne sont jamais loin. Mais alors, me direz-vous, comment défendre les consommateurs lorsque l'industrie vous rémunère pour défendre ses propres intérêts ? Jeux d'influence, conflits d'intérêts dans le cadre d'enjeux financiers colossaux... Vous êtes scandalisé ? Eh bien accrochez-vous, vous n'êtes pas au bout de vos surprises.

> Comment peut-on émettre des avis totalement indépendants sur l'innocuité ou la dangerosité de la consommation de telle ou telle substance dès lors qu'on est rémunéré par des sociétés de l'agroalimentaire dont les intérêts sont directement en jeu ?

Imaginez maintenant une organisation mondiale soucieuse d'opérer dans l'ombre, à l'abri des regards indiscrets. Imaginez que cette organisation rassemble les multinationales les plus puissantes, celles du tabac, des biotechnologies, de la chimie, de la pharmacie, des semences, des engrais, des pesticides, des boissons et de l'agroalimentaire, une pieuvre tentaculaire qui infiltrerait les plus hautes autorités sanitaires — FDA (Federal Drug Administration), EPA (Environnement Protection Agency) ou encore EFSA (European Food Safety Authority) — censées protéger notre santé, en évaluant notamment les risques toxicologiques liés à notre consommation. Le but de cette organisation ? Imposer ses propres normes et défendre avant tout les intérêts et le profit des entreprises qui en sont membres. Si nous poussions encore un peu plus loin ce raisonnement, on pourrait presque en conclure que ladite organisation pourrait, à loisir, empoisonner insidieusement la population pour mieux la guérir ensuite, et tout ça légalement. Ce serait du génie, n'est-ce pas ? Vous trouvez cela effrayant ? Eh bien, mauvaise nouvelle, il ne s'agit pas là d'une énième théorie du complot, cette organisation existe bel et bien, elle s'appelle l'ILSI (International Life Science Institute).

L'ILSI a été créée à Washington en 1978. Ses membres s'appellent Coca-Cola, Pepsi-Cola, Monsanto et Syngenta, Nestlé et Mondelez International, BASF et Bayer, Unilever et Procter & Gamble, Novartis et Merck, DuPont et Dow, ou encore Pfizer et Abbot, soient les entreprises les plus puissantes du monde. Vous pensiez sans doute que ces firmes étaient ennemies jurées et qu'elles se battaient férocement pour torpiller leurs concurrentes ? Pas du tout. C'est même le contraire : elles s'entendent au mieux dès lors qu'il s'agit de défendre leurs intérêts communs. Leur but : imposer leurs normes de production industrielle et ainsi asseoir leur domination totale et définitive en s'appropriant, transformant et brevetant les ressources naturelles, privatisant ainsi le vivant et éliminant tous les obstacles qui se dresseraient en travers de leur chemin.

Pour y arriver, l'ILSI dispose de moyens considérables et a constitué une armée de lobbyistes couvrant quatre domaines de prédilection : la nutrition et la santé ; l'évaluation des risques et la toxicologie ; l'agriculture durable et la sécurité alimentaire ; la sécurité sanitaire de l'eau et de la nourriture. Grâce à eux, l'ILSI est devenue l'interlocutrice privilégiée des organisations internationales (FAO, OCDE, Codex, Union européenne). Ses méthodes consistent à développer des services recherche et développement dont les membres préparent des dossiers scientifiques dans le but de convaincre politiques, institutions publiques et journalistes des bienfaits d'un produit ou du bien-fondé d'une application dans l'industrie. Derrière, il y a toujours l'intérêt sous-jacent de créer, de prendre ou de protéger un marché[1], la finalité de tout ce système étant évidemment économique.

LE SCANDALE DES CONFLITS D'INTÉRÊTS

Forts de ce constat, nous ne pouvons que nous demander comment les experts qui travaillent pour ces organismes peuvent émettre un avis indépendant, sans pression aucune ni parti pris, dès lors qu'ils sont liés à l'industrie. Comment imaginer qu'ils puissent passer outre les intérêts de ceux qui les emploient ? Là encore, pas de miracle : ils sont pour la plupart payés pour défendre, avant tout, ces précieux intérêts. À cet égard, il est bien difficile de couper la branche sur laquelle on est assis, et suicidaire de mordre la main qui vous nourrit…

Bienvenue dans un univers où, hélas, la réalité surpasse souvent la fiction, un monde de cynisme tel que vous n'auriez sans doute même jamais osé l'imaginer.

L'EFSA, l'Autorité européenne de sécurité des aliments, a été créée en 2002 à la suite de la crise de la maladie de la vache folle. Cette instance de référence est alors chargée d'émettre des avis qui sont censés faire autorité en matière de politique alimentaire et de recommandations nutritionnelles et sanitaires. En résumé, c'est elle qui décide de ce que l'on peut mettre dans nos aliments. Sa responsabilité à cet égard est énorme, et son rôle est donc primordial pour la sécurité des consommateurs européens. Le problème, c'est que certaines personnalités faisant partie de la direction de cette agence sont connues pour avoir également des liens avérés avec l'industrie agroalimentaire.

Prenons un cas d'école, celui de la Hongroise Diana Banati. Cette femme, qui a dirigé l'EFSA de 2008 à 2012, a dû quitter ses fonctions sous le feu des critiques. La raison de ce départ mouvementé fut son implication dans une affaire parfaitement scandaleuse : elle était, entre autres attributions, chargée d'évaluer les cultures OGM en Europe, alors qu'elle était en même temps membre du conseil d'administration de l'ILSI. Cette dernière, sous l'égide de madame Banati, s'est fait fort de fournir aux politiques des arguments pro-OGM *via* un corpus d'études aux conclusions sans équivoque. En matière de conflit d'intérêts, difficile de faire plus flagrant. À la tête de ceux qui ont dénoncé cette situation inadmissible, l'inévitable José Bové qui, au cours d'une conférence de presse à Bruxelles en septembre 2010, avait qualifié cette affaire de « scandale incroyable », s'interrogeant sur la capacité d'un commissaire européen à « garantir la sécurité de nos concitoyens ». Ces accusations n'empêcheront pourtant pas la présidente de l'EFSA de continuer à exercer ses fonctions deux ans de plus... avant de démissionner pour devenir directrice exécutive et scientifique de l'ILSI !

Certaines personnalités faisant partie de la direction de l'EFSA (Autorité européenne de sécurité des aliments) sont connues pour avoir des liens avérés avec l'industrie agroalimentaire.

Quoique le nouveau directeur exécutif de l'EFSA, Bernhard Url, nommé en 2014, semble vouloir pousser à plus de transparence, il n'en reste pas moins que les experts qui travaillent pour l'agence ne sont pas payés par elle : la plupart d'entre eux sont employés par des entreprises privées dont les activités relèvent des champs d'expertise de l'EFSA. À ce titre, on peut citer le cas de Juliane Kleiner, aujourd'hui directrice scientifique à l'EFSA et qui a été membre de l'ILSI pendant sept ans. Au vu de ces exemples, on est tout de même en droit de s'interroger sur le mélange des genres, et évidemment de l'indépendance desdits experts. En gros, quels intérêts défendent-ils et à qui profite le crime ?

Le 28 janvier 2012, dans un article du *Monde* intitulé « Nouveau conflit d'intérêts à l'Autorité européenne de sécurité alimentaire », Stéphane Foucart révélait le loup soulevé par l'ONG PAN-Europe[2]. Des courriels internes de l'EFSA levaient le voile sur le fait « qu'un important groupe de travail avait été intégralement constitué par une unique toxicologue, membre du comité scientifique de l'EFSA, mais aussi étroitement liée à l'industrie ». Le journaliste écrit en outre que, sans répondre à une saisine de la Commission européenne, l'EFSA décide en 2008 d'apprécier une méthode d'évaluation de la toxicité des molécules issues de pesticides, d'additifs, etc., que l'on retrouve dans la chaîne alimentaire, méthode soutenue depuis le milieu des années 1990 par l'International Life Sciences Institute (ILSI). Or ce groupement d'industriels, où se côtoient des géants de l'agroalimentaire, de la chimie et de la pharmacie, entre autres, est dans le collimateur des ONG, qui le soupçonnent de favoriser ses membres plutôt que de veiller à améliorer la santé publique. C'est toute la validité de l'expertise scientifique et de son éthique qui est ici remise en question, avec à terme la question des risques pour notre santé.

Au centre de cette polémique, la nouvelle approche d'évaluation des risques potentiels présentés par des molécules présentes en faibles quantités dans la chaîne alimentaire. Cette méthode d'évaluation des contaminants chimiques suscite la controverse, car elle consiste à établir, sans que des tests toxicologiques soient menés, des seuils d'exposition en deçà desquels des molécules sont jugées inoffensives, et ce même s'il n'existe aucune étude toxicologique disponible. L'article précise ainsi : « Certaines ONG redoutent que cette nouvelle approche n'ouvre la voie à plus de laxisme. D'autres critiquent ses fondements scientifiques[3]. » Comme le relève le toxicologue André Cicolella, président du RES, le Réseau environnement santé, cette façon de faire est évidemment dépassée, car elle ne prend pas en considération la question des faibles doses et des perturbateurs endocriniens.

Cela rejoint tout le débat autour du bisphénol A, ce composant organique se trouvant dans le plastique que l'EFSA continue de considérer comme sans risque au-dessous de 50 microgrammes par jour et par kilo de poids corporel, sans tenir aucun compte, ici, de 95 % de la littérature scientifique. En l'occurrence, rappelons que, depuis janvier 2015, ce composé chimique est interdit en France dans tous les contenants alimentaires. Accusée de prendre parti en faveur de l'industrie, l'autorité européenne a pourtant rendu une décision étonnante, jugeant que l'exposition au bisphénol A « aux niveaux actuels ne présente pas de risque pour la santé des consommateurs ». Des conflits d'intérêts avérés, des méthodes qui minimisent les risques sanitaires de l'exposition à une substance… autant dire que nous pouvons avoir une totale confiance dans les autorités de santé en charge de nous protéger !

UNION EUROPÉENNE : LE TAFTA AVANT LES PESTICIDES

Des pressions, quelles pressions ? Qui croirait par exemple la très sérieuse Union européenne capable de fermer les yeux sur des conséquences sanitaires d'envergure liées à l'emploi des pesticides au profit de juteux accords commerciaux avec les États-Unis ? C'est pourtant bien ce qui se serait produit, à en croire les révélations du quotidien britannique *The Guardian*, dans un article intitulé « EU dropped pesticide laws due to US pressure over TTIP, documents reveal », daté du 22 mai 2015, basé sur l'accès à certains documents de l'ONG Corporate Europe Observatory. Sous la pression américaine, l'Union européenne aurait ainsi renoncé, dès 2013, à interdire trente et un pesticides reconnus comme perturbateurs endocriniens et mis en cause dans le développement de cancers, et ce dans le but de faciliter les négociations du TAFTA (Traité d'échange commercial transatlantique). Pourquoi, en effet, s'embarrasser de régulation, dommageable pour les affaires lorsqu'il s'agit, au contraire, de faciliter le libre-échange et de faire sauter un maximum de barrières ? Pour le moins préoccupantes, ces révélations ne font qu'apporter du grain à moudre aux opposants au traité, qui y dénoncent un danger pour l'avenir à travers notamment l'abaissement des normes européennes en matière de politique agricole.

Le 13 octobre 2012, dans un article titré « Les conflits d'intérêts fragilisent les agences européennes d'expertise », le journaliste du *Monde* enfonçait le clou en posant d'emblée la question : « La sécurité des Européens est-elle menacée par les conflits d'intérêts ? » En cause : un rapport de la Cour des comptes européenne[4] concernant la gestion des conflits d'intérêts au sein de quatre agences de l'Union ayant été auditées : l'Autorité européenne de sécurité des aliments (EFSA), l'Agence européenne de la sécurité aérienne (EASA), l'Agence européenne des produits chimiques (ECHA) et l'Agence européenne du médicament (EMA).

En conclusion, la Cour estimait qu'« aucune [de ces agences] ne gérait les situations de conflit d'intérêts de manière appropriée », précisant qu'« un certain nombre de lacunes, de gravité variable, ont été relevées dans les politiques et les procédures spécifiques des agences, ainsi que dans leur mise en œuvre ». Plus préoccupant encore, la Cour pointait des situations dans lesquelles des conflits d'intérêts ont carrément conduit à des « évaluations discutables ». Les auditeurs s'étonnaient notamment du fait suivant : deux membres de l'EFSA offraient des services de consultant à l'ILSI en même temps qu'ils étaient censés évaluer une méthodologie d'appréciation des risques, inventée et promue par l'ILSI. Pour autant, la participation de plusieurs experts de l'EFSA aux activités de cette organisation n'a pas été considérée comme problématique par l'agence. Circulez, il n'y a rien à voir !

Creusant toujours un peu plus loin ce même sillon, en 2009, dans son documentaire *Notre poison quotidien,* la journaliste d'investigation Marie-Monique Robin[5] révélait que le président d'un comité chargé de l'évaluation des additifs était également cadre d'un institut financé par l'industrie agroalimentaire. Un de ses membres travaillait même pour l'un des plus gros fabricants d'aspartame dans le monde ainsi que pour le groupe Coca-Cola, l'un de ses plus grands utilisateurs. Des révélations aussi troublantes que dérangeantes, en particulier quand on sait que ce même comité a comme par hasard déclaré l'aspartame sans risque pour la santé humaine, et jugé à cet égard qu'il était inutile de lancer des études sur ce produit. Étrange coïncidence, d'autant que les résultats ayant donné lieu à cette décision avaient été obtenus dans le cadre de plusieurs études, toutes financées par la firme NutraSweet, un fabricant d'aspartame.

Le président d'un comité chargé de l'évaluation des additifs était également cadre d'un institut financé par l'industrie agroalimentaire.

Un autre exemple édifiant est celui de ces dizaines de milliers de substances chimiques autorisées dans l'agroalimentaire aujourd'hui sans qu'aucun test scientifique ait jamais été réalisé pour déterminer leur danger potentiel sur notre santé. En 1976 pourtant, le Congrès américain avait voté le TSCA (Toxic Substance Control Act), exigeant de l'industrie agrochimique qu'elle ait systématiquement recours à des tests de dangerosité avant la mise sur le marché d'un nouveau produit. Le lobby pétrochimique va alors obtenir que cette disposition ne soit pas rétroactive. Autrement dit, il n'y aura aucune obligation d'étudier les effets potentiels des composés déjà en circulation, ce qui à l'époque concerne plus de 60 000 produits ! Alors qu'une nouvelle réglementation est censée combler cette faille en 2007, les lobbies, très actifs au Congrès américain — comme ailleurs —, parviennent une nouvelle fois à contourner la loi. Cette disposition suspensive du TSCA a par ailleurs été intégrée à toutes les législations européennes, de sorte qu'aujourd'hui on ne connaît pas le degré de nocivité de substances qui circulent librement sur le marché et se retrouvent ainsi dans nos cuisines sans que nous sachions si elles sont ou non dangereuses pour notre santé, que ce soit à court ou à moyen terme. L'opacité est donc totale. On pourrait également s'inquiéter du fait qu'aucune autorité de santé n'a, à ce jour, jugé utile de lancer une étude sur l'innocuité (ou non) des nanoparticules. Rien à ce titre n'encadre leur utilisation, à telle enseigne que les emballages n'indiquent même pas si les produits que nous consommons en contiennent.

L'AMBIGUÏTÉ DES FINANCEMENTS PRIVÉS DE LA RECHERCHE

Pourtant, malgré ces nombreux scandales, malgré toutes les controverses, l'ILSI — qui a, rappelons-le, été radiée de la liste des organisations partenaires de l'OMS à la suite du scandale lié à l'industrie du tabac — continue d'avoir pignon sur rue. Il faut bien avouer que sa méthode, qui consiste à financer des projets de recherche sur la base de partenariats public-privé, est aussi subtile qu'efficace. Dans leur livre *l'Alimentation prise en otage,* José Bové et Gilles Luneau ironisent sur lesdites méthodes : « En clair, l'institut pompe l'argent public pour faire travailler des chercheurs d'université et d'institution de recherche publique sur des programmes établis par les multinationales qui le composent. Muni de ces travaux, le personnel de l'ILSI délivre aux élus et faiseurs d'opinion "l'information indépendante" censée les éclairer sur les choix de développement, de technique, d'évaluation de nouveaux produits, de règles sanitaires. Quel élu européen, quel fonctionnaire international se méfierait de recommandations frappées du sceau de la science et, qui plus est, émanant de laboratoires subventionnés par l'argent public ! » La technique est habile, et elle permet à l'ILSI d'avancer masquée selon une stratégie d'infiltration redoutablement efficace.

À la question du financement des études et des experts, qui est l'un des aspects du problème, vient s'ajouter un deuxième facteur aggravant concernant la situation de dépendance de la recherche à l'égard des lobbies : la baisse du budget consacré à la recherche. À défaut de financements publics, les chercheurs n'ont souvent pas d'autre choix que de se tourner vers les financements privés, ce qui amène de plus en plus de chercheurs à nouer des liens avec l'industrie, une situation qui, en toute logique, augmente le risque de conflit d'intérêts. En effet, quand bien même les travaux seraient bons, se poserait tout de même la question de l'indépendance de la recherche, et donc de ses orientations préalables. Dans un tel contexte, la suspicion est inévitable.

De fait l'agro-industrie finance de plus en plus la recherche, et elle ne le fait pas par philanthropie : il est évident qu'elle cherche avant tout à influer sur la réglementation. Nous l'avons vu plus haut, ce sont les industriels qui fournissent les études aux experts des agences de santé, ce qui est déjà incroyable et inquiétant, mais il y a pire encore : ces études, classées « secret défense », ne sont pas rendues publiques au prétexte qu'elles risqueraient de fournir des informations à leurs concurrents. Cela fait dire à Martin Pigeon, chercheur au sein de l'ONG CEO (Corporate Europe Observatory) : « Si on résume, on se retrouve avec des agences dont plus de la moitié des experts ont des conflits d'intérêts, qui prennent leurs décisions en toute opacité, à partir de données fournies par l'industrie et dont les arguments ne sont pas vérifiables par des contre-expertises.[6] »

Fort de ce constat, que dire de l'aveuglement dont font preuve une grande partie de la communauté médicale et certains journalistes, qui s'en tiennent systématiquement aux seules conclusions des études « officielles », les plus visibles et divulguées, comme autant d'éléments de langage prédigérés, sans prendre en compte les conclusions de travaux qui apportent un point de vue divergent ? Est-ce par paresse intellectuelle, par ignorance des pratiques de ces lobbyistes et de leurs conséquences, ou bien parce que remettre en question cette pensée unique reviendrait à pointer du doigt une industrie qui les caresse dans le sens du poil ?

De fait, un grand nombre de publications dépendent des lobbys qui les financent, de sorte que la plupart des revues disponibles dans les bibliothèques scientifiques sont financées par l'industrie pétrochimique. Le problème est donc loin d'être anecdotique : n'importe quel médecin de bonne foi, soucieux de s'informer pour

« On se retrouve avec des agences dont plus de la moitié des experts ont des conflits d'intérêts, qui prennent leurs décisions en toute opacité, à partir de données fournies par l'industrie et dont les arguments ne sont pas vérifiables par des contre-expertises. »

comprendre ce qui est dit par exemple sur les OGM ou bien sur l'aspartame, va inévitablement se trouver confronté à un corpus impressionnant d'informations qui seront presque toutes orientées, de telle sorte qu'il risque de ne pas faire le bon diagnostic et ainsi d'établir une prescription erronée ou bien partielle. L'une des forces des lobbies, c'est qu'ils prospèrent grâce à la complexité des sujets. Plus précisément, leur stratégie consiste à noyer les médecins de publications, de sorte que le sujet devient si abscons que les toubibs finissent, faute de temps et de moyens, par se contenter des conclusions fournies par lesdites études. C'est la technique de la noyade : la désinformation, les contrevérités sont la partie émergente de l'iceberg, la plus visible et la plus aisément consultable sur la masse de données disponibles. Il s'agit pour les lobbies de mettre en avant leurs arguments, et cela passe aussi par la quantité d'études produites pour occuper le champ et, *in fine,* masquer des études minoritaires susceptibles de porter préjudice à la défense de leurs intérêts.

Résultat, pour peu qu'elle ne nous soit jamais révélée, la vérité met souvent bien des années avant d'être communiquée au grand public, notamment grâce à la persévérance et la pugnacité de quelques-uns, comme en atteste l'exemple des effets aujourd'hui avérés des pesticides. Mais la route est longue et le combat est âpre, car l'industrie est puissante : ses moyens sont presque illimités et ses techniques de désinformation, parfaitement rodées. De la sorte, elle a réussi à imprégner l'inconscient collectif à coup d'éléments de langage tels que : « Les OGM permettent de lutter contre la faim dans le monde. Savez-vous combien de petits Africains ont été sauvés grâce à ces cultures ? » Des discours pseudo-humanistes nappés d'un vernis scientifique, voilà l'arbre qui cache la forêt d'une cynique propagande au service du seul intérêt financier des multinationales, ces géants de l'industrie qui ne comptent pas se laisser déboulonner sans riposter. Lors d'une récente conférence, un salarié de Monsanto a ainsi reconnu : « Il y a tout un service dédié uniquement au dégommage des scientifiques qui ne sont pas d'accord avec nous.[7] » Nous voilà donc prévenus.

Ils ont l'argent, ils ont un grand nombre de politiciens à leur botte et ils cultivent la corruption comme une mauvaise herbe sur le terreau duquel ils prospèrent. Ce que seul leur aveuglement arrogant et égoïste les empêche de concevoir, c'est que nous aussi, nous possédons des armes. Ils l'ignorent encore, ou bien ils persistent à faire semblant de l'ignorer, seulement voilà : la révolution est déjà en marche. Cette révolution, elle sera horizontale et non verticale, car le changement doit venir de nous. En tant que consom'acteurs, nous possédons une extraordinaire arme de guerre dans notre poche, un petit objet rectangulaire en plastique qu'on appelle une carte de crédit, et que nous pouvons transformer en une arme de « construction massive ». La révolution commence dans notre tête et dans nos habitudes quotidiennes ; ainsi, nous devons apprendre à consommer autrement, ce n'est que de cette façon que nous pourrons inverser le cours des choses. Essayez et vous verrez que c'est en fait très simple. Cette révolution peut se faire pacifiquement, même si les gens en face ne sont pas habités par les mêmes valeurs : il suffit de cautionner et d'encourager les bonnes pratiques, ou *a contrario* de sanctionner une industrie agroalimentaire aux méthodes sournoises, cynique et sans scrupule. Cette industrie s'est jusqu'alors arrogé impunément le droit de détruire notre santé et notre environnement pour vendre ses produits, des produits qu'il nous suffit simplement de ne plus acheter. Comme je ne cesse de vous le répéter — et vous n'avez pas fini de l'entendre —, les industriels ont plus besoin de nous que nous avons besoin d'eux. Ce sont des colosses au pied d'argile, des colosses qu'il ne sera pas difficile de faire descendre de leur piédestal. Alors devenons des guerriers pacifiques et commençons par nous changer nous-mêmes. Vous verrez, des petites causes peuvent avoir de grandes conséquences, au point même de réussir parfois à changer le monde.

---

1. *Lire :* l'Alimentation prise en otage, *José Bové, Gilles Luneau, Autrement, 2015.*

2. *PAN pour Pesticide Action Network.*

3. *« Nouveau conflit d'intérêts à l'Autorité européenne de sécurité alimentaire », Stéphane Foucart,* Le Monde, *28 janvier 2012.*

4. *« Les conflits d'intérêts fragilisent les agences européennes d'expertise », Stéphane Foucart,* Le Monde, *13 octobre 2012.*

5. Notre poison quotidien, *Marie-Monique Robin, Arte-INA, 2010.*

6. *Cité dans* Zéro sucre, *Danièle Gerkens, Les Arènes, 2015.*

7. *http://www.amisdelaterre.org/Monsanto-emploie-un-service-entier.html.*

Ce qu'il faut retenir

› Les lobbies dépensent des dizaines de milliards d'euros pour influencer nos politiques publiques. Si la France dispose d'une tradition plutôt hostile à l'égard du lobbying, ça n'a guère d'importance pour ces groupes omnipotents. Ils agissent directement à la source, en étendant leur influence sur les organisations mondiales et européennes. Et quand on sait que 65 % du travail législatif français consiste à transposer des directives européennes…

› On pensait la compétition capitaliste plus forte que tout, eh bien non ! on a trouvé plus fort encore : l'alliance des grands groupes mondiaux, qui se livrent une guerre sans merci sur le marché mais s'associent dès lors qu'il s'agit de préserver les intérêts financiers monstrueux qu'ils ont en commun. Ainsi, on retrouve dans certaines super-organisations lobbyistes des marques de soda concurrentes.

› Il est frappant de constater qu'au sein de ces organisations, comme l'ILSI, on retrouve non seulement des firmes agroalimentaires, mais aussi l'industrie pharmaceutique. D'un côté la main qui nous rend malades, de l'autre celle qui nous soigne. Et c'est notre santé qui trinque au milieu de cette jungle où le billet vert est roi. Tout un programme.

Ce qu'il faut faire

1 Penser chaque jour à cette phrase de Coluche que je vous ai déjà citée : « Quand on pense qu'il suffirait qu'on arrête de l'acheter pour qu'ils arrêtent de le vendre ! »

2 Pensez que votre meilleur bulletin de vote, votre arme de guerre, se trouve dans votre poche : votre carte de crédit.

3 Recherchez sur Internet quand quelque chose vous paraît bizarre et appliquez le principe de précaution.

Idée reçue n° 15

DEMAIN SERA FORCÉMENT MEILLEUR QU'AUJOURD'HUI !

« *Celui qui est maître de l'éducation peut changer la face du monde.* » Leibniz

« *Il faut une longue vie pour surmonter les séquelles de l'éducation.* » Jan Greshoff

Les enfants. Je ne parle pas seulement des nôtres, de ceux de nos frères et sœurs ou bien de ceux de nos amis, je parle de TOUS les enfants. Ils ne sont pas juste ces petits êtres fragiles, sensibles et innocents que nous aimons par-dessus tout et que nous nous faisons un devoir de protéger et de chérir, ils sont bien plus. Ils sont DEMAIN. Je veux dire par là qu'ils représentent l'avenir de l'humanité. Un cycle multimillénaire qui, à l'instar de ceux qui régissent toutes les autres espèces animales, assure la pérennité de notre race. Or, sauf cas particulier, nous nous appliquons à reproduire les schémas éducatifs qui ont fait de nous ce que nous sommes. En conséquence, élever et éduquer un enfant, l'accompagner dans sa floraison, son épanouissement physique et intellectuel, c'est sans nul doute la plus noble des causes que nous aurons à servir au cours de notre existence. Pendant des siècles, parents, professeurs et autres précepteurs ont considéré que donner aux enfants les moyens d'accomplir leur extraordinaire potentiel passait par l'enseignement des principes de base de la vie en société, comme la politesse et tout ce qui en découle, mais aussi et surtout par l'acquisition du savoir, la culture, l'accumulation des connaissances, pour aider l'enfant à devenir un adulte accompli et épanoui. Cette éducation couvre de nombreux domaines, des plus simples aux plus complexes, mais, pour des raisons assez inexplicables, il est une discipline qui semble avoir été inconsciemment négligée depuis toujours, dans les sociétés occidentales en tout cas.

Je veux bien sûr parler de l'éducation alimentaire. Cette lacune, souvent involontaire, peut pourtant avoir des conséquences fondamentales sur l'avenir de nos enfants. Il est donc impératif aujourd'hui de se donner les moyens d'inverser le processus, redoutablement fragile et complexe, qui se joue durant les premières années de la vie, une période au cours de laquelle la moindre modification de sa chimie peut bouleverser de manière définitive cet équilibre précaire. Favoriser la croissance d'un individu, créer les conditions de son épanouissement est un travail de longue haleine qui se construit jour après jour, année après année.

Arrêtons-nous donc juste un instant sur notre rôle de parent et essayons de considérer la nature réelle des besoins de ce petit être, totalement dépendant et presque vierge de toute expérience au moment où il arrive en ce bas monde. Quels sont les besoins primitifs que sa nature exige ? De boire et de manger, d'avoir un toit sur la tête, de recevoir de l'amour et de l'affection : voilà sans doute le prérequis idéal pour bien commencer dans la vie, des conditions dont des millions d'enfants n'ont malheureusement pas la chance de bénéficier. Dans l'hypothèse où elles le sont, nous nous posons ensuite une multitude d'autres questions, toujours dans la même optique, faire au mieux pour les rendre heureux. Est-ce que je lui donne assez d'attention ? Suis-je trop exigeant ? Est-ce que je lui transmets de bonnes valeurs ? Toutes ces interrogations légitimes sont importantes, et nous avons bien raison de nous les poser. Malheureusement, en observant ce qui se passe autour de moi, je me rends compte qu'il y a une question que très peu de parents se posent aujourd'hui, une question pourtant élémentaire car elle concerne l'alimentation de nos enfants. En réalité, permettez-moi de rectifier, ce n'est pas tant qu'ils ne se posent pas la question, c'est plutôt qu'ils l'envisagent souvent sous le pire des angles : le principe de plaisir, qui ne tient aucunement compte des apports nutritionnels.

Les premières années de la vie sont une période au cours de laquelle la moindre modification de sa chimie peut bouleverser de manière définitive cet équilibre précaire.

Et si, d'aventure, ces derniers entraient néanmoins en ligne de compte, ils seraient malheureusement très vite évacués. Un procédé d'ailleurs bien commode pour les parents pressés et absorbés que nous sommes. « Mon enfant mange-t-il à sa faim ?

Mange-t-il de tout ? Pas trop de bonbons quand même ? » Dès lors que nous avons nos réponses et qu'elles nous conviennent, le sujet semble réglé. Comme si nous prenions un marqueur pour faire une petite croix devant la ligne « nourrir mon enfant » : check !

Tout cela est vraiment regrettable, car l'éducation alimentaire est une nécessité impérieuse : nous parlons tout de même du premier carburant de l'enfant, ce matériel nutritionnel indispensable pour assurer son développement ainsi que ses fonctions vitales et cognitives.

Le problème est d'autant plus préoccupant que nous nous trouvons à une période de l'histoire de l'humanité où nous n'avons plus le droit de faire les autruches. Pendant longtemps, les éventuels dégâts causés par cette insouciance alimentaire ont été limités car les denrées que nous consommions n'avaient pas encore été corrompues par les dérives de l'industrie agroalimentaire. L'évolution récente de l'alimentation nous oblige à revoir notre copie et nos fondamentaux sur ce point. Ce n'est ni la disette ni l'après-guerre, des périodes où le cruel manque de nourriture était une obsession. Nous sommes aujourd'hui dans l'exact opposé : une période de surabondance alimentaire, dans laquelle les produits transformés et raffinés industriellement côtoient fruits et légumes noyés de pesticides. Comment se fait-il que, dans un contexte aussi inquiétant, nous ne nous posions pas les seules questions qui comptent vraiment : ne suis-je pas en train d'empoisonner quotidiennement mon enfant ? Reçoit-il les bons nutriments ? En reçoit-il assez (ce qui n'a rien à voir avec la sensation de satiété, ou même la quantité de nourriture ingurgitée) ? Ne suis-je pas en train de lui faire plus de mal que de bien en versant, chaque matin dans son bol, ses céréales préférées ?

L'éducation alimentaire est une nécessité impérieuse : nous parlons tout de même du premier carburant de l'enfant, ce matériel nutritionnel indispensable pour assurer son développement ainsi que ses fonctions vitales et cognitives.

CHRONIQUE D'UNE CATASTROPHE ANNONCÉE

Dès le plus jeune âge, la malbouffe a un impact direct sur l'organisme. En négligeant l'alimentation de nos enfants, nous les condamnons à être inéluctablement confrontés à des problèmes de santé. Nos choix et l'éducation alimentaire que nous leur donnons sont donc cruciaux. Nous sommes responsables de leur devenir. Nous devons leur expliquer pourquoi il est important de choisir son alimentation, en sachant faire preuve de pédagogie. Je vous en ai parlé précédemment, les aliments ont une incidence sur notre immunité. Mal manger, c'est s'exposer au développement d'allergies. Un enfant mal nourri sera moins immunisé contre certaines maladies. Exposition aux toxiques, aux pesticides, à la pollution : les cancers concernent de plus en plus d'enfants très jeunes. Trop de sucre, trop de sel, trop de matières grasses concourent au développement de pathologies. Chez un enfant, un capital graisseux trop important est la voie royale vers l'obésité, le diabète. Savez-vous par exemple que le petit nounours coloré qu'ils adorent contient non seulement du sucre, mais aussi de la graisse de porc ?

Au vu des courbes inflationnistes des maladies infantiles et d'épidémies de diabète et d'obésité, j'ai cessé de croire que nous avions pleinement conscience de cette lourde responsabilité, conscience de l'importance de choisir avec soin et en connaissance de cause ce que nous mettons dans l'assiette de nos enfants, cet authentique « carburant » que nous offre la nature depuis la nuit des temps et qui est censé aider la chair de notre chair à devenir un jour un adulte sain de corps et d'esprit, conscient et responsable.

Force est de constater que la réussite de ce grand œuvre est loin d'être acquise. D'une part en raison de la relative insouciance d'une grande partie des gens, et d'autre part car elle est mise à mal par le pouvoir des industries qui dominent notre monde et qui nous empoisonnent sans vergogne. Au gré des rencontres avec mes lecteurs et des conférences auxquelles je participe, je réalise à quel point cette tâche est devenue ardue. Pour reprendre une formule appliquée jusqu'ici au domaine de l'informatique, il faudrait faire un reset de notre esprit et de notre conscience, car notre disque dur interne est victime d'un virus redoutable, ce cheval de Troie que les industriels ont réussi à faire pénétrer dans notre métabolisme en s'emparant de nos papilles, de notre palais, de nos placards. Lorsque j'évoque le sujet, on m'oppose systématiquement et parfois violemment des objections du style : « Mes enfants adorent leurs céréales du matin, impossible de leur donner autre chose ! », ou bien « Ce n'est pas un plat préparé ou des cookies qui vont rendre mon fils malade, franchement, c'est exagéré ! », ou encore « Mais enfin, sur quelle planète vivez-vous, on ne va quand même pas priver un enfant de ses bonbons, non ? ! »

« Les racines de l'éducation sont amères, mais ses fruits sont doux », disait Aristote. Je suis tellement d'accord avec cette citation ! Même si ce n'est pas toujours facile, nous avons pourtant le devoir de résister aux sollicitations de nos enfants lorsqu'ils nous supplient de leur donner ces merveilleux produits chimiques dont ils raffolent. Croyez-moi, lorsque Lou, ma petite dernière de 8 ans, me fait les yeux du Chat Potté pour que je lui achète du soda au cola, c'est à chaque fois un déchirement de devoir le lui refuser. Ne vous inquiétez pas pour elle, les goûters d'anniversaire de ses petites copines se chargent de la satisfaire, et c'est très bien ainsi. De mon côté, je refuse catégoriquement de l'exposer quotidiennement à ces substances chimiques ravageuses.

> Lutter contre les assauts du marketing qui fait la promotion de ces produits est une démarche qu'il ne faut pas prendre à la légère, les premières années d'un être humain conditionnant le reste de sa vie.

Avoir à cœur l'éducation de ses enfants, c'est aussi savoir leur dire non, ne pas tout accepter, y compris lorsque nous pensons leur faire plaisir. N'avons-nous pas le devoir de lutter contre les assauts du marketing qui fait la promotion de ces produits ? Est-ce une démarche à prendre à la légère, lorsqu'on sait combien les premières années d'un être humain conditionnent le reste de sa vie ? Je n'ai pas peur des mots : nous avons baissé pavillon. Les chiffres, accablants, sont là pour en témoigner.

- Savez-vous que la flore intestinale, qu'on appelle le microbiote (voir p. 86), se constitue entre 3 et 4 ans et qu'elle conditionne notre immunité, c'est-à-dire notre « résistance » aux maladies, et ce jusqu'à la fin de notre existence ?

- Savez-vous que les pesticides détruisent les bonnes bactéries de l'écosystème intestinal ?

- Savez-vous que les antibiotiques peuvent considérablement dégrader les défenses immunitaires de l'intestin des tout-petits ?

- Savez-vous que les perturbateurs endocriniens, comme le bisphénol et plein d'autres substances toxiques présentes dans notre environnement, peuvent entraîner la stérilité des mâles (voir p. 108).

- Savez-vous que les études sur l'infertilité tendraient à démontrer qu'un enfant mâle sur deux en France serait stérile en 2030 ?

- Savez-vous que notre capital de cellules graisseuses se constitue avant 8 ans ? À tous égards, les premières années de notre vie sont donc décisives : s'ils sont en trop grande quantité dès l'enfance, ces adipocytes nous suivent comme notre ombre tout le reste de notre vie. On pourra toujours « vider » ces cellules graisseuses à coup de régimes, ceux qui les ont accumulées et multipliées dans leur prime enfance auront de très fortes prédispositions au surpoids et à l'obésité, avec toutes les pathologies inhérentes.

- Savez-vous qu'après 3 ans l'être humain ne sécrète plus l'enzyme qui lui permet de métaboliser le lactose ? Résultat des courses : 75 % de la population mondiale est intolérante au lait de vache (chiffres de l'OMS). On le sait peu, sa toxicité constitue un empoisonnement insidieux qui, souvent, ne se manifeste qu'après des années d'exposition par des troubles chroniques et des maladies inflammatoires. Pour mémoire, un cancer met des années à s'installer, à se développer. Le facteur de croissance contenu dans le lait de vache (IGF1), qui permet à un veau de croître de 300 kilos en 1 an, est aussi celui qui permet d'accélérer le développement des cellules tumorales, notamment du cancer du sein ou de la prostate[1].

Le fait que ces effets délétères soient quasiment insoupçonnables au quotidien arrange bien le lobby de l'industrie laitière, qui pendant des années nous a matraqués de messages publicitaires vantant leurs vertus, un marketing redoutablement efficace qui multipliait les injonctions à consommer des produits laitiers « bons pour notre santé ». Ces arguments de vente fallacieux prétendaient notamment nous aider à préserver notre capital osseux, tout ça bien sûr sans qu'aucune étude indépendante ait jamais démontré l'effet bénéfique de la consommation de lait[2] sur nos os.

Depuis leur condamnation en 2010 pour publicité mensongère, les laitiers ne prennent désormais plus le risque de perdre des millions de dollars en formulant des allégations santé, mais ne vous inquiétez pas pour eux : leurs slogans, martelés depuis l'après-guerre, ont porté leurs fruits et tellement imprégné l'inconscient collectif qu'on se croirait désormais presque condamnés à l'ostéoporose si l'on décidait de se passer des produits laitiers.

Ces quarante dernières années pourtant, le nombre de Français souffrant de cette maladie dégénérative des os — cinq fois plus fréquente en Europe et en Amérique du Nord qu'en Afrique ou en Asie — n'a cessé de croître. Mais comment fait la vache, elle ? Boit-elle du lait ? Non, son alimentation naturelle, herbe et fourrage, lui permet de trouver la matière pour enrichir son lait en calcium. Il existe en effet beaucoup d'autres sources de calcium que le lait et ses dérivés : les légumes, parmi lesquels on recense notamment les crucifères, comme les brocolis, les épinards ou encore la mâche, les fruits, les condiments (oignon, échalote), certaines eaux minérales et certains poissons (sardines).

Mais comment fait la vache, elle ? Boit-elle du lait ? Non, son alimentation naturelle, herbe et fourrage, lui permet de trouver la matière pour enrichir son lait en calcium.

À mes yeux, l'éducation consiste à donner à nos enfants, les êtres qui nous sont le plus chers au monde, la possibilité d'être, à l'avenir, libres de leurs choix et de leurs actes. Il s'agit de leur donner les moyens de construire leur destinée, mais aussi de pouvoir s'intégrer pleinement dans la société afin d'y trouver leur place. Tout cela passe par l'apprentissage de la rigueur, de l'exigence, d'une discipline et d'une chose qui tend malheureusement à se perdre : le sens de l'effort. Et il ne faut pas attendre, car il est essentiel de penser à leur bien sur le long terme, et ce même si nous avons parfois l'impression de les priver sur le moment.

LA TRANSMISSION, AUSSI IMPORTANTE QUE L'HÉRITAGE GÉNÉTIQUE ?

Si l'éducation permet de transmettre un savoir et des valeurs, nous transmettons aussi à nos descendants un patrimoine génétique. En bien ou en mal. Ainsi, une équipe de chercheurs de l'université d'Atlanta a mis en évidence en décembre 2013, à la suite d'expériences sur des souris[1], le fait que des événements traumatisants provoqueraient des modifications sur l'ADN observé dans leur sperme, avec des effets sur le cerveau et le comportement des générations suivantes. Selon les scientifiques, les découvertes de cette étude seraient transposables à l'homme. En résumé, ce que nous sommes, ce que nous vivons a une incidence sur le devenir de nos enfants et des enfants de nos enfants, qui garderont dans leur organisme une « empreinte » de leurs ancêtres. Une mémoire transgénérationnelle, en quelque sorte. Ce phénomène est appelé « épigenèse » : le gène reçu de nos parents diffère dans ce cas de ce qu'on attendait du gène des géniteurs. Ces facteurs qui modifient d'autres gènes peuvent être modifiés, à long terme, par notre environnement. Ce mécanisme génétique a ainsi été invoqué concernant des déficits intellectuels. Le professeur Marcus Pembrey, du University College London, a affirmé que cette nouvelle approche multigénérationnelle ouvrait une voie pour comprendre l'augmentation des désordres neuropsychiatriques ou de l'obésité, du diabète et de dysfonctionnements métaboliques.

On touche là la question épineuse du déterminisme : dans quelle mesure sommes-nous influencés par l'hérédité ? À quel point sommes-nous façonnés par ce qui nous a précédés ? D'un point de vue génétique, transmettons-nous un capital santé à nos enfants ? L'influence culturelle, elle, est indéniable. Ainsi, une autre étude a montré que des souris ayant subi une carence alimentaire et soumises à un stress apprenaient mal. Or, même bien nourrie, leur descendance apprend mal elle aussi, et cela pendant deux générations. L'explication serait la suivante : mal nourries, les mères n'ont pas donné de soins suffisants à leur progéniture, et cette négligence a eu sur elles un impact. « Mal élevées », si l'on peut dire, dotées de faibles connaissances et capacités, elles ont reproduit à leur tour ce schéma sur leurs petits. Ne sachant pas donner les soins nécessaires, leurs petits eux aussi apprennent mal. La génétique n'explique donc pas tout. L'éducation, les acquis sont essentiels. L'enfant apprend en imitant, en reproduisant ce qu'il voit, ce qu'il vit, ce qu'il entend. Nous transmettons, ou non, ce qu'on nous a appris enfant, ou non. Les gens qui veillent à leur équilibre alimentaire, qui cuisinent et qui le font avec leurs enfants sont très souvent les mêmes qui ont reçu ces habitudes de leurs propres parents ou grands-parents. Et leurs enfants les transmettent à leur tour. L'éducation que nous donnons à nos enfants, y compris sur le plan alimentaire, aura une incidence sur leur santé et leurs habitudes, mais aussi sur celle de leurs enfants. C'est la raison pour laquelle ce devoir à leur égard ne doit pas être négligé.

1. *« Parental olfactory experience influences behavior and neural structure in subsequent generations », Brian G. Dias, Kerry J. Ressler,* Nature Neuroscience, *December 2013.*

PETITE DIGRESSION POUR ILLUSTRER MA CONCEPTION DES CHOSES

Je viens d'un univers qui porte en lui les racines du plus farouche des ultralibéralismes. En effet, existe-t-il une discipline plus fondamentalement injuste que le sport ? Les bons devant, et les mauvais derrière… Que se passe-t-il lorsqu'on est petit, maigre ou qu'on est gros ? Quelles valeurs cela véhicule-t-il ? Est-ce là la proposition de société que nous avons envie d'offrir à nos enfants ? Une société qui, à l'image du monde du sport, accentue les inégalités ? Car ne vous y trompez pas : le sport est le laboratoire, le miroir déformant de notre société. La compétition développe l'ego, et l'ego sépare les gens, les isole… À titre personnel, je me suis construit en développant un ego qui a toujours été mon démon. Un démon nuisible. Pour autant, si la compétition est ce qui me constitue à l'origine, j'ai été amené à revoir mes fondements. Mais c'est loin d'être facile, et chaque jour je dois lutter contre moi-même ; c'est un peu comme une sorte de compétition entre l'ange et le démon qui sommeillent en moi…

> Souhaitons-nous vraiment un univers où l'on se dresse les uns contre les autres, où la peur de la différence prime sur la curiosité, où la défiance étouffe la confiance ? Est-ce vraiment là le but de l'éducation ?

Si je suis toujours sur la corde raide, une chose est sûre : je ne referai pas, avec mes enfants, les erreurs qui m'ont corrompu. Alors bien sûr, en tant qu'ancien sportif de haut niveau, je n'entends pas renier certains bienfaits que le sport m'a prodigués, car il inculque cette connaissance de soi et la confiance qui lui est inhérente. Toutefois, si la compétition peut être intéressante lorsqu'elle confronte nos enfants à leurs limites et qu'elle les aide ainsi à les dépasser, la confrontation aux autres peut également s'avérer destructrice quand elle nourrit le compétiteur de sentiments qui l'éloignent de ses semblables. Nous ne devrions pas être les uns contre les autres, mais les uns avec les autres. Jusqu'à tout récemment, je n'avais pas conscience de ma responsabilité en tant qu'éducateur, en tant que parent.

Ce que j'ai été amené à comprendre, c'est que l'enfant est un miroir, il reproduit ce que le parent fait... Si le père bat sa femme, ce sera la « norme » pour l'enfant, et il trouvera normal, une fois adulte, de battre la sienne ou de se faire battre. Si je fume, mon enfant sera très certainement fumeur... Si je suis vaniteux, mon enfant sera vaniteux... C'est Albert Jacquard, l'écrivain et philosophe, qui a achevé de me faire redescendre de cette planète ultralibérale qui érige la compétition au rang de religion, et pour laquelle je prêchais ardemment.

Éduquer, c'est favoriser le développement de la personnalité, la capacité à réfléchir. Nous devons en finir avec le formatage, l'uniformisation de la pensée telle qu'elle nous est imposée par les élites.

Quelle proposition de société faisons-nous à un enfant lorsque, dès son plus jeune âge, nous désignons les plus talentueux d'entre nous par le qualificatif de « tueur » ? Lorsque, chemin faisant, nous glorifions un monde de compétition, un antagonisme de tous les instants. Souhaitons-nous vraiment un univers où l'on se dresse les uns contre les autres, où la peur de la différence prime sur la curiosité, où la défiance étouffe la confiance ? Est-ce vraiment là le but de l'éducation ? Est-ce vraiment l'avenir que nous voulons pour nos enfants ?

Je pense qu'aucun d'entre nous ne veut cela. Au pire, nous nous cachons derrière le voile du déni. Mais il n'est pas trop tard : il est encore temps de « changer de logiciel » et de prendre en main notre destin et celui des générations futures. C'est précisément cette situation désolante qu'Albert Jacquard a dénoncée jusqu'à son dernier souffle : « Demain dépend de nous. Par conséquent, nous n'avons pas le droit de laisser tomber. Nous devons nous dire : faisons attention, si nous continuons dans cette direction, cela va mal tourner. »

Éduquer, c'est favoriser le développement de la personnalité, la capacité à réfléchir. Nous devons en finir avec le formatage, l'uniformisation de la pensée telle qu'elle nous est imposée par les élites. J'en suis l'exemple vivant. Je me suis « fait » tout seul grâce aux livres et aux aléas de l'existence. « Ce que l'on te reproche, cultive-le », disait Jean Cocteau. Le but d'une existence est de devenir soi-même, de développer sa singularité. Nous devons permettre à nos enfants de réfléchir par eux-mêmes, d'exprimer leur personnalité créatrice, visionnaire, leur apprendre à s'inscrire à contre-courant, à exercer leur libre arbitre et, si besoin est, à s'inscrire en rupture avec le discours dominant. Nous, parents, devons inspirer nos enfants, pas les contraindre. Nous, parents, devons être un exemple des valeurs humanistes, de tolérance et de bienveillance qui nous sont chères.

Au train où vont les choses, si nous ne nous engageons pas, si nous ne nous radicalisons pas, si nous ne manifestons pas notre désaccord, notre désapprobation de ce monde qui marche sur la tête, nous allons inéluctablement perdre notre sens commun, réservant à nos enfants un monde dénué d'humanité.

Pour revenir au domaine de notre alimentation *stricto sensu,* d'autres solutions sont donc possibles. Il n'y a aucun déterminisme, et des choix de vie différents restent à notre portée. Dans cette optique, nous devons dès maintenant intégrer les notions d'éducation et de responsabilité alimentaires. Je ne dis pas que c'est facile, les pièges de l'alimentation industrielle étant innombrables. Pour autant, il est impératif de s'en détacher, de refuser ce système pour que nos enfants soient à l'avenir moins exposés aux dangers d'une alimentation susceptible de leur nuire. La santé de nos enfants commence par ce que nous mettons dans leur assiette.

ÉDUQUER POUR MIEUX PRÉVENIR

Cet apprentissage fondamental commence par le fait d'éveiller les sens de nos enfants à travers l'alimentation. Les éduquer, c'est leur faire découvrir qu'une alimentation saine n'est pas forcément synonyme de contraintes, et qu'elle peut aussi devenir une source infinie de plaisir. Les éduquer, c'est également leur apprendre à respecter le cycle des saisons et le rythme des repas, sans grignotages intempestifs. Les éduquer, c'est aussi leur faire comprendre que, lorsque notre organisme est rassasié, il ne crie pas famine entre les repas, et donc transmettre l'idée que la qualité prime sur la quantité. En résumé, qu'il est plus important de manger moins mais mieux. Les éduquer, c'est vanter le goût et les qualités organoleptiques pour bénéficier de plus de nutriments et contrer les carences, notamment en magnésium. Les éduquer, c'est leur faire prendre conscience que les choix que nous faisons aujourd'hui auront un impact demain sur la planète, sur le monde qui nous entoure. Un monde dans lequel ils vont grandir, un monde dans lequel ils vont vieillir, un monde qu'ils vont léguer à leurs enfants et aux enfants de leurs enfants. Les éduquer, c'est refuser de tomber dans les filets de l'industrie agroalimentaire, par exemple en succombant par paresse à la dictature des plats tout préparés. Les éduquer enfin, c'est expliquer pourquoi il est préférable de se nourrir de cette façon plutôt que de s'empoisonner dans les chaînes de fast-food en consommant des sucreries industrielles et des sodas, mauvais pour la santé et pour le moral comme je l'ai démontré dans les chapitres précédents.

Nous devons dès maintenant intégrer les notions d'éducation et de responsabilité alimentaires. Ce n'est facile, car les pièges de l'alimentation industrielle sont innombrables.

Pour moi, cette anaphore est en quelque sorte les « tables de la loi » de cette révolution éducative que je souhaite de tout mon cœur. Et si vous ne le faites pas pour vous, faites-le pour ceux qui comptent le plus à vos yeux : vos enfants !

---

1. Lire :
— http://www.sciencesetavenir.fr/sante/20140624.OBS1535/le-lait-aurait-un-effet-paradoxal-sur-les-principaux-cancers.html
— http://www.lemonde.fr/vous/article/2010/01/19/le-lait-pas-forcement-un-ami-pour-la-vie_1293775_3238.html
— http://www.inexplique-endebat.com/2014/12/lait-de-vache-poison-pour-l-homme-par-le-professeur-henri-joyeux.html

2. Lire : Lait, mensonges et propagande, *de Thierry Souccar, préface d'Henri Joyeux, Vergèze, Thierry-Souccar Éditions, 2007.*

Ce qu'il faut retenir

› Il ne faut pas culpabiliser outre mesure, car il est quasiment impossible, dans l'état actuel des choses, de préserver totalement son enfant des tentacules malveillants de la malbouffe industrielle : déjeuners entre copains, cantine, Semaine du goût animée par le CEDUS, le lobby du sucre... Le tout est de leur donner les bonnes habitudes alimentaires autant que faire se peut. C'est leur rendre un grand service pour leur vie future que de les éduquer.

› Le capital en cellules graisseuses (adipocytes) de votre enfant s'effectue avant ses 8 ans. Il est donc d'une importance extrême de leur réserver une alimentation saine, variée, équilibrée et à base de produits frais pour éviter de multiplier ces adipocytes. Surtout, il convient d'éloigner vos enfants de l'alimentation industrielle.

› Les pesticides, qui seraient à l'origine de l'infertilité des jeunes mâles, détruisent les bonnes bactéries de l'intestin qui conditionnent l'immunité pour la vie, sans parler des affections neurodégénératives. Pour mémoire, le microbiote se constitue entre 3 et 4 ans.

› Un des ennemis les plus farouches de la bonne santé de vos enfants est le bol de céréales du petit déjeuner. Vous croyez leur donner un produit sain en raison de l'appellation « céréales » ? Non ! Ces aliments font partie de ceux que les industriels sucrent le plus pour nous rendre accros dès le plus jeune âge ! C'est un piège béant, responsable en partie de l'explosion de l'obésité infantile.

Ce qu'il faut faire

Les mesures pour protéger nos enfants

1 Leur éviter une exposition chronique au sucre en leur refusant, pendant la petite enfance, les sodas, les produits transformés, les plats préparés industriels, les céréales du petit déjeuner, les bonbons.

2 Consommer systématiquement des produits d'origine biologique pour éviter l'exposition aux pesticides.

3 Éviter de fumer dans la même pièce qu'eux.

4 Réduire, voire éliminer, les produits laitiers de vache pour les remplacer par des laits végétaux, beaucoup plus biodisponibles.

5 Éviter les fast-foods.

6 Éviter l'effet cocktail avec une exposition constante aux additifs.

7 Préférer les produits bruts, authentiques.

8 Imposer une activité sportive régulière.

LES RÈGLES D'OR **D'UNE BONNE SANTÉ DANS L'ASSIETTE**

MES SOURCES **DE GLUCIDES**

Vous l'avez vu, le sucre est au centre de la bataille du bien-être. L'idée est de limiter au maximum vos apports en sucres simples, dont l'intérêt nutritionnel pour votre organisme est nul.

• **Votre source de glucide, désormais, doit se trouver dans les sucres dits complexes.** Par cela, j'entends notamment le pain complet, les pâtes complètes et le riz complet. Leur indice glycémique est légèrement moins élevé que celui des pâtes blanches, et vous pourrez le faire baisser en ajoutant de l'huile d'olive. D'autre part, leur richesse en fibres permettra de ralentir l'absorption des sucres. De quoi éviter de faire marcher la pompe à insuline, qui je vous le rappelle est l'hormone du stockage du gras.

• **Dirigez-vous en priorité vers des produits bio.** C'est primordial lorsqu'on parle de céréales complètes. En effet, ces dernières doivent leur teneur élevée en fibres au fait que l'on conserve l'enveloppe de la graine, or c'est le lieu où se fixent en priorité les pesticides. Il serait dommage de faire l'effort d'opter pour des sucres complexes et de se retrouver plus intoxiqué encore que la normale.

• **Si vous n'avez pas l'opportunité de choisir des pâtes complètes ou du riz complet, pâtes blanches et riz blanc peuvent faire l'affaire à condition de prendre garde à la cuisson de ces aliments.** Une cuisson trop longue fera bondir l'indice glycémique de vos pâtes ou de votre riz. Préférez une cuisson brève, *al dente,* qui facilitera au passage votre digestion. Encore une fois, n'oubliez pas d'ajouter de l'huile d'olive pour faire chuter l'indice glycémique de vos sucres complexes, en plus de garantir un apport en bon gras.

• **Autre source de glucides : les fruits !** On entend souvent qu'il faut en limiter la consommation, car ils sont très sucrés... C'est (encore) une aberration. Le sucre qu'ils contiennent est un bon sucre, le fructose. Son indice glycémique est de 20, contre 100 pour le glucose. Si l'on ajoute à cela une importante teneur en vitamines et en fibres (qui vous procureront une sensation rapide de satiété), il devient évident que les fruits sont vos amis, à condition bien entendu de choisir des fruits bio. N'hésitez pas à en manger autant que possible ! Un dernier conseil : évitez d'en manger en fin de repas. Pour des raisons de concurrence digestive, ils « resteront à la porte », et vous ne pourrez profiter de leurs atouts nutritionnels.

MES SOURCES DE PROTÉINES

On l'a vu, les protéines sont à manier avec prudence. Prudence, car nombre d'idées reçues fleurissent à leur sujet. Dans la conscience collective, l'association viande-protéines est immédiate. Or nous ne sommes pas des carnivores, mais des omnivores dotés d'intestins d'herbivore, ce qui explique que notre principale source de protéines peut et même doit être végétale.

• **Il existe de nombreuses sources, parfois insoupçonnées, de protéines autres que la viande.** C'est notamment le cas des tomates séchées, qui par ailleurs vous fourniront un bon apport en vitamine A antioxydante. Le quinoa, les lentilles, les brocolis, les noix, le tofu, les céréales complètes, les petits pois ou encore les haricots rouges sont les aliments à privilégier. Le conseil à retenir, surtout, c'est l'association de céréales complètes et de légumineuses. Ce duo vous permettra d'obtenir l'ensemble de la chaîne des huit acides aminés essentiels, chaîne qu'on ne retrouve au complet que dans la viande. C'est donc une excellente solution pour remplacer cette dernière ! Associez par exemple du riz complet à des haricots rouges, à hauteur de 70 % pour le premier et 30 % pour les seconds.

• **Un éclairage, pour ceux qui ne comptent pas exclure totalement la viande de leur bol alimentaire (ce qui est tout à fait concevable) :** pas plus d'une protéine animale par jour, c'est la règle de base à suivre. Puisque, dès lors, vous consommez moins de viande, il s'agit de viser la qualité. Ainsi, le label Bleu-Blanc-Cœur créé par Pierre Weil comblera vos attentes. La viande y est d'excellente qualité, et ce pour une raison toute simple : les bêtes sont nourries dans des pâturages, et leur fourrage contient de la graine de lin, riche en oméga-3. Vous renforcerez ainsi vos défenses naturelles tout en mangeant une viande dans laquelle prédomine le muscle et non le gras.

• **Il faut évoquer, lorsqu'on parle de source de protéines, cet aliment star qu'est l'œuf.** On entend beaucoup d'informations contradictoires au sujet de l'œuf. Si en toute chose il convient de rester mesuré, je n'hésite pas à recommander chaudement à mes coachés de manger des œufs. Certes, cela reste une protéine animale, à consommer avec parcimonie, mais son apport nutritionnel est plus varié et plus complet que celui d'une viande. Notons d'abord une excellente teneur en protéines, entre 10 et 12 grammes selon la taille de l'œuf. Fait notable, la protéine de l'œuf contient la chaîne des acides aminés que seule l'alimentation peut nous procurer. Autre avantage, la biodisponibilité de l'œuf est de l'ordre de 97 %. En outre, l'œuf procure une sensation de satiété rapide et durable. De quoi réguler votre prise alimentaire et éviter les craquages à répétition. Concernant le gras de l'œuf qui contenu dans le jaune, il s'agit aux deux tiers d'acides gras insaturés, donc de bon gras. Soulignons pour terminer que le blanc d'œuf vous laisse de larges possibilités culinaires.

• **Un dernier point concernant la viande blanche et la viande rouge.** On entend souvent qu'il faut à tout prix privilégier cette dernière. Sachez que la seule différence, c'est que la viande blanche est maigre et que la viande rouge est grasse. En revanche, en ce qui concerne la toxicité au niveau de l'organisme, et notamment l'acidité provoquée, ces deux types de viande sont équivalents.

MES SOURCES **DE LIPIDES**

Il est de bon ton de faire la chasse au gras. C'est l'ennemi à abattre de nombre de régimes hypocaloriques. Souvent, le gras est associé aux kilos en trop. Voilà qui est faux. Il existe en effet du « bon gras », du gras qui va être utile à notre organisme, voire primordial pour lui.

• **C'est notamment le cas des oméga-3 et des oméga-9.** Ces acides gras sont des constituants des membranes cellulaires, et contribuent à la structure du système nerveux. L'équilibre entre oméga-3 et oméga-6 ayant été largement chamboulé par l'alimentation industrielle, il est temps de rééquilibrer les forces en présence, en faisant le plein de bon gras.

• **Il faut donc ajouter à votre menu des huiles riches en oméga-3 et en oméga-9.** C'est notamment le cas de l'huile d'olive, de l'huile de colza, de l'huile de graine de lin ou encore de l'huile de sésame, à consommer bio en priorité, bien entendu. Il faut apporter quelques précisions sur les huiles, car il reste de nombreux malentendus à dissiper, des malentendus créés par les industriels afin de vous fournir des huiles moins chères, mais surtout moins bonnes pour la santé. Ainsi, vérifiez bien que sur l'étiquette de l'huile apparaisse la mention « pression à froid ». C'est la seule technique d'extraction de l'huile qui ne dégrade pas l'ensemble des vitamines et des acides gras essentiels qu'elle contient. Il s'agit d'une extraction au cours de laquelle la température n'excède quasiment jamais les 50 °C, alors que dans d'autres types d'extractions, moins coûteuses, la température peut atteindre 120 °C. Vous croyez alors acheter une huile bonne pour votre santé, mais qui ne vous apportera que des calories creuses, dont votre corps n'aura que faire !

• **Autre source d'acides gras essentiels : les petits poissons de début de chaîne alimentaire.** Les sardines, le hareng ou encore les maquereaux en regorgent. De même, les oléagineux vous permettront, lors de vos collations, d'obtenir un apport important en bon gras. C'est le cas également de l'avocat, qui jouit pourtant d'une très mauvaise réputation chez les nutritionnistes. Eux ne voient en cet aliment qu'une « bombe calorique », enfermés qu'ils sont dans leur approche comptable de l'organisme.

• **Tout cela est de la première importance. Les acides gras essentiels sont un carburant nécessaire à l'organisme pour assurer ses fonctions vitales.** Ils se regroupent en deux types : les acides gras polyinsaturés et les acides gras mono-insaturés. Il vous faut donc lire consciencieusement les étiquettes des différents produits, et les privilégier aux acides gras trans et aux matières grasses hydrogénées. À vous de jouer !

MES SOURCES DE CALCIUM

Bien sûr, dans l'imaginaire collectif, calcium = lait. C'est ainsi qu'ont réussi à nous conditionner des années de lobbying agressif au travers de campagnes publicitaires de grande ampleur.

• **Autant être clair : pour une bonne santé, remplacez le lait de vache.** Ne vous inquiétez pas, vous ne serez en aucun cas carencé en calcium. À ce propos, ne vous êtes-vous jamais demandé pourquoi le lait de vache était si riche en calcium ? À ce que je sache, les vaches ne boivent pas leurs trois produits laitiers quotidiens ! Leur calcium vient de l'herbe qu'elles consomment chaque jour, preuve s'il en est que des sources de calcium autres que le lait de vache existent. En voici une liste pratique non exhaustive.

• **Les poissons gras (encore), comme la sardine, surtout si on les consomme avec l'épine dorsale.** Les crucifères, notamment les choux et les brocolis. Notons au passage que leur calcium est d'une biodisponibilité remarquable, raison pour laquelle il faut les préférer aux épinards, dont le calcium n'est que très peu biodisponible pour l'organisme. Optez en priorité pour le chou chinois, dont la biodisponibilité est supérieure à celle du lait de vache. L'eau est également une très bonne source de calcium, d'où l'importance de boire en quantité suffisante, soit environ 2 litres par jour. Enfin, sachez que les herbes et les épices sont en général très riches en calcium. Ajoutez-en à chaque repas, d'autant plus que ces aliments sont riches en vitamines antioxydantes.

• **L'apport en calcium est supposé solidifier les os, sauf que les apports journaliers recommandés par les autorités sanitaires en la matière sont beaucoup trop élevés !** La conséquence ? À terme, un dérèglement de l'usage du calcitriol, qui sert à fixer le calcium. En clair, soit vous en fixez trop, ce qui encrasse l'organisme et peut conduire à des maladies cardio-vasculaires, soit vous n'en fixez pas assez, et vous risquez l'ostéoporose. C'est Mark Hegsted, professeur à l'université de Harvard, qui le démontra parfaitement dans ses travaux, exposés dans de brillants articles[1].

• **Un excellent moyen de solidifier ses os, c'est la musculation.** En renforçant le muscle, vous renforcerez le tendon qui le termine, et par voie de conséquence, l'os dans lequel il s'insère. Aussi, plutôt que de surcharger votre corps en calcium, n'hésitez pas à vous mettre à la musculation. Homme ou femme, il en va de la vitalité de votre densité osseuse.

---

1. Références : http://ajcn.nutrition.org/content/74/5/571.full.pdf+html (article publié pour American Society for Clinical Nutrition *en 2001).*

MES SOURCES DE FER

La carence en fer est la carence la plus répandue au monde. Cette carence trouve son origine d'abord dans les pesticides, qui ont détruit la biodiversité et lavé les sols de leurs nutriments. Ensuite, les femmes y sont particulièrement vulnérables car, pendant toute une partie de leur vie, elles perdent chaque mois une quantité non négligeable de sang pendant leurs règles. Par ailleurs, preuve que notre alimentation est pleine de calories creuses, la carence en fer ne se cantonne pas aux zones du monde frappées par la malnutrition. Ce n'est pas un hasard si nos supermarchés se remplissent de parapharmacies, vendant à gogo des compléments alimentaires que nous ne sommes même pas en mesure de métaboliser.

Il y a deux manières complémentaires de combattre ou de prévenir une carence en fer : augmenter la part d'aliments riches en fer ; augmenter la part d'aliments aidant à fixer le fer.

- **Commençons par les aliments riches en fer.** Vous le savez sans doute, les viandes rouges sont bien pourvues en fer, lequel est d'ailleurs hautement disponible pour l'organisme. Cependant, il ne convient pas d'en faire une consommation excessive. Comme expliqué plus haut, notre corps est conçu pour recevoir une alimentation à 85 % végétale. Se faire plaisir de temps en temps avec un bon filer de bœuf, pourquoi pas, mais cela ne doit pas devenir votre source première de fer.

Optez donc pour le quinoa, le sésame, le brocoli, l'algue kombu, la mâche, le chou vert, les graines de tournesol, les haricots de Lima, les lentilles, les graines de lin, l'avoine, le millet, les haricots blancs, les pois chiches, le soja, les crustacés, les sardines, l'oignon ou encore les épinards. En agrémentant chaque repas de ce type d'aliments, vous apporterez au corps le fer dont il a besoin.

- **Deuxième étape, les aliments qui favoriseront l'absorption du fer sont ceux qui contiennent de la vitamine C, qui permet d'activer la métabolisation du fer.** Le cassis est à ce titre un fruit très intéressant. Il est extrêmement riche en vitamine C (200 milligrammes pour 100 grammes), mais n'est malheureusement disponible sur les étals qu'un très court moment, entre août et septembre. Faites-en des confitures ou congelez-le pour en profiter le reste de l'année. Pour vous simplifier la tâche, sachez que les fruits et les légumes de couleur vive sont le plus souvent bourrés de vitamine C. Ainsi en va-t-il du poivron rouge, du poivron vert, du kiwi, de l'orange, de la mangue et des fraises. Les légumes verts aussi sont très riches en vitamine C, ce qui est bien moins connu ! Le chou-rave, le brocoli, le chou de Bruxelles, le chou-fleur ou encore les pois verts sont d'excellentes sources de vitamine C. Vous noterez que certains aliments, comme le brocoli, disposent non seulement d'une bonne teneur en fer, mais aussi d'une bonne teneur en vitamine C. Manger ce type de super-aliment, c'est se faire du bien en faisant d'une pierre deux coups.

- **Enfin, évitez certains aliments qui inhibent l'absorption du fer.** L'excès de calcium ou de protéines animales, les farines blanches, les sucres raffinés ainsi que les tanins sont à éviter dans le cadre d'une cure de fer.

MES SECRETS
CONTRE LA CONSTIPATION

La constipation est un mal très répandu. S'il s'agit de constipation chronique (très douloureuse) durant de longs mois, il faut absolument consulter un médecin. Comme j'aime à le dire, « quand il y a le feu, il faut appeler les pompiers ». En revanche, il est tout à fait possible d'éviter la constipation passagère, qui reste désagréable au possible. Comme toujours, quelques conseils alimentaires sont à suivre.

- **Premier point : s'hydrater en quantité suffisante.** En buvant de l'eau bien entendu, mais pas uniquement. Les soupes, les fruits et les légumes sont gorgés d'eau. Deuxième point : éviter les aliments riches en sucres simples et en acides gras saturés. Ceux-ci ralentissent le transit intestinal. Enfin, et c'est là le point le plus important : consommez des fibres, qui agissent comme un purificateur de l'intestin en facilitant le transit.

- **Il existe deux formes de fibres alimentaires, les fibres solubles et les fibres insolubles.** Les premières, qui se trouvent au cœur des végétaux, forment une sorte de gel au contact de l'eau, ce qui facilite l'évacuation de selles. En outre, elles stimulent l'activité bactérienne du microbiote et déclenchent les contractions intestinales. Le son d'avoine, les légumineuses ou encore les agrumes en sont riches. Les fibres insolubles se trouvent le plus souvent dans l'enveloppe des végétaux. Au contact de l'eau, elles épaississent, prennent du volume. Elles accentuent donc le phénomène de pesanteur et, une fois encore, facilitent l'évacuation des selles. Le son de blé, les choux, mais surtout les céréales complètes vous aideront à en faire le plein. Vous l'avez vu, toutes les fibres réagissent à l'eau. Leur bon usage dépend donc de l'hydratation que vous allez proposer à votre corps, d'où l'importance de bien boire pour préparer la phase digestive.

- **Deux conseils en plus pour finir.** Si vous êtes constipé, mangez des pruneaux et du psyllium. Les premiers doivent leur vertu laxative à un type de sucre qu'ils contiennent : le sorbitol. Quant au psyllium, il s'agit d'une plante originaire d'Inde dont les fibres ont la capacité d'absorber d'énormes quantités d'eau. Dans le cas d'une constipation passagère, ingérez 10 grammes de psyllium dans un verre d'eau, et vous régulariserez très vite votre transit.

LE PAIN,
MODE D'EMPLOI

Le pain est, bien entendu, à consommer de préférence complet et, comme vous le savez désormais, lorsqu'on parle de céréales complètes, le bon réflexe est celui du bio. Sinon, vous donnez la part belle aux pesticides retenus dans l'enveloppe de la graine. Mais attention : la demande en pain bio se faisant de plus en plus forte, il n'est pas rare de voir du pain bio importé. Assurez-vous auprès de votre boulanger de la provenance de ses produits.

- **Autre conseil général :** fuyez toutes les grandes surfaces pour acheter votre pain, de même que les boulangeries en lesquelles vous n'avez pas tout à fait confiance ou que vous trouveriez trop industrielles. C'est en effet dans ce genre d'endroits que l'on retrouve les farines où le gluten le plus agressif prédomine.

- **D'autre part, il est une idée reçue que je tiens à battre en brèche concernant le pain.** Pour beaucoup d'entre nous, il s'agit d'un « bon sucre », et même d'un « sucre lent » (appellation inexacte et obsolète). Or le véritable référent, vous l'aurez deviné, c'est l'indice glycémique, et il se trouve qu'une baguette blanche peut voir son indice glycémique atteindre 95, là où, je vous le rappelle, le saccharose atteint 100. C'est colossal et piégeux. Vous pensez bien faire en achetant une baguette de pain, alors que vous créez toutes les conditions pour occasionner une hypoglycémie réactionnelle et enclencher le cercle vicieux de l'hyperinsulinisme. Voilà comment très mal commencer sa journée ! À titre de comparaison, un pain complet artisanal dispose d'un indice glycémique de 70 tout au plus, et d'une richesse en fibres qui fera baisser drastiquement ce même indice glycémique. La différence saute aux yeux, et la décision est vite prise.

- **Un pain peu reconnu bien qu'excellent pour la santé est le pain de seigle.** Sa farine, logiquement à base de seigle, regorge de minéraux comme le potassium ou le calcium. D'autre part, il se conserve plus longtemps que le pain à base de farine de blé, et apporte une plus grande sensation de satiété. D'autres farines sont à essayer pour varier les plaisirs, épeautre et avoine notamment, pour leur richesse en minéraux et en fibres.

- **Pour ceux qui souhaitent effectuer le test pratique de huit jours sans gluten** (voir p. 56) **ou bien qui souffrent d'intolérance légère ou importante au gluten, il existe de nombreuses farines à votre disposition.** Les farines de sarrasin, de riz, de châtaigne, ou encore de millet sont excellentes. Mon conseil : testez la farine de lupin. En effet, elle dispose d'un indice glycémique extraordinairement bas, de seulement 15 !

- **Enfin, n'hésitez pas à faire votre pain vous-même.** Ce sera l'occasion pour vous, en mélangeant les farines, de tester de nouvelles saveurs, le tout en économisant de l'argent.

L'EAU, UNE QUESTION **DE QUALITÉ ET DE QUANTITÉ**

Il est bien loin de temps où l'on conseillait aux sportifs de haut niveau de ne surtout pas boire pendant leur effort physique, au risque d'altérer leurs performances ! Désormais, c'est un principe accepté par tous : boire environ 2 litres d'eau par jour est un principe de base du bien-être quotidien et de la bonne santé de l'organisme. Comme quoi, la doxa scientifique peut se tromper.

• **Posons un préalable : le corps ne peut guère métaboliser plus de 1 litre d'eau en une heure.** S'hydrater correctement ne signifie donc pas se ruer sur ses bouteilles d'eau et engloutir en une demi-heure 2 litres d'eau. Vous « lessiveriez » votre organisme, et lui feriez perdre nombre des minéraux et des vitamines apportés par votre alimentation en les diluant dans un flot trop important.

• **Il faut donc s'hydrater en bonnes proportions, à raison de quelques gorgées toutes les demi-heures.** Voilà pour la quantité. Reste que l'eau n'est pas seulement un liquide incolore : sa qualité nutritionnelle peut varier. Ainsi, le marketing publicitaire vous fait souvent l'éloge de marques d'eaux hyperminéralisées, totalement inutiles à votre corps en temps normal ! Pire, avec elles vous encrassez votre organisme et inhibez à terme la capacité de ce dernier à métaboliser correctement les minéraux, pourtant bénéfiques en quantité normale. Pour vous donner une image claire de la chose, prenez une machine à café et notez en combien de temps le compartiment où l'on met de l'eau voit ses parois recouvertes d'une pellicule minérale solide. Ça va vite, n'est-ce pas ? Maintenant, transposez la vision à votre intestin, à vos articulations. Cela se passe de commentaire. Mon conseil est donc le suivant : dirigez-vous vers des eaux faiblement minéralisées. Évitez absolument l'eau du robinet. Elle est, notamment en région agricole, chargée en pesticides et fortement chlorée. De même, évitez en temps normal les eaux gazeuses. Elles sont très fortement sodées. Pas besoin d'aggraver notre surconsommation de sel ! Un indicateur fiable vous permettra de vous repérer facilement : le résidu à sec, qui est obligatoirement mentionné sur l'étiquette des bouteilles d'eau. Il s'agit d'un indice de la minéralité de l'eau, obtenu après évaporation de celle-ci. Ainsi, plus le résidu à sec est élevé, moins cette eau sera recommandable. Dans l'idéal, optez pour une eau disposant d'un résidu à sec inférieur à 50 milligrammes par litre, et tentez de ne pas dépasser les 500 milligrammes par litre.

• **Il existe cependant un cas particulier qu'il convient de mentionner.** Lorsque vous sortez d'une séance de sport, particulièrement si celle-ci a été intense, votre corps a subi d'importantes pertes minérales. L'eau doit alors aider à les combler. Exceptionnellement, vous pourrez choisir une eau gazeuse sodée, d'autant que ces eaux disposent d'un avantage énorme : elles sont bicarbonatées. Le bicarbonate traitant l'acidité, ces eaux vous permettront donc d'évacuer rapidement l'acidité qui se sera créée dans votre corps au cours de l'exercice physique.

QUELS ALIMENTS MANGER CRUS
ET QUELS ALIMENTS MANGER CUITS ?

Le crudivorisme est une tendance qui gagne de plus en plus de cœurs. Je ne vous le cache pas, je reste sceptique quant à cette pratique, qui supposerait que tous les aliments ne seraient bons que crus. Je ne suis pas un intégriste, et cette logique me semble un peu trop poussée. En effet, la cuisson, pour peu qu'on en connaisse les limites, peut apporter des bienfaits. Un légume cuit ne sera pas automatiquement bon pour la poubelle, et vice versa. J'ai donc tenté de rassembler les quelques aliments-clés à consommer de préférence crus, et ceux qui, cuits, recèlent des vertus nutritionnelles intéressantes.

- **Sont à manger crus dans l'idéal :** le brocoli, l'ail, les différents types de choux, le panais. J'attire votre attention sur l'ail. Vous le savez sans doute si vous suivez mes diverses interventions, je n'aime pas qualifier tel ou tel aliment d'« aliment miracle ». Ce serait mentir, et faire croire que toute la solution se trouverait dans un seul et même aliment. Même si c'est ce que les régimes à la mode veulent nous faire croire, ce n'est pas ma conception des choses. En revanche, l'ail fait figure d'exception à ce principe. C'est réellement un « super-aliment », doté de vertus rares. Des études très sérieuses mettent en avant ses richesses antioxydantes sans pareilles, ainsi que son rôle dans la prévention de certains cancers. L'ail perdant près d'un tiers de ses propriétés à la cuisson, il est à consommer cru en priorité. Et si vous devez l'ajouter à un bouillon, faites-le en fin de cuisson, pour le préserver au maximum.

- **Sont à manger cuits :** l'aubergine, les poireaux, l'artichaut, l'œuf, la tomate, les haricots verts, l'asperge, principalement pour des raisons gustatives. Bien entendu, pâtes, riz et pommes de terre entrent naturellement dans cette liste. La tomate constitue un cas particulier. Les dernières recherches tendent à prouver que le bêtacarotène qu'elle contient, aux vertus antioxydantes, serait plus accessible pour notre organisme une fois la barrière de la peau amoindrie par la cuisson. L'œuf est un autre exemple intéressant : la biodisponibilité de ses protéines est largement supérieure lorsqu'on le cuit.

- **En ce qui concerne la cuisson, privilégiez les cuissons à la vapeur ou à l'étouffée** pour éviter une trop importante dégradation des propriétés nutritionnelle. D'autre part, les cuissons à très haute température peuvent occasionner des résidus noirs toxiques pour l'organisme, en plus de faire bondir l'indice glycémique des aliments.

- **Enfin, attention aux aliments que vous comptez manger crus.** Les règles d'hygiène sont de la première importance, car vous ne bénéficierez pas de la cuisson pour les pasteuriser. S'intoxiquer en voulant préserver sa bonne santé, ce serait un comble !

QUEL THÉ
CHOISIR ?

À juste titre, le thé revient souvent comme un aliment à prescrire dans le cadre d'une alimentation équilibrée tendant vers la bonne santé générale, *a fortiori* si on a tendance à être carencé en fer. Attention cependant, il convient de faire quelques différences selon les types de thés.

• **Tout d'abord, le préalable habituel car incontournable : achetez du thé bio.** Cela vaut peut-être encore plus pour le thé que pour d'autres aliments, car il est très souvent importé de pays où les règles sanitaires manquent de clarté,en particulier la Chine. Un thé bio, lui, offrira des garanties non négligeables de qualité.

• **Ensuite, je vous recommande principalement deux thés : le thé vert et le thé rouge.** Le premier, selon certaines études, réduirait le risque de maladies cardio-vasculaires et lutterait contre l'apparition de certains cancers. Surtout, sa vertu assurée est sa richesse en antioxydants qui luttent efficacement contre le vieillissement en stabilisant chimiquement les radicaux libres présents dans l'organisme. Il contient en très grande quantité des catéchines, un antioxydant puissant. De plus, c'est un brûle-graisse naturel, qui a toute sa place dans une alimentation minceur équilibrée. Enfin, c'est un diurétique, ce qui vous permettra, à dose raisonnable, d'évacuer les toxines. Il est idéal pour un lendemain de fête ! Parmi les différentes variétés, trois thés verts japonais ont ma faveur : les thés sencha, matcha et gyokuro. Attention tout de même à consommer du thé de préférence durant la journée, et non le soir. C'est un excitant, qui peut occasionner des troubles du sommeil.

Le thé rouge, lui, connaît un succès croissant en Occident. Il ne contient pas de théine, car il ne provient pas de théiers, mais d'un arbuste d'Afrique du Sud, le rooibos. L'infusion qui en découle ne peut donc être un danger pour le sommeil, puisqu'il n'est pas excitant. Riche en polyphénols, il saura vous procurer un apport important en antioxydants.

• **Enfin, évitez le thé noir.** À l'instar du café, ce type de thé est très acidifiant. Cela nuira à votre équilibre acido-basique, dont les dernières recherches nous prouvent une à une l'importance. Mieux vaut tout faire pour le respecter et protéger son pH naturel, garant d'une santé de fer.

L'ALIMENTATION **ANTICELLULITE**

Voilà qui est un sujet récurrent. Vous seriez surpris du nombre de personnes, des femmes pour l'immense majorité d'entre elles, qui me demandent conseil quant à ce phénomène qu'est la cellulite. Pas de surprise pourtant lorsqu'on prête un œil aux statistiques : neuf femmes sur dix en sont victimes, pour un homme sur trente. Génétiquement conçues pour résister à tout afin de nourrir un enfant même lors d'une période de famine, les cellules graisseuses des femmes s'agglomèrent et constituent une inflammation qui empêche la circulation des fluides. J'insiste sur ce point capital : la cellulite est une inflammation ! Aussi, la logique veut que, pour s'en débarrasser, il faille adopter une alimentation anti-inflammatoire.

• **Ce n'est désormais plus une surprise pour vous, au premier rang de mes conseils alimentaires se trouvent les oméga-3.** Ils vous permettront de favoriser les processus anti-inflammatoires de votre organisme, et donc de lutter contre l'inflammation qu'est la cellulite. Encore une fois, vous ferez le plein d'oméga-3 en privilégiant les poissons de début de chaîne alimentaire, les amandes, les noix, les noisettes, l'huile de graine de lin, l'huile d'olive, l'huile de colza ou encore en mangeant de l'avocat.

En outre, il s'agit de ne pas nourrir les cellules graisseuses responsables de la fameuse peau d'orange, aussi évitez tous les aliments à fort indice glycémique, qui vous feront stocker toutes les graisses par la sécrétion d'insuline qu'ils entraînent.

• **J'aimerais conclure en vous disant que consentir à ces efforts alimentaires ne sera pas suffisant pour dire adieu à la cellulite.** Ce serait être malhonnête que de vous le faire croire. Ces graisses étant faites pour être très difficilement dégradables, l'outil de prédilection à disposition de toutes et tous, c'est la musculation. Lors d'une séance intense de musculation, avec des exercices choisis[1], vous sécréterez de l'adrénaline et de la noradrénaline, des hormones qui ont la rare capacité de se fixer sur les récepteurs ß2 des cellules adipeuses composant la cellulite et d'en vider le contenu graisseux. Pour conclure sur le sujet cellulite, si vous avez des proportions harmonieuses grâce au sport, de belles formes, ne vous focalisez pas sur ces petits capitons, ils font partie de la féminité et ne dissuaderont jamais un homme de vous aimer ou de vous désirer. Vous êtes belle, même avec de la cellulite.

---

1. La Méthode Fitnext, *Erwann Menthéour, 2011.*

BON OU MAUVAIS **POUR MES INTESTINS ?**

BON	MAUVAIS
farines complètes	sucres simples (sucreries, pâtes blanches trop cuites, pain blanc, riz blanc trop cuit)
céréales complètes (pain complet, riz complet, pâtes complètes)	protéines animales
légumes verts	thé noir, café
eau plate (résidu à sec < 500 mg/l)	boissons gazeuses
légumineuses	plats préparés (ajout de gras, de sucre et de sel)
fruits	produits laitiers
poissons de début de chaîne alimentaire	alcool

CONSERVES ET PLATS PRÉPARÉS : **À ÉVITER !**

• **Ce dernier conseil pratique sera bref, général, mais de la plus haute importance.** C'est la règle nutritionnelle de base qui décidera de votre bien-être. Au supermarché, bannissez tous les plats préparés, quels qu'ils soient. Ils vous rendent service en vous faisant gagner du temps — lorsqu'on sait que la pause déjeuner moyenne des Français est désormais de 23 minutes, ce n'est pas étonnant qu'ils fassent un tabac ! —, mais ils vous desservent d'un point de vue nutritionnel en même temps qu'ils vous asservissent. Ils sont l'outil des industriels pour vous rendre accro et stimuler le fameux point de félicité, et ils saturent votre terrain de calories creuses, inutiles à l'organisme.

• **Quant aux conserves, vaut mieux les éviter également.** Elles servent d'ailleurs souvent d'emballage pour des plats préparés, comme le cassoulet ou le petit salé aux lentilles. En réalité, vous ne mangez pas là un plat typique de notre gastronomie. Vous mangez un plat qu'un industriel aura alourdi d'eau, et surtout enrichi en sel, en gras et en sucre. Du sucre dans le cassoulet ? Parfaitement ! Aussi, s'il vous plaît, suivez votre bon sens.

100 RECETTES POUR RESTER EN FORME

Christophe Dovergne est l'un des deux chefs de 750g, le site numéro un de la recette sur Internet. Dans son monde, seule la cuisine est reine, un domaine d'excellence, d'invention et de bonheur pour les papilles.

J'ai soumis un sacré challenge à Christophe, et il l'a relevé : concocter avec moi vingt-cinq recettes par saison, alliant étroitement la facilité, le plaisir gourmand et bien sûr la santé.

Voici le résultat, avec nos cent recettes pour toute l'année, assorties des conseils pratiques de Christophe.

Pour chaque saison, vous aurez au choix :
— 5 recettes végétariennes exemptes de gluten ;
— 5 recettes associant protéines et légumes ;
— 5 recettes associant légumineuses et céréales ;
— 5 recettes mixtes mélangeant protéines animales et sucres complexes ;
— 5 recettes de dessert.

J'espère que ces recettes vous plairont. Peut-être même que vous aurez envie de les transmettre à votre tour, car qu'est-ce que la cuisine sinon un partage ? Au-delà des recettes et des produits, la cuisine nous rassemble, famille, amis, et elle permet cette chose essentielle dans notre monde si bouleversé : elle nous permet de nous retrouver.

PRINTEMPS

Poêlée de légumes primeurs et de trèfle du jardin

Recette végétarienne sans gluten | Pour 4 personnes | Facile | 30 min

1 kg des légumes primeurs de votre choix

2 gousses d'ail

1 cuillerée à soupe d'huile d'olive

1 petite branche de romarin

1 poignée de trèfle et de fleurs de trèfle du jardin

1 citron vert

Graines de sésame dorées

Fleur de sel

Poivre du moulin

Lavez les légumes nouveaux et frottez-les vigoureusement.

Pelez et dégermez l'ail. Émincez finement une des gousses et hachez l'autre.

Versez l'huile dans une poêle assez large, ajoutez le romarin et la gousse d'ail émincée. Faites chauffer à feu doux, jusqu'à ce que vous obteniez des chips d'ail bien dorées.

Débarrassez l'ail et le romarin. Mettez les légumes nouveaux dans la poêle et ajoutez de l'eau jusqu'à mi-hauteur. Faites chauffer et, lorsque l'eau est totalement évaporée, laissez colorer les légumes en les retournant régulièrement. Ajoutez alors l'ail haché, du sésame doré et le trèfle du jardin. Mélangez une dernière fois.

Lavez le citron vert, essuyez-le et zestez-le au-dessus des légumes. Assaisonnez en salant un peu et en poivrant fortement, et servez sans attendre.

Conseils : dans votre jardin, de nombreuses herbes sont comestibles ; faites cependant attention à ne consommer aucune plante que vous ne connaîtriez pas parfaitement. Après récolte, lavez et séchez la plante, et pensez à la consommer rapidement, sinon laissez-la au jardin !

POINT SANTÉ

Une recette légère, riche en fibres, excellente pour les lendemains d'excès ! Avec elle, vous décrasserez votre système digestif et drainerez efficacement les toxines. Profitez de la richesse en eau des légumes pour participer à la bonne hydratation de votre corps.

Morilles et jeunes légumes, lait de coco et vanille

Recette végétarienne sans gluten | Pour 4 personnes | Difficile | 30 min

300 g de morilles

300 g de navets nouveaux

300 g de fèves fraîches

200 g d'oignons nouveaux

¼ de botte de cerfeuil

1 gousse de vanille

100 g de lait de coco

1 cuillerée à soupe d'huile de tournesol

Sel

Poivre

Lavez et épluchez tous les légumes. Taillez les navets en quatre et les morilles en deux ; émincez les oignons nouveaux. Fendez la gousse de vanille en deux dans la longueur et grattez l'intérieur pour récupérer les graines. Lavez et effeuillez le cerfeuil.

Faites cuire les fèves à l'eau bouillante salée, puis faites cuire les navets de la même façon, en les gardant un peu croquants.

Mettez à chauffer l'huile dans une grande poêle et faites sauter vivement les morilles. Ajoutez les navets et les fèves, puis le lait de coco et les graines de la gousse de vanille. Laissez mijoter pendant 2 minutes, pour réduire le lait de coco et obtenir une liaison de l'ensemble.

Assaisonnez, ajoutez l'oignon nouveau et les feuilles de cerfeuil, et servez.

Conseils : les morilles sont pour moi un des meilleurs champignons... Mais attention, mal cuites ou crues, elles se révèlent toxiques ! Si elles sont un peu grosses, coupez-les en deux ou en trois, pour faciliter et accélérer leur cuisson.

POINT SANTÉ

Une recette riche en saveurs, qui prouve que prendre soin de sa santé par l'alimentation n'est en rien restrictif. Un cocktail savoureux pour les papilles, à partager pour un dîner où vous surprendrez vos invités en proposant une alimentation saine et goûteuse.

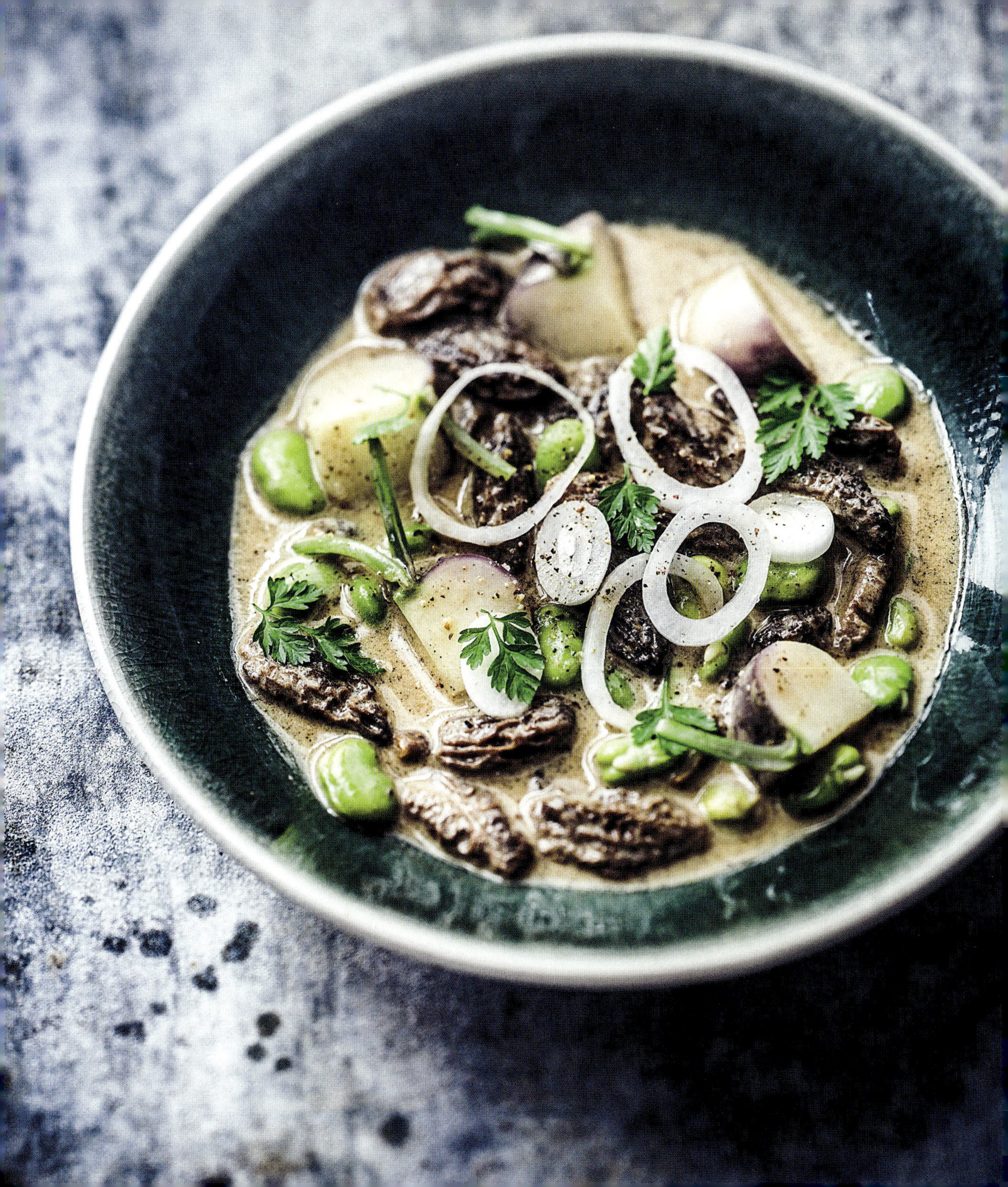

Artichauts à la juive

Recette végétarienne sans gluten | Pour 4 personnes | Difficile | 1 h 10

12 petits artichauts

2 litres d'huile d'olive

2 gousses d'ail

1 citron

Sel

Poivre du moulin

Pelez, lavez et émincez les gousses d'ail.

Enlevez les premières feuilles, toujours plus dures, des artichauts. Taillez la tige de chacun d'eux à 3 centimètres et épluchez-la en partant de la base et en remontant vers les feuilles pour enlever les parties les plus dures. Plongez les artichauts dans un saladier d'eau additionnée du jus du citron et réservez durant 30 à 40 minutes.

Faites chauffer l'huile d'olive dans la friteuse, à 150 °C.

Égouttez soigneusement les artichauts et, à l'aide d'une cuillère, ôtez les feuilles et le foin au centre de chacun d'eux. Écartez les feuilles vers l'extérieur et plongez les artichauts dans l'huile chaude, en les appuyant sur le fond de la friteuse pour bien écraser les feuilles afin de les maintenir ouvertes. L'huile doit arriver au ras du fond des artichauts, sans recouvrir la tige.

Ajoutez les gousses d'ail émincées dans l'huile. Faites cuire durant 10 à 12 minutes, puis vérifiez la cuisson en piquant les fonds avec la pointe d'un couteau (elle doit s'enfoncer facilement).

Basculez les artichauts dans l'huile pour que la tige puisse cuire ; 2 minutes suffisent.

Égouttez les artichauts, assaisonnez-les de sel et de poivre du moulin, et servez-les très chauds.

Conseils : pour cuire les artichauts, vous pouvez utiliser une poêle remplie de 3 centimètres d'huile, mais attention à ne pas vous brûler. Plus les artichauts seront petits et jeunes, plus ils seront tendres.

POINT SANTÉ

L'artichaut est un aliment dont les mérites sont trop peu vantés. Son apport en fibres est considérable et, surtout, il contient de l'inuline, un hydrate de carbone qui revitalise nettement le microbiote… dont vous connaissez désormais le rôle capital sur notre bonne santé au quotidien.

Potimarron fort rôti au miel et flocons d'avoine

Recette végétarienne sans gluten | Pour 4 personnes | Moyennement difficile | 50 min

1 potimarron

50 g de miel d'acacia

3 cuillerées à soupe d'huile de tournesol

40 g de flocons d'avoine

Sel

Poivre du moulin

Préchauffez le four à 180 °C (th. 6).

Lavez le potimarron, coupez-le en deux et ôtez les pépins ainsi que les filaments de l'intérieur.

Sans les éplucher, taillez chacune des moitiés en quartiers de 2 centimètres de large. Mettez-les dans un saladier, puis ajoutez le miel tiédi et l'huile. Mélangez bien.

Placez les quartiers les uns à côté des autres dans un plat allant au four et enfournez : le potimarron va cuire et colorer. Retournez les quartiers régulièrement pour qu'ils rôtissent des deux côtés.

Torréfiez les flocons d'avoine dans une poêle portée sur feu moyen jusqu'à ce qu'ils soient bien colorés et qu'ils aient développé le goût de grillé.

Lorsque les quartiers de potimarron sont cuits, assaisonnez-les et parsemez-les de flocons d'avoine torréfiés.

Conseil : le potimarron ne s'épluche pas, sa peau est si fine qu'elle se mange. En revanche, si vous réalisez la recette avec une autre variété de courge, pensez à enlever la peau après cuisson.

POINT SANTÉ

Vous le savez désormais, le sucre simple est un fléau dont il faut se garder au maximum. Le miel le remplace très avantageusement. Contrairement au saccharose, il n'est pas constitué de calories creuses, mais de nutriments dont le fructose, un sucre qu'on retrouve dans les fruits.

Wok de légumes croquants et coriandre

Recette végétarienne sans gluten | Pour 4 personnes | Facile | 20 min

1 oignon

200 g de pois gourmands

2 carottes

100 g de germes de soja

100 g de poivron rouge

1 piment vert

1 gousse d'ail

¼ de botte de coriandre fraîche

1 cuillerée à café de sauce soja

2 cuillerées à soupe d'huile de tournesol

1 cuillerée à café d'huile de sésame

Graines de sésame blondes

Lavez et pelez tous les légumes. Concassez la coriandre. Pelez la gousse d'ail, puis coupez-la en deux et dégermez-la. Émincez finement l'oignon, le poivron, le piment et les carottes.

Faites chauffer l'huile dans un wok et ajoutez la gousse d'ail coupée en deux. Lorsque l'ail est bien coloré, éliminez-le (il ne servait qu'à parfumer l'huile).

Mettez l'oignon dans l'huile bien chaude et faites-le cuire 1 minute.

Ajoutez les pois gourmands et les carottes, et laissez cuire pendant quelques minutes en remuant sans cesse.

Ajoutez alors les germes de soja et le poivron émincé, faites sauter rapidement et coupez le feu.

Ajoutez la coriandre concassée, la sauce soja, autant de piment que vous le souhaitez et l'huile de sésame. Faites sauter le tout pour bien mélanger, puis dressez dans quatre assiettes et saupoudrez de graines de sésame.

Conseils : classique des classiques de l'Asie, le wok est avant tout un ustensile de cuisson à fond arrondi, lequel permet de bien diffuser la chaleur. Si vous n'en avez pas, une sauteuse peut faire l'affaire, et le secret est de démarrer dans un récipient bien chaud.

POINT SANTÉ

Une recette comportant de la coriandre mérite un petit focus. En effet, cette plante renferme un véritable cocktail d'antioxydants qui vous aideront à lutter efficacement contre le vieillissement cellulaire. D'autre part, il s'agit une nouvelle fois d'un exhausteur de goût, qui vous permettra de diminuer votre consommation de sel de table.

Maquereaux façon escabèche

Recette associant protéines et légumes | Pour 4 personnes | Moyennement difficile | 30 min + au moins 24 heures

8 maquereaux

100 g de farine

50 g de beurre

3 oignons

1 citron

2 verres de vinaigre de cidre

1 verre d'eau

3 feuilles de gélatine

1 bouquet garni

2 branches d'estragon

Sel

Poivre en grains

Réhydratez la gélatine dans un grand volume d'eau froide.

Lavez, pelez et émincez finement les oignons. Coupez le citron en tranches fines.

Filetez et enlevez les arêtes des flancs des maquereaux, farinez-les et faites-les rapidement colorer au beurre, sans trop les cuire. À la fin de la cuisson, posez-les sur du papier absorbant pour les égoutter.

Faites bouillir l'eau avec le vinaigre et les aromates. Retirez du feu et ajoutez la gélatine pressée.

Tapissez une terrine de papier film et déposez dedans, en les alternant, filets de poisson, oignons émincés et tranches de citron ; finissez par une couche de poisson. Recouvrez totalement avec le bouillon vinaigré et gélifié, filmez et laissez reposer au frais pendant au moins 24 heures, et jusqu'à 4 jours (c'est encore mieux !).

Conseils : le maquereau est un poisson sans écailles, à chair ferme, qui gardera sa texture si vous le cuisez avec respect. Veillez à ce qu'il soit d'une fraîcheur irréprochable, pour profiter au maximum de sa saveur.

POINT SANTÉ

Comme les petits poissons de début de chaîne que sont le hareng ou la sardine, le maquereau est plein d'oméga-3. Ce bon gras favorisera notamment la combustion des graisses. Vous déstockerez du gras en mangeant du gras !

Seiche, jus de fruit de la Passion et spaghettis

Recette associant protéines et légumes | Pour 4 personnes | Moyennement difficile | 30 min

1 seiche nettoyée

600 g de spaghettis

4 cuillerées à soupe d'huile d'olive

100 g de pousses d'épinard

2 oignons nouveaux

100 g de petits pois frais extrafins

1 piment rouge

1 citron vert

1 fruit de la Passion

Sel

Poivre du moulin

Taillez la seiche en morceaux, puis incisez-les pour limiter la rétractation.

Lavez les pousses d'épinard et essorez-les. Écossez les petits pois si nécessaire. Parez les oignons nouveaux et émincez-les. Lavez le piment, épépinez-le et émincez-le.

Portez à ébullition de l'eau bien salée dans une grande marmite. Jetez-y les pâtes et faites-les cuire en respectant le temps de cuisson, mais en veillant à les conserver *al dente*.

Prélevez un bol de l'eau de cuisson des pâtes, puis égouttez-les et rincez-les à l'eau très chaude pour éliminer l'amidon de surface. Ajoutez 1 cuillerée à soupe d'huile d'olive et mélangez : ainsi, vous les empêcherez de coller.

Pendant ce temps, faites chauffer un filet d'huile d'olive dans une poêle chaude. Ajoutez les morceaux de seiche et faites-les sauter, mais pas plus de 2 minutes sinon ils vont devenir élastiques.

Faites colorer l'oignon émincé avec le reste d'huile dans la marmite. Ajoutez les petits pois, puis le bouillon de cuisson des pâtes. Faites réduire d'un tiers sur feu vif.

Versez les pâtes dans la marmite, ajoutez le piment, les épinards crus, le zeste du citron vert, les morceaux de seiche et la pulpe du fruit de la Passion. Remuez, puis rectifiez l'assaisonnement et servez très chaud.

Conseil : mettre de l'huile d'olive dans l'eau de cuisson des pâtes ne sert à rien, l'important est de bien saler l'eau, puis de rincer les pâtes cuites avec de l'eau chaude pour lessiver l'amidon de surface ; ensuite seulement, vous pouvez mettre l'huile d'olive et mélanger, pour vous assurer des pâtes qui ne colleront jamais !

POINT SANTÉ

La carence en fer est la plus répandue au monde. Les épinards et les petits pois en sont de bonnes sources. Les femmes, après leur période de règles, peuvent trouver en cette recette une alliée pour refaire leurs réserves de fer.

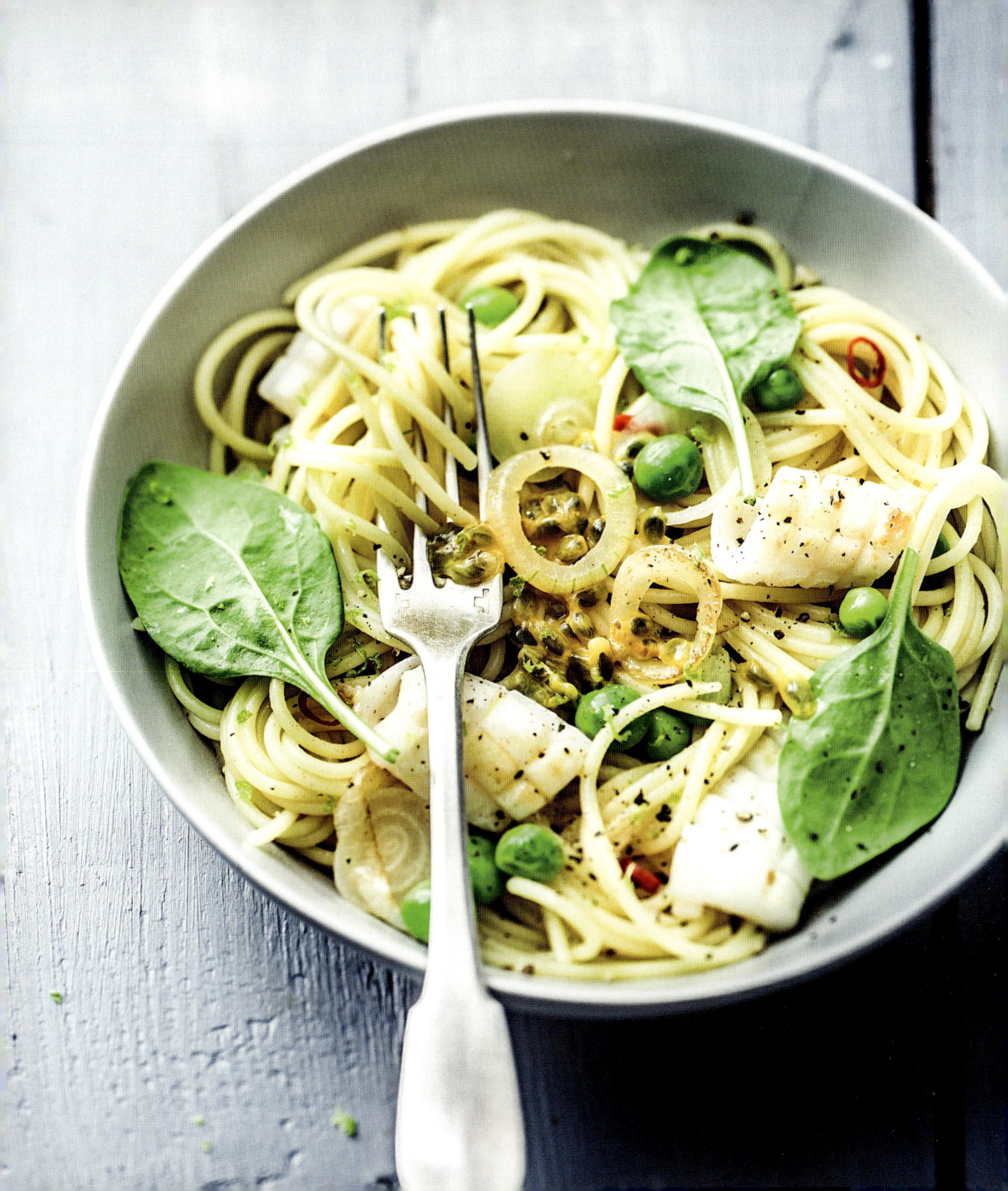

Lapin au vert

Recette associant protéines et légumes | Pour 4 personnes | Difficile | 40 min

16 épaules de lapin
30 g de farine
50 g de beurre
2 jaunes d'œuf
1 botte de persil plat
1 botte de pimprenelle
1 branche d'estragon
100 g d'oseille
100 g d'épinards
30 cl de vin blanc sec
1 branche de romarin
1 branche de thym
1 feuille de laurier
1 citron
Sel
Poivre du moulin

Lavez, triez et concassez les herbes fraîches, y compris l'oseille et les épinards. Coupez les épaules de lapin en deux.

Faites chauffer le beurre dans une cocotte, ajoutez les herbes fraîches et faites-les revenir 1 minute en mélangeant.

Ajoutez les épaules et saisissez-les de tous côtés pendant 2 minutes.

Ajoutez alors la farine et mélangez pour former un roux, puis ajoutez le vin blanc, le thym, le romarin et le laurier. Portez à frémissement, assaisonnez et laissez cuire doucement durant 25 à 30 minutes.

Vérifiez la cuisson du lapin : la chair doit se détacher facilement. Coupez le feu sous la cocotte.

Mélangez le jus du citron avec les jaunes d'œuf. Ajoutez un peu de sauce chaude dans ce mélange, puis transférez le tout dans la cocotte. Remettez sur le feu et laissez frémir pendant quelques secondes, juste pour finir la liaison. Servez bien chaud.

Conseils : inspirée de la classique anguille au vert, cette recette est un bon moyen de consommer épinards et oseille, qui se marient parfaitement à la texture moelleuse des épaules de lapin. Si celles-ci ne vous disent rien, utilisez les ailerons de volaille à la place !

POINT SANTÉ

Accompagner les protéines animales de légumes verts, voilà la marche à suivre. Une recette légère, donc, d'autant plus que le lapin est une viande assez maigre. À consommer au dîner, pour peu que l'on respecte bien un délai de 2 heures entre la fin de celui-ci et l'heure du coucher.

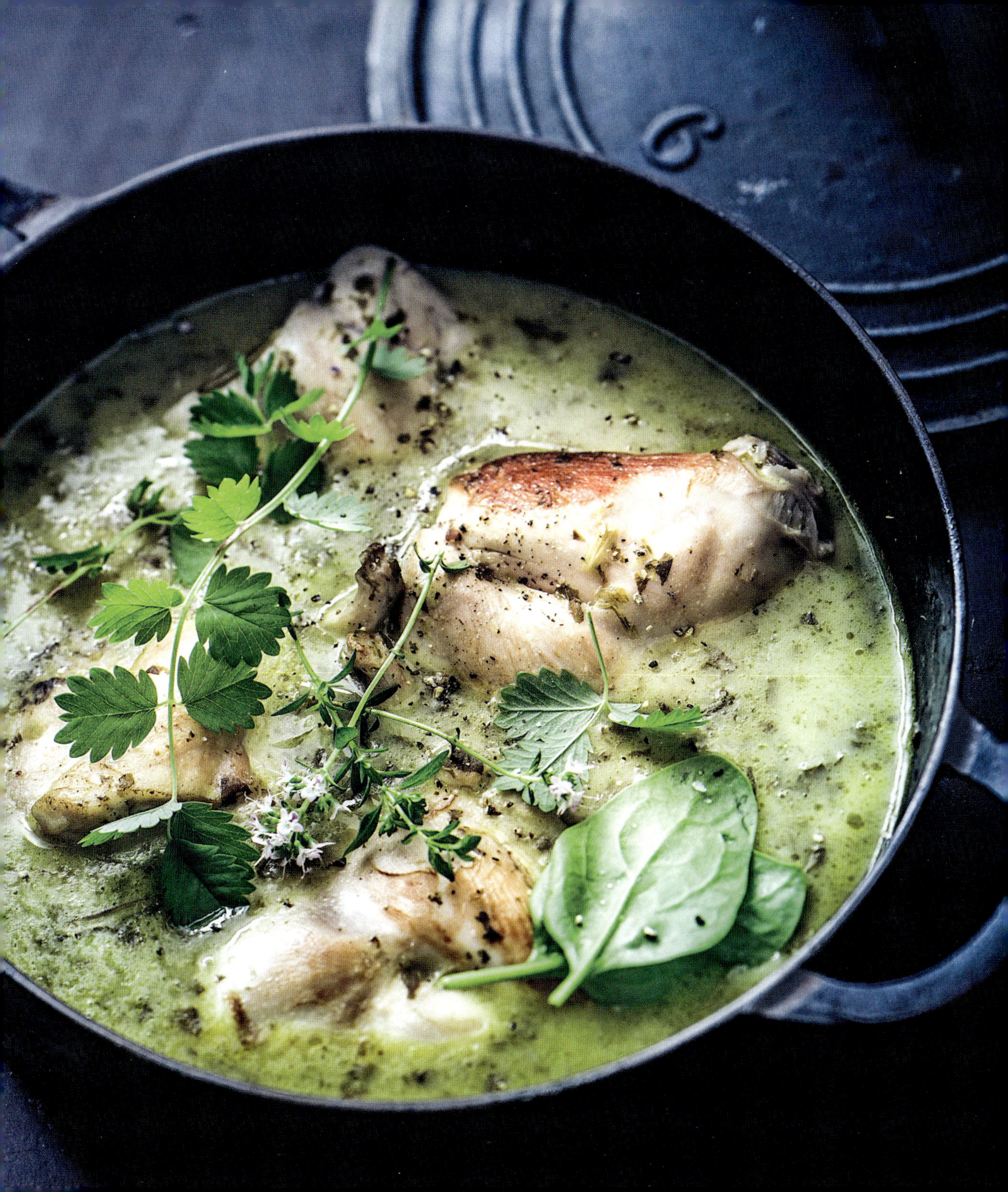

Coquelets en croûte de sel

Recette associant protéines et légumes | Pour 4 personnes | Moyennement difficile | 1 h 30

2 coquelets

1 kg de gros sel gris

500 g de farine

3 blancs d'œuf

Herbes sèches (thym, romarin, laurier…)

Poivre du moulin

Préchauffez le four à 210 °C (th. 7).

Poivrez les coquelets, à l'intérieur et à l'extérieur.

Mélangez dans un saladier le gros sel, la farine, les herbes, les blancs d'œuf et un peu d'eau froide pour obtenir une pâte homogène.

Abaissez cette pâte à 5 millimètres d'épaisseur environ et enveloppez-en les coquelets individuellement.

Enfournez pour 1 heure, puis éteignez le four, entrouvrez la porte et laissez reposer durant 10 à 15 minutes.

Cassez ou coupez avec un couteau-scie la croûte de sel directement à table, pour que vos convives profitent du parfum qui va se dégager alors.

Conseil : la croûte de sel va parfumer et saler la volaille juste ce qu'il faut ! C'est surprenant, mais la volaille ne prendra que ce qu'il faut. En revanche, évidemment, la croûte ne se mange pas !

POINT SANTÉ

Une recette à privilégier après une séance de sport intense où vous aurez cassé de la fibre musculaire. En effet, vous noterez la richesse en protéines de la préparation grâce aux coquelets. Voilà qui permettra à vos muscles de se renforcer et, à terme, à votre silhouette de se transformer.

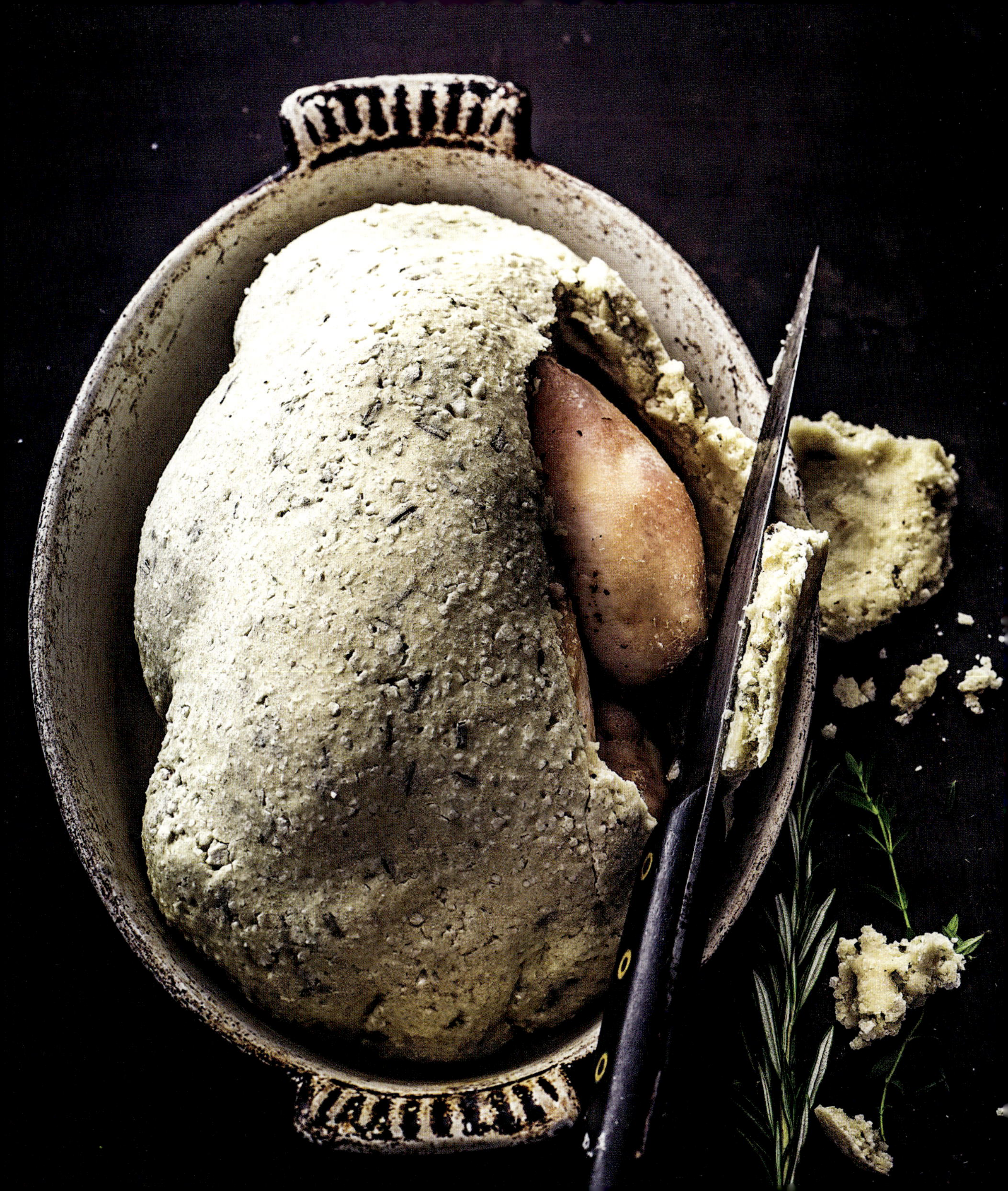

Sarrasin et haricots de Soissons en salade tiède

Recette associant légumineuses et céréales | Pour 4 personnes | Facile | 15 min

- 150 g de sarrasin cuit
- 350 g de haricots de Soissons cuits
- 2 échalotes
- ¼ de botte de persil plat
- ¼ de botte de ciboulette
- 1 cuillerée à soupe de vinaigre de Reims
- 3 cuillerées à soupe d'huile de tournesol
- Sel
- Poivre du moulin

Lavez les échalotes, épluchez-les et ciselez-les. Faites-les suer avec l'huile dans une cocotte portée sur feu doux. Ajoutez les haricots cuits et 5 cl d'eau, couvrez et laissez chauffer pour tiédir les haricots.

Pendant ce temps, lavez le persil et la ciboulette, épongez-les et ciselez-les.

Retirez la cocotte du feu, ajoutez dedans le sarrasin cuit, les haricots, le persil, la ciboulette et le vinaigre, et mélangez bien. Assaisonnez et servez.

Conseil : cette salade se mange tiède, mais vous pouvez également la manger chaude ou froide ! Quand elle est tiède, les parfums des ingrédients se mêlent de façon optimale, et la vinaigrette pénètre un peu dans les haricots, mais sans les ramollir trop.

POINT SANTÉ

Cette recette est une vraie recette santé. D'abord grâce au sarrasin, sans gluten, mais aussi par l'alliance du persil, riche en fer, et de la ciboulette, qui foisonne d'antioxydants.

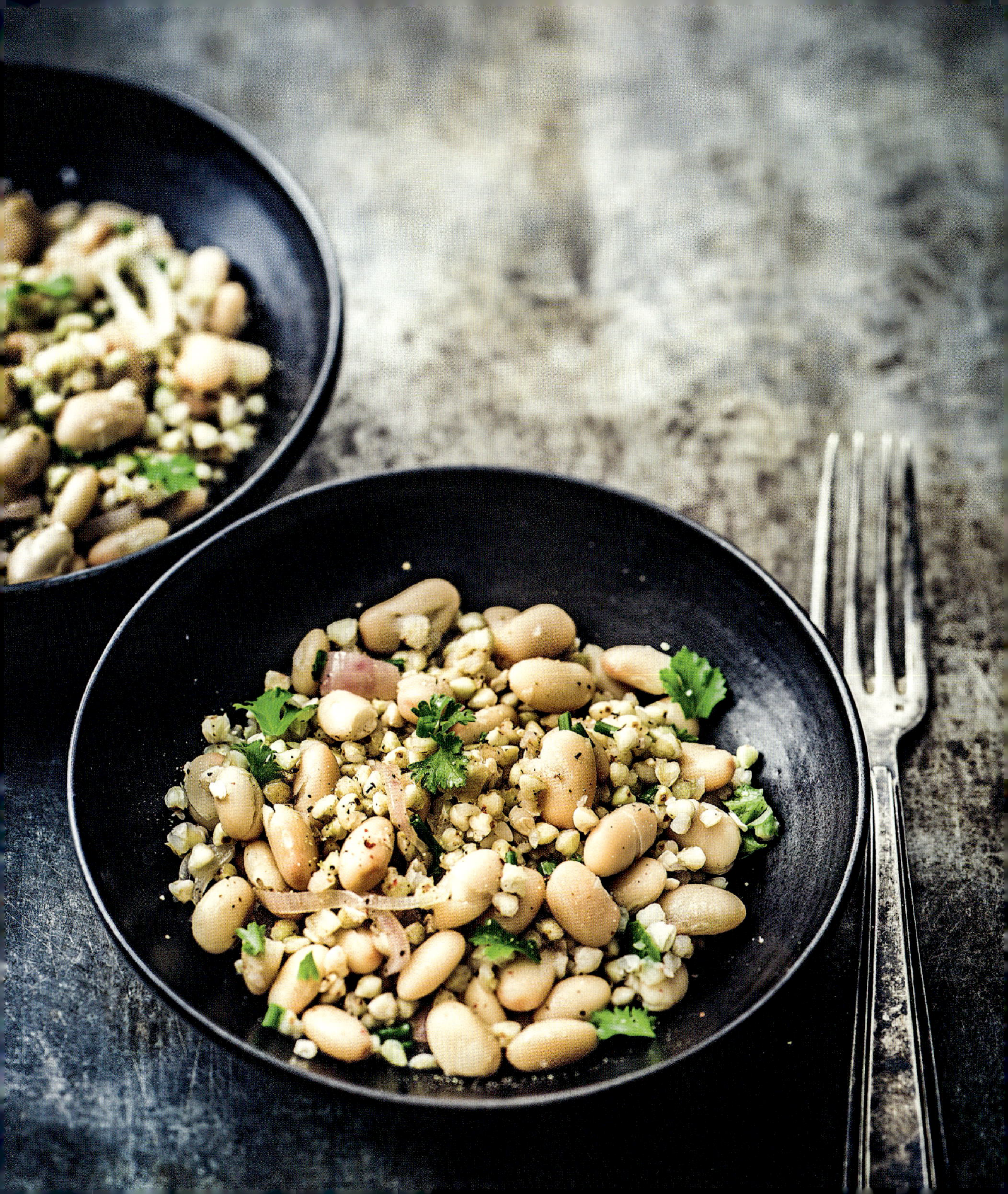

Blé et haricots rouges comme un chili

Recette associant légumineuses et céréales | Pour 4 personnes | Facile | 20 min

1 poivron vert

1 oignon rouge

1 petit piment rouge

150 g de haricots rouges cuits

200 g de blé précuit

¼ de botte de persil plat

1 cuillerée à soupe d'huile de pépin de raisin

1 carré de chocolat noir à 75 % de cacao

50 cl de bouillon de légumes

Sel

Lavez tous les légumes et le persil. Pelez et émincez l'oignon. Pelez le poivron, épépinez-le et taillez-le en petits cubes. Épépinez le piment. Concassez le persil.

Faites colorer l'oignon à l'huile, puis baissez le feu et ajoutez le poivron et le blé. Mouillez avec le bouillon de légumes, ajoutez les haricots rouges cuits et salez. Laissez cuire jusqu'à ce que le blé soit cuit.

Ajoutez alors le piment émincé et le carré de chocolat, et terminez en parsemant le persil.

Conseil : la présence de chocolat noir ici permet de renforcer la profondeur de couleur de la sauce, elle amène un peu d'amertume et une pointe d'acidité, et elle donne de la brillance au plat.

POINT SANTÉ

Les haricots rouges, outre l'apport énergétique qu'ils supposent, contiennent une bonne dose d'antioxydants. Associés au poivron vert et à l'oignon rouge, ils vous offrent la parfaite recette antivieillissement !

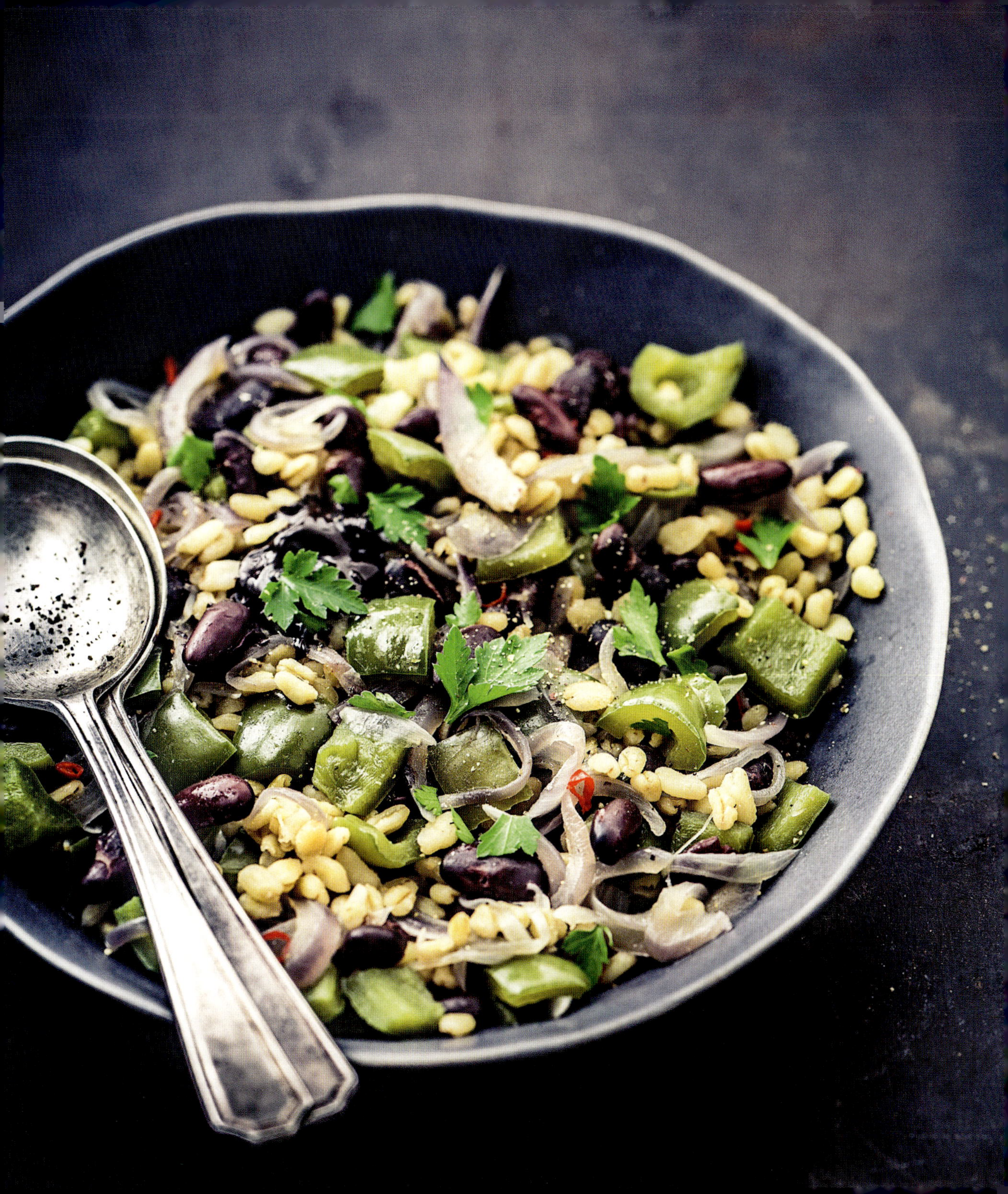

Avoine et lait d'avoine, lentilles vertes en purée

Recette associant légumineuses et céréales | Pour 4 personnes | Moyennement difficile | 1 h

200 g d'avoine trempée

100 g de lentilles vertes

1 cuillerée à soupe de graines de sésame torréfiées

½ carotte

1 branche de thym

½ feuille de laurier

800 g de lait d'avoine

50 g de beurre

Sel

Poivre

Rincez et égouttez les lentilles, puis placez-les avec la carotte, le thym et le laurier dans une casserole. Ajoutez de l'eau (trois fois le volume des lentilles), portez à frémissement et laissez cuire jusqu'à cuisson complète des lentilles. Égouttez et réservez.

Pendant ce temps, faites chauffer le lait d'avoine, assaisonnez-le et versez l'avoine dedans. Faites cuire à frémissement durant 30 minutes, pour que les grains soient cuits mais encore fermes. Égouttez, en conservant le lait d'avoine.

Ajoutez 20 g de beurre aux lentilles cuites, mixez et détendez la purée obtenue avec le lait d'avoine pour qu'elle soit souple et lisse.

Faites chauffer le reste de beurre dans une poêle. Ajoutez l'avoine cuite et faites-la sauter rapidement.

Dressez l'avoine sur un lit de purée de lentilles, parsemez de graines de sésame torréfiées et servez.

Conseils : n'hésitez pas à surcuire un peu les lentilles pour faciliter la réalisation de la purée. Pour encore plus de gourmandise et d'onctuosité, vous pouvez ajouter un peu de crème végétale montée dans la purée.

POINT SANTÉ

La richesse de cette recette tient bien entendu à l'avoine. On y retrouve du calcium, mais également une excellente teneur en fibres. Les lentilles vertes vous permettront par ailleurs de faire le plein de fer.

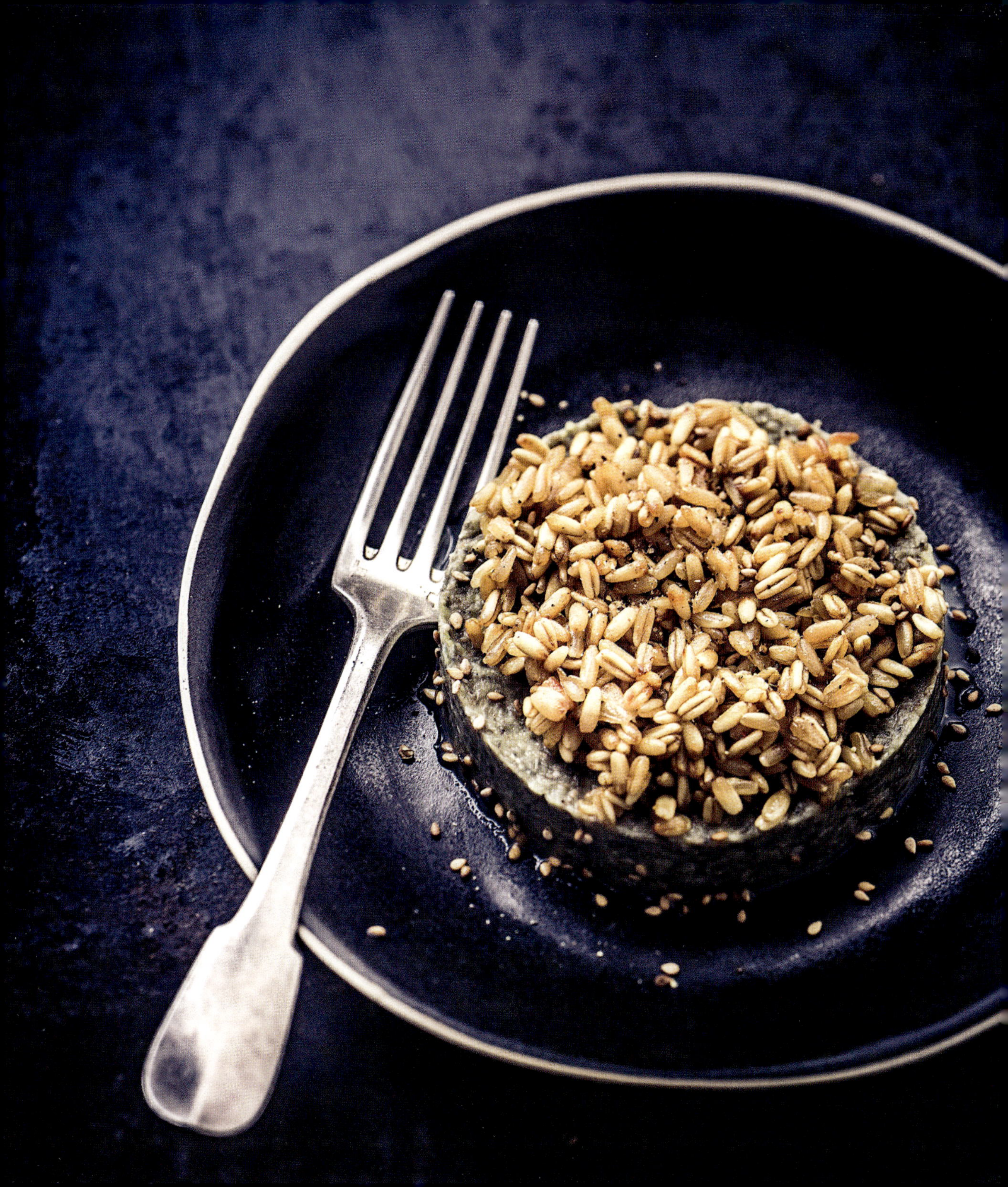

Œufs frits et polenta crémeuse

Recette mixte (protéines animales et sucres complexes) | Pour 4 personnes | Difficile | 30 min

200 g de polenta

60 cl de bouillon de légumes

5 cl d'huile d'olive

50 g de parmesan

5 œufs

100 g de farine

150 g de mie de pain mixée

Huile de friture

Fleurs de bourrache

Sel

Fleur de sel

Poivre du moulin

Sortez les œufs du réfrigérateur 1 heure avant de confectionner la recette.

Faites cuire 4 œufs à l'eau bouillante durant 6 minutes. Refroidissez-les aussitôt dans de l'eau glacée et écalez-les avec précaution.

Portez le bouillon à ébullition et versez dedans la polenta en pluie. Faites cuire à feu moyen, en travaillant à la spatule, jusqu'à ce que le mélange se détache de la paroi du récipient de cuisson. Ajoutez l'huile d'olive et le parmesan.

Panez les œufs avec la farine, puis passez-les dans le dernier œuf battu, puis dans la mie de pain. Faites-les frire dans l'huile portée à 170 °C durant 1 à 2 minutes. Égouttez les œufs frits sur du papier absorbant et assaisonnez-les.

Répartissez la polenta dans quatre assiettes creuses, et ajoutez un œuf frit dans chacune, un peu de fleur de sel, du poivre du moulin et quelques fleurs de bourrache.

Conseil : moins l'œuf est frais et plus le jaune se décentre et plonge vers le bas. Pour cette recette, il faut des œufs extrafrais, et beaucoup de minutie pour bien les écaler. Prévoyez-en quelques-uns en plus, au cas où vous en crèveriez…

POINT SANTÉ

Une recette énergétique, à consommer le jour d'une séance de sport. La mie de pain et la polenta vous fourniront les glucides dont vous aurez besoin pour vous dépenser le moment venu.

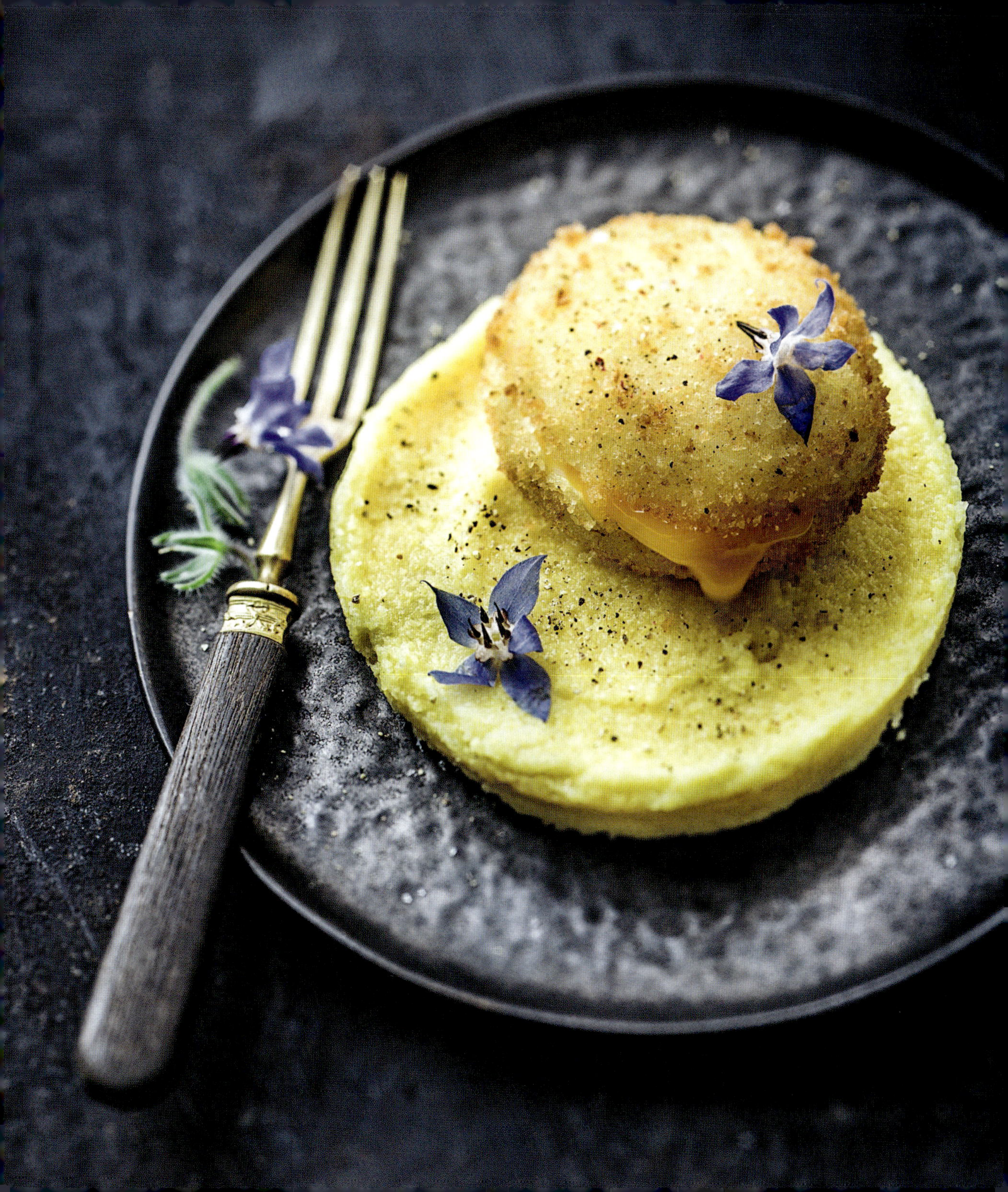

Bœuf à la ficelle, petits légumes et purée de pommes de terre

Recette mixte (protéines animales et sucres complexes) | Pour 4 personnes | Moyennement difficile | 1 h

4 tournedos de filet de bœuf

500 g de pommes de terre bintje

4 navets nouveaux

4 carottes-fanes

2 gousses d'ail

2 branches de céleri

4 oignons nouveaux

1 clou de girofle

1 branche de thym

1 feuille de laurier

200 g de beurre demi-sel

2 jaunes d'œuf

Noix de muscade

Sel

Gros sel

Fleur de sel

Poivre du moulin

Lavez et épluchez les navets, les carottes, le céleri, l'ail et les oignons. Placez ces légumes et ces aromates dans une cocotte. Couvrez largement d'eau froide, salez et ajoutez le thym, le laurier et le clou de girofle. Portez à ébullition, puis baissez le feu et laissez frémir jusqu'à ce que les légumes soient cuits mais encore un peu croquants.

Faites cuire les pommes de terre à l'eau salée, puis passez-les au presse-purée. Transférez la pulpe dans un sautoir porté sur feu moyen et travaillez-la à la spatule comme une pâte à choux, pour chasser l'humidité.

Ajoutez ensuite 150 g de beurre coupé en petits morceaux. Baissez le feu, puis incorporez les jaunes d'œuf et assaisonnez de sel, de poivre et de noix de muscade.

Récupérez les légumes cuits à l'aide d'une écumoire et tenez-les au chaud, après avoir enlevé les aromates. Accrochez les tournedos par une ficelle au manche d'une grande cuillère en bois et posez celle-ci en équilibre sur le bord de la cocotte, de façon que les tournedos soient complètement immergés dans le liquide frémissant mais ne touchent pas le fond. Laissez-les cuire ainsi durant 6 à 8 minutes.

Prélevez une louche de bouillon de cuisson, versez-la dans une petite casserole et portez à ébullition, puis ajoutez le reste de beurre et émulsionnez au mixeur plongeant pour alléger la sauce.

Servez le tout bien chaud, après avoir rectifié l'assaisonnement avec de la fleur de sel et du poivre du moulin.

Conseils : les appoints de cuisson de la viande sont les mêmes que ceux des viandes sautées. Choisissez plutôt « à point » ici, pour éviter d'avoir du sang en excès dans le bouillon lorsque vous couperez la viande. Comme pour toutes les cuissons, pensez à laisser un temps de repos à la viande après cuisson.

POINT SANTÉ

L'association protéines et légumes verts reste le meilleur moyen pour votre organisme de ne pas subir les effets indésirables des protéines animales. L'acidité qu'elles créent sera bien traitée par les petits légumes en question.

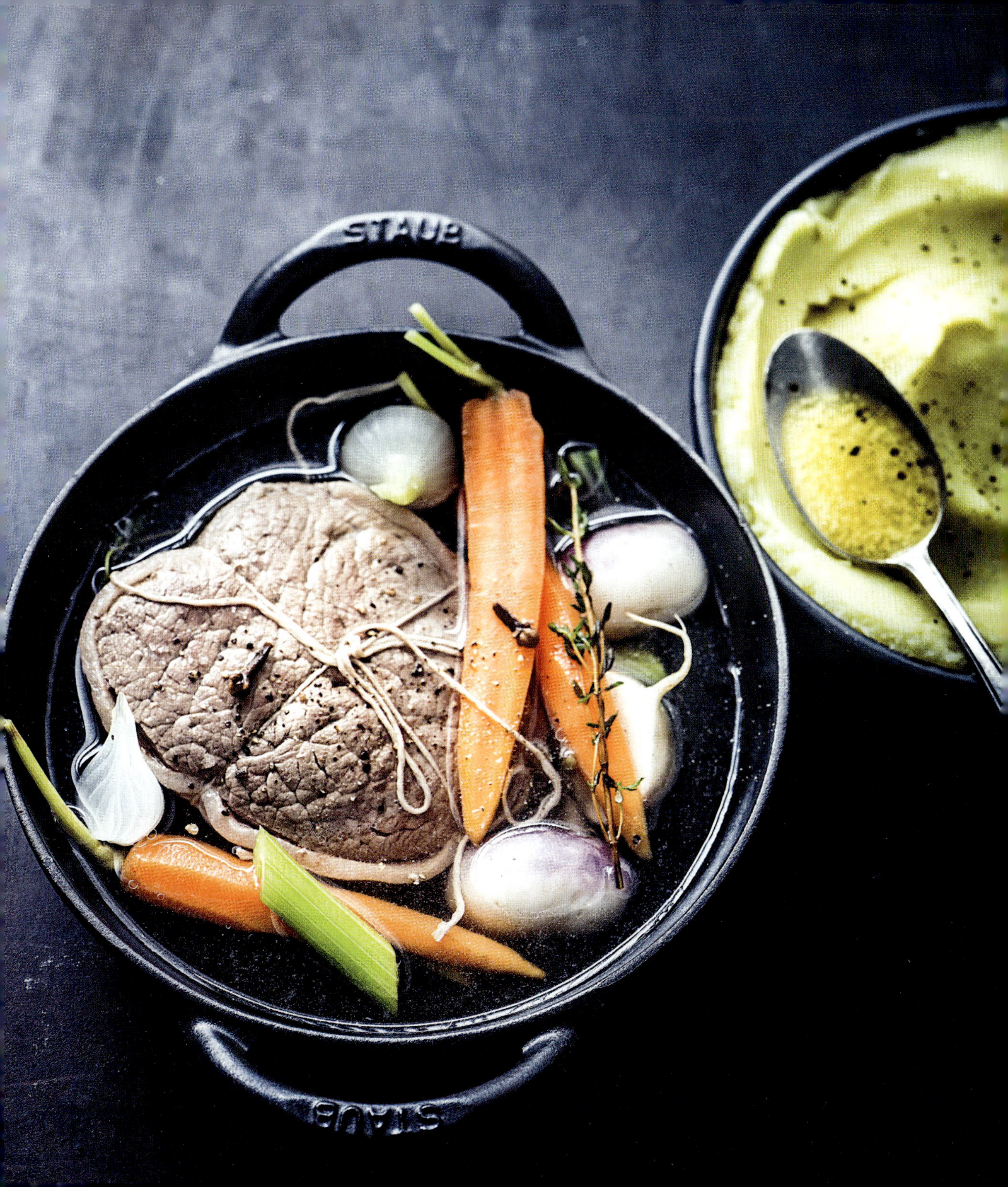
STAUB

Poulet rôti du dimanche et vrai jus, pommes rissolées

Recette mixte (protéines animales et sucres complexes) | Pour 4 personnes | Facile | 1 h

1 poulet de 1,2 kg environ

1 kg de pommes de terre charlotte

¼ de botte de persil plat

1 branche de thym

2 gousses d'ail

50 g de beurre

3 cuillerées à soupe d'huile

Sel

Poivre du moulin

Préchauffez le four à 180 °C (th. 6).

Assaisonnez l'intérieur du poulet. Massez l'extérieur avec un peu d'huile, puis salez-le et parsemez-le de thym. Placez les gousses d'ail en chemise dans un plat à four pouvant aller sur le feu. Posez le poulet dans le plat, sur une cuisse, et enfournez pour 15 minutes, en arrosant avec le jus de cuisson après 10 minutes.

Lavez les pommes de terre, pelez-les et coupez-les en cubes assez réguliers. Mettez-les dans une casserole, couvrez-les d'eau froide et faites chauffer. Dès que l'ébullition est atteinte, égouttez-les et laissez-les sécher un peu.

Versez le reste d'huile dans une cocotte ou une sauteuse allant au four, portez sur feu moyen et, dès que l'huile commence à fumer, jetez-y les pommes de terre. Remuez pour les colorer sur toutes les faces, puis enfournez et laissez cuire pendant environ 20 minutes.

Mettez le poulet sur l'autre cuisse et prolongez la cuisson de 15 minutes, en l'arrosant de nouveau après 10 minutes.

Lavez et hachez le persil. Sortez les pommes de terre du four lorsqu'elles sont cuites. Placez le poulet sur le dos pour 15 minutes, en l'arrosant toutes les 5 minutes. Quand il est cuit, débarrassez-le sur un plat et couvrez-le de papier cuisson pour le maintenir au chaud.

Mettez le plat de cuisson sur feu vif et pincez les sucs. Des particules brunes vont se coller au fond de la plaque, et seul le gras va rester. Éliminez-le pour ne garder que les sucs bien collés au fond du plat. Ajoutez 6 cuillerées à soupe d'eau froide, portez sur feu moyen et grattez le fond avec une spatule pour que les sucs se dissolvent bien et forment un vrai jus de rôti, simple et goûteux.

Faites chauffer le beurre dans une poêle, mettez-y les pommes de terre cuites, assaisonnez-les et parsemez-les de persil haché, puis roulez-les dans le beurre. Dès qu'elles sont réchauffées, servez-les rapidement avec le poulet, coupé en parts, et le jus de rôti.

Conseil : pour réaliser un bon poulet rôti, il faut au départ un bon poulet ! Choisissez une volaille ayant eu une alimentation végétale, de bonne qualité organoleptique, souvent porteuse d'un label.

POINT SANTÉ

Comme son nom l'indique, ce plat est idéal pour un déjeuner du dimanche en famille. Le poulet est une viande blanche, donc maigre. L'associer à l'huile d'olive, au thym, au persil et à l'ail, c'est faciliter sa digestion.

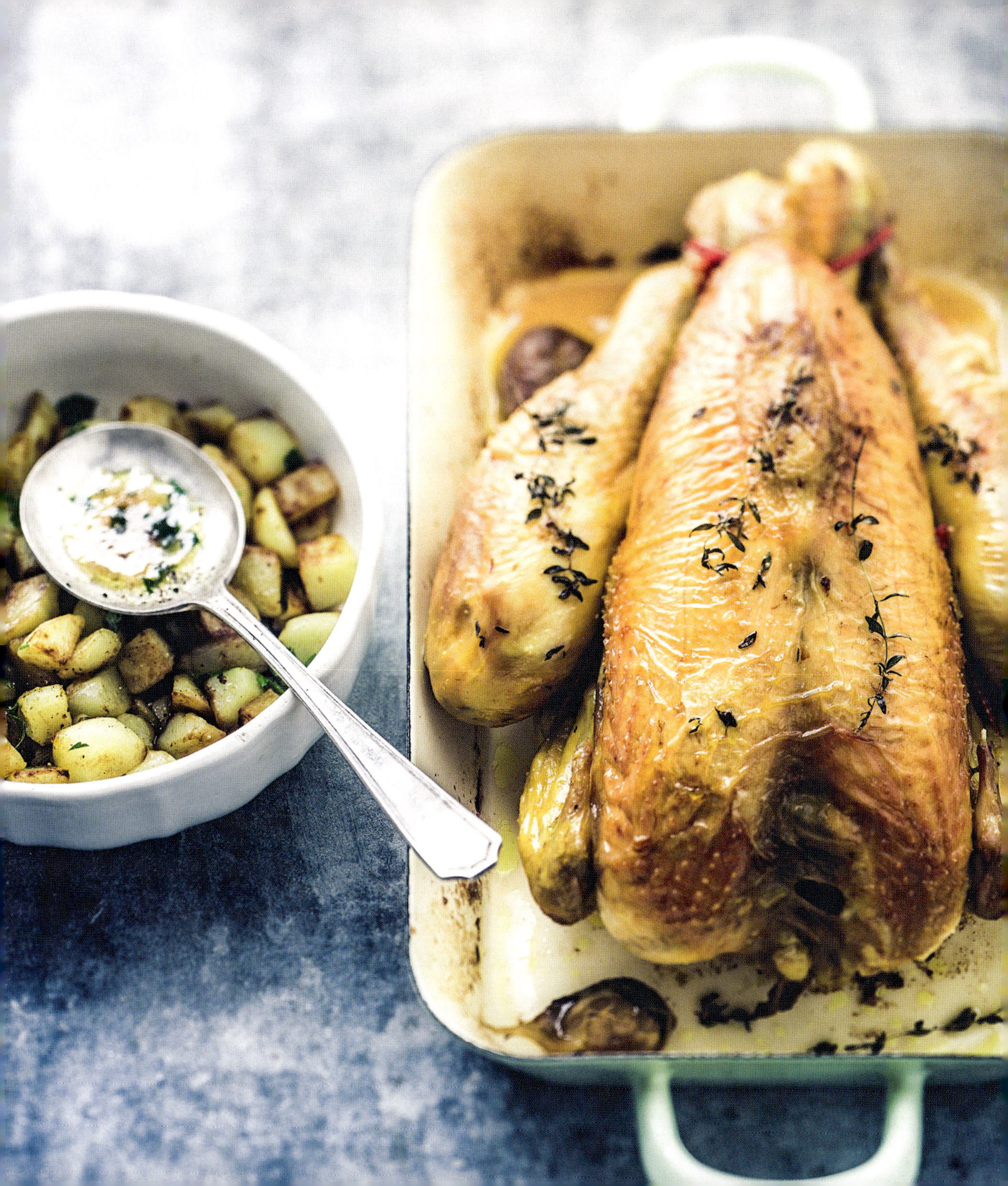

Pressé d'ailes de raie aux poireaux

Recettes mixtes (protéines animales et sucres complexes) | Pour 4 personnes | Facile | 3 h

- 4 ailes de raie de 300 g pièce
- 2 carottes
- 1 gros oignon
- 10 cl de vin blanc
- 1 bouquet garni
- 2 échalotes
- 10 grains de poivre
- 3 poireaux
- Sel fin
- Poivre blanc

Lavez et pochez les poireaux à l'eau salée, puis égouttez-les et taillez-les en tronçons.

Confectionnez un beau court-bouillon. Épluchez les carottes et l'oignon, et taillez-les en rondelles. Versez 1 litre d'eau dans une casserole, ajoutez les carottes, du sel, du poivre et le bouquet garni. Portez à ébullition et laissez bouillir pendant 5 minutes. Ajoutez alors l'oignon et prolongez la cuisson à frémissement pendant 5 minutes, puis versez le vin blanc et laissez cuire encore 10 bonnes minutes à frémissement.

Pochez les ailes de raie dans le court-bouillon frémissant, puis égouttez-les et laissez-les tiédir avant d'enlever les cartilages.

Tapissez un plat rectangulaire de film alimentaire. Posez une épaisseur de raie dans le fond, puis ajoutez des tronçons de poireau, une nouvelle couche de raie, encore des poireaux et une dernière couche de raie. Filmez et stockez au froid pendant au moins 2 heures.

Démoulez le rectangle de raie, taillez-le en épaisses tranches et réchauffez-le doucement avant de servir, avec une petite vinaigrette.

Conseils : la raie est un poisson qui s'oxyde très vite et qui prend alors une désagréable odeur d'ammoniac. Cuisinez-la aussitôt achetée, afin de profiter au mieux de sa saveur. Ici, pas besoin de gelée en plus : la raie est très riche en collagène, et fabriquer la gelée à partir du court-bouillon dans lequel elle a cuit est un jeu d'enfant !

POINT SANTÉ

Encore une fois, l'association protéines animales et légumes verts est un vrai plus pour votre santé. Les poireaux, riches en eau et en fibres, traiteront l'acidité créée par l'absorption des protéines animales, et laisseront vos intestins dans les meilleures dispositions.

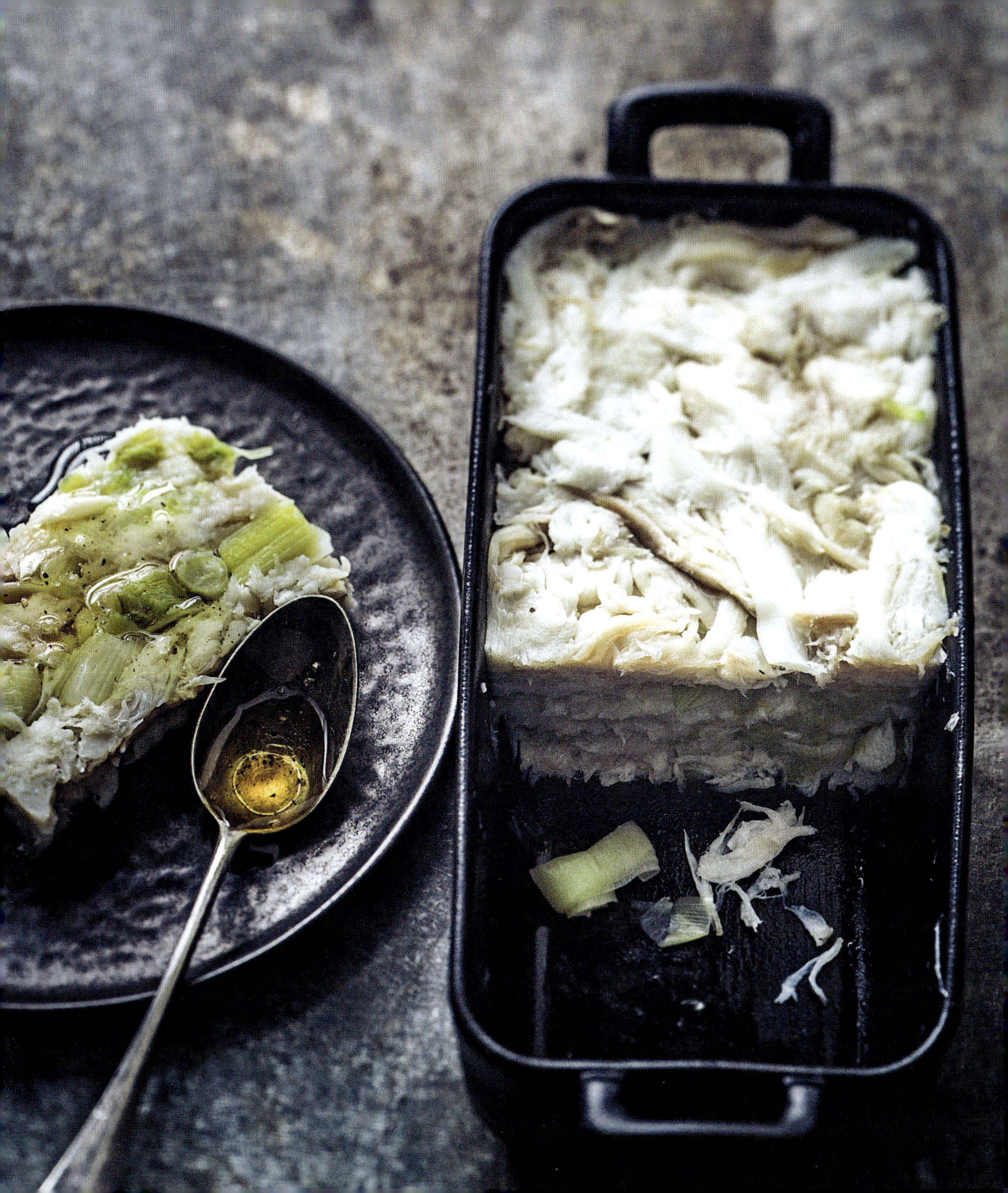

Potage Conti, croûtons et cerfeuil

Recette associant légumineuses et céréales | Pour 4 personnes | Moyennement difficile | 2 h

300 g de lentilles

1 oignon

1 carotte

1 clou de girofle

¼ de botte de cerfeuil

50 g de beurre

½ baguette de campagne

Sel

Poivre du moulin

Lavez et pelez l'oignon et la carotte. Rincez et égouttez les lentilles. Placez-les dans une cocotte, ajoutez la carotte et l'oignon piqué du clou de girofle. Mouillez avec 1 litre d'eau froide et portez à frémissement, puis baissez le feu, couvrez et laissez cuire environ 1 h 30.

Retirez l'oignon et la carotte, mixez et assaisonnez. Replacez le potage sur le feu pour le porter à nouveau à frémissement.

Taillez la baguette en fines tranches, puis toastez-les sous le gril pour qu'ils prennent une belle couleur blonde. Lavez et effeuillez le cerfeuil.

Ajoutez le beurre dans le potage et mixez fortement pour l'émulsionner. Versez dans une soupière, parsemez de cerfeuil et servez, accompagné des toasts de baguette.

Conseil : ce potage est un grand classique ; si vous souhaitez y adjoindre un peu de protéines animales, ajoutez quelques petits cubes de flétan fumé ou, plus simplement, quelques huîtres juste pochées. Ce sera parfait !

POINT SANTÉ

Le cerfeuil n'est pas là par hasard ! Cet aliment possède de remarquables vertus dépuratives, notamment lorsqu'on l'associe à des fibres alimentaires (ici, carotte et lentilles). Une préparation idéale pour récupérer après un écart alimentaire !

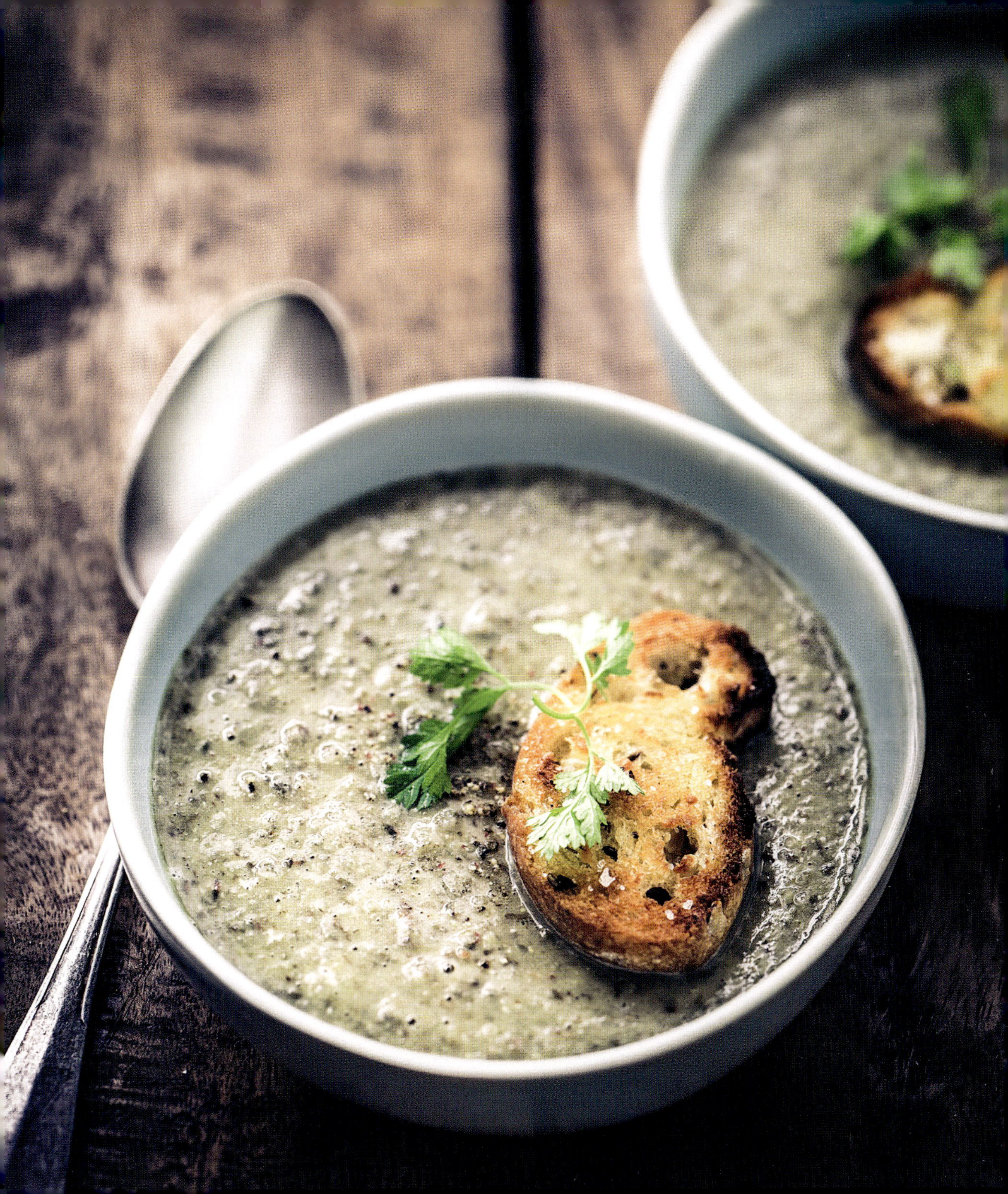

Cuisses de grenouille et jus de cresson

Recette associant protéines et légumes | Pour 4 personnes | Difficile | 30 min

36 cuisses de grenouille

1 gousse d'ail

1 botte de cresson

150 g de farine

5 cl d'huile de tournesol

Fécule de pomme de terre

Sel

Poivre du moulin

Lavez le cresson ; ne coupez pas les tiges, il faut garder la botte intacte pour la cuisson. Faites bouillir de l'eau bien salée dans une casserole, plongez-y le cresson pendant 30 secondes, puis refroidissez-le dans un grand bol d'eau glacée.

Liez 25 cl d'eau bouillante avec de la fécule, préalablement diluée dans de l'eau froide : vous devez obtenir la consistance d'un coulis. Coupez les feuilles de cresson au ras des tiges et ajoutez-les au mélange d'eau et de fécule. Mixez, puis passez l'ensemble à la passoire très fine et récupérez le jus vert dans une casserole.

Pelez la gousse d'ail, lavez-la et coupez-la en très fines tranches. Faites-les frire dans l'huile jusqu'à ce qu'elles prennent une jolie couleur blonde.

Parez les cuisses de grenouille et panez-les à la farine, puis faites-les sauter à l'huile pendant environ 2 minutes sur chaque face. Égouttez-les sur du papier absorbant.

Étalez un peu de coulis de cresson dans quatre assiettes creuses, répartissez les cuisses de grenouille dessus et parsemez le tout de chips d'ail.

Conseils : la grenouille a une chair assez fine mais un peu fade, aussi n'hésitez pas à bien assaisonner ce plat, sinon vous serez déçu. Le cresson souligne la grenouille, tout comme l'ail frit. Vous pouvez aussi plus simplement cuire l'ail haché avec le cresson, mais la texture des chips d'ail apporte un plus indéniable à cette recette.

POINT SANTÉ

La botte de cresson de cette recette vous aidera à remplacer le lait de vache si vous en êtes un féru consommateur. En effet, le cresson dispose d'une teneur intéressante en calcium. Surtout, ce calcium est très biodisponible pour l'organisme !

Poitrine de cochon laquée aux épices
et petits pois frais

Recette mixte (protéines animales et sucres complexes | Pour 4 personnes | Moyennement difficile | 3 h

1 kg de poitrine de porc

1 oignon

1 carotte

2 gousses d'ail

1 cuillerée à soupe d'huile de tournesol

1 grosse rouelle de gingembre

1 cuillerée à café de paprika

1 cuillerée à café de curry

1 cuillerée à café de coriandre

½ cuillerée à café de cumin

1 cuillerée à soupe de sauce soja

3 branches de thym

600 g de petits pois écossés

Préchauffez le four à 150 °C (th. 5).

Lavez, pelez et coupez en gros morceaux la carotte et l'oignon. Incisez la couenne de la poitrine de porc.

Mélangez les épices et la sauce soja, et massez soigneusement la viande avec cette préparation.

Huilez un plat allant au four. Mettez dedans les morceaux de légumes et les gousses d'ail écrasées, puis posez la viande bien massée dessus. Enfournez pour 2 h 15 au moins. Si la viande colore trop, couvrez-la de papier sulfurisé et poursuivez la cuisson.

Peu de temps avant la fin de la cuisson, faites cuire les petits pois à l'anglaise. Égouttez-les et plongez-les aussitôt dans l'eau glacée pour stopper la cuisson.

Lorsque le porc est cuit, débarrassez-le dans un plat et couvrez-le de papier sulfurisé pour le garder chaud.

Dégraissez au maximum le plat de cuisson, mettez-y les petits pois et faites-les rouler dedans pour bien les enrober des sucs de cuisson de la viande. Coupez le porc en tranches fines et servez rapidement.

Conseil : vous pouvez prendre un autre morceau que la poitrine, comme l'échine, mais seul un morceau un peu gras supportera bien la cuisson longue sans se dessécher. La cuisson douce permet aussi d'obtenir une texture fondante mais pas sèche.

POINT SANTÉ

Cette recette est l'occasion de rappeler combien les épices sont précieuses à la cuisine santé. Elles régulent notre prise de sel de table, relèvent le goût de nos plats et disposent d'effets antioxydants reconnus. Certaines études scientifiques n'hésitent pas à leur octroyer des vertus anticancer.

Quinoa, fèves et oignons en beignets à l'indienne

Recette associant légumineuses et céréales | Pour 4 personnes | Facile | 1 h

300 g d'oignon doux

60 g de farine de fève

30 g de quinoa cuit

1 cuillerée à café de curry

1 cuillerée à café de curcuma

Piment

Sel

Huile pour la friteuse

Pelez, lavez et émincez finement les oignons. Saupoudrez-les de sel fin et laissez-les dégorger 30 minutes, puis rincez-les et pressez-les dans un linge pour les sécher.

Mélangez dans un saladier les épices, le quinoa, les oignons dégorgés, la farine de fève et du piment en poudre (vous pouvez mettre du piment frais si vous voulez !). Ajoutez un peu d'eau et mélangez pour obtenir une pâte type pâte à frire un peu ferme.

Faites chauffer l'huile à 180 °C. Plongez-y des petits tas façonnés à la cuillère et laissez-les cuire 2 à 3 minutes, en veillant à les retourner plusieurs fois pour qu'ils colorent uniformément.

Égouttez les beignets et posez-les sur du papier absorbant pour éliminer le maximum d'huile de cuisson. Salez rapidement et mangez très chaud !

Conseil : inutile de chercher à obtenir des formes régulières, c'est impossible ! Et il est important d'avoir quelque chose de peu régulier, car vous aurez ainsi des goûts variés et des textures différentes dans un même beignet !

POINT SANTÉ

Une recette du midi à conseiller pour un jour où vous avez programmé votre séance de sport le soir. En effet, fèves et quinoa vous auront fourni un apport énergétique important qui vous permettra de vous dépenser sans compter en donnant le maximum.

Soufflé à la rhubarbe

Recette de dessert | Pour 4 personnes | Difficile | 1 h 30

1 kg de rhubarbe
6 œufs
30 g de beurre
50 g de fécule
120 g de sucre
1 gousse de vanille

Faites ramollir 10 g de beurre et utilisez-le pour beurrer un moule à soufflé. Chemisez-le avec un peu de sucre et placez-le au réfrigérateur.

Lavez, épluchez et taillez la rhubarbe en tronçons de 1 centimètre. Fendez la gousse de vanille en deux dans le sens de la longueur et grattez l'intérieur avec le dos d'un couteau pour prélever les petites graines noires.

Mettez dans une cocotte la rhubarbe, les graines et la gousse de vanille, 20 g de beurre et un fond d'eau, puis faites cuire jusqu'à obtention d'une compote.

Ôtez la gousse de vanille et mixez : la compote doit être bien lisse.

Transférez 50 cl de cette compote dans une autre casserole et portez à ébullition. Ajoutez alors le sucre puis, petit à petit, 30 g de fécule diluée dans de l'eau froide. Mélangez au fouet jusqu'à ce que l'ensemble prenne la consistance d'une crème pâtissière un peu épaisse.

Préchauffez le four à 180 °C (th. 6).

Cassez les œufs en séparant les blancs des jaunes. Ajoutez 4 jaunes dans la compote, portez de nouveau à frémissement en mélangeant sans cesse et arrêtez aussitôt la cuisson. Mélangez le reste de fécule avec les 2 derniers jaunes et incorporez ce mélange à la préparation à la rhubarbe. Montez les blancs en neige ferme, puis mélangez délicatement les deux masses.

Remplissez le moule à soufflé aux deux tiers de sa hauteur, enfournez et laissez cuire pendant 30 à 35 minutes.

Conseils : inutile d'éplucher la rhubarbe pour cette recette puisqu'elle est mixée, mais passez au besoin la compote à la passoire fine. Choisissez des bâtons de rhubarbe fins, ils sont plus sucrés que les gros !

POINT SANTÉ

Profitez d'un déjeuner entre amis ou en famille pour programmer cette recette. Ce dessert est plutôt sucré, mais vous profiterez de la richesse en fibres de la rhubarbe.

Cerises jubilée à l'ancienne

Recette de dessert | Pour 4 personnes | Difficile | 15 min

400 g de cerises
100 g de gelée de groseille
5 cl de porto rouge
5 cl de kirsch

Coupez les cerises en deux et dénoyautez-les.

Faites chauffer la gelée de groseille dans une cocotte portée sur feu moyen, de façon à obtenir un sirop un peu épais.

Versez les cerises dedans, ajoutez le porto et laissez compoter 3 minutes.

Parallèlement, faites chauffer le kirsch dans une petite casserole, puis flambez-le et versez-le sur les cerises.

Servez dans des coupes, bien chaud. Vous pouvez accompagner ces cerises d'une boule de glace à la vanille, pour un beau contraste de textures et de températures.

Conseil : choisissez des cerises assez sucrées pour faire un dessert de qualité, et surtout bien mûres (si elles sont un peu astringentes, ni la confiture ni le porto ne pourront y faire grand-chose).

POINT SANTÉ

Un dessert de récréation à savourer sans modération lors de vos repas libres. Une ou deux fois par semaine, donc, faites-vous plaisir avec un dessert de ce type.

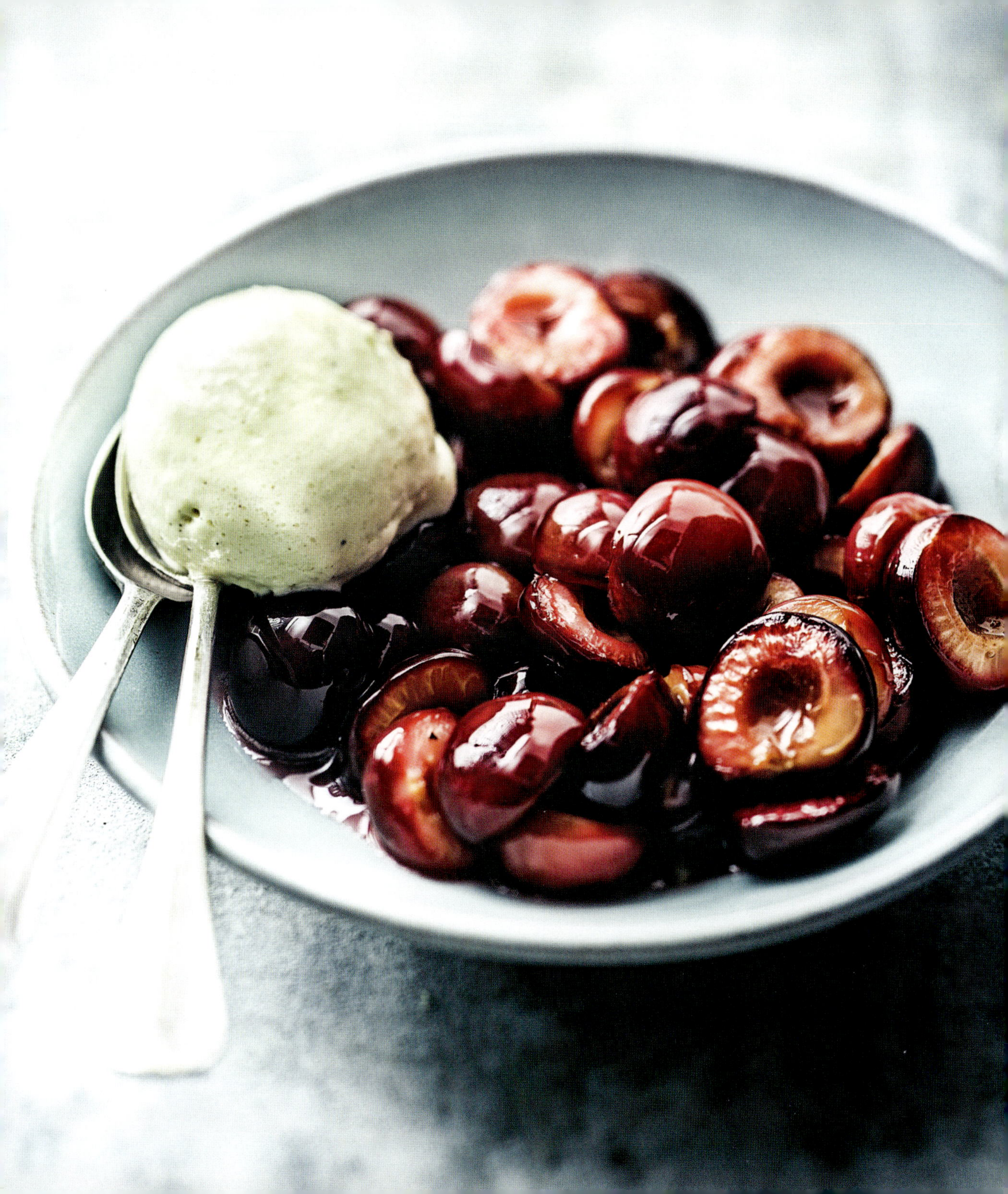

Millefeuilles chocolat-framboise

Recette de dessert | Pour 4 personnes | Difficile | 2 h

125 g de chocolat noir

500 g de framboises

150 g de crème végétale

3 cl d'alcool de framboise

40 g de sucre glace

Hachez finement le chocolat noir au couteau. Placez-en les deux tiers dans un bol et faites-le fondre au micro-ondes ou au bain-marie. Lorsqu'il est bien fondu, ajoutez le tiers restant et laissez-le fondre pendant quelques instants, puis lissez l'ensemble à la spatule.

Tapissez de papier siliconé une plaque à pâtisserie non alvéolée, bien plane. Disposez dessus 12 cuillerées à soupe de chocolat fondu espacées les unes des autres, placez une autre feuille de papier dessus, délicatement, et surmontez le tout d'une autre plaque bien plane : les tuiles de chocolat vont se faire toutes seules ! Réservez au réfrigérateur pendant au moins 1 heure. Mettez les quatre assiettes de service au réfrigérateur pour les refroidir.

Vérifiez la propreté des framboises ; si besoin est, essuyez-les avec un petit pinceau, mais évitez autant que possible de les passer sous l'eau.

Montez en chantilly la crème végétale, puis ajoutez le sucre glace et l'alcool. Transférez la crème montée dans une poche à pâtisserie munie d'une douille cannelée.

Sortez les tuiles de chocolat et les assiettes. Posez une noisette de crème dans chacune d'elles, puis prélevez une tuile et posez-la sur la crème : elle est ainsi fixée à l'assiette, et votre millefeuille ne bougera pas !

Déposez sur chacune des quatre tuiles une couronne de crème à 1 centimètre du bord, rangez des framboises dessus et garnissez le centre d'un peu de crème. Posez une deuxième tuile dessus et renouvelez l'opération, puis placez la dernière tuile et décorez-la d'une rosace de crème au milieu.

S'il reste des framboises, utilisez-les pour décorer les assiettes ou pour réaliser un petit coulis.

Conseil : privilégiez les framboises du jardin et n'oubliez pas que, dans les desserts aux fruits, la crème doit accompagner le fruit, pas l'inverse ! Forcez sur les framboises...

POINT SANTÉ

Cette recette pour profiter d'une petite récréation maison sans pour autant bouleverser l'écosystème intestinal puisqu'il n'y a pas de laitages de vache. Le chocolat noir à plus de 75 % de cacao est une bonne source de polyphénols et un super-réconfort dans les moments difficiles ou encore pour se récompenser d'une séance de sport éprouvante. Bref, une recette à consommer lors des récréations et à partager entre amis sans culpabilité.

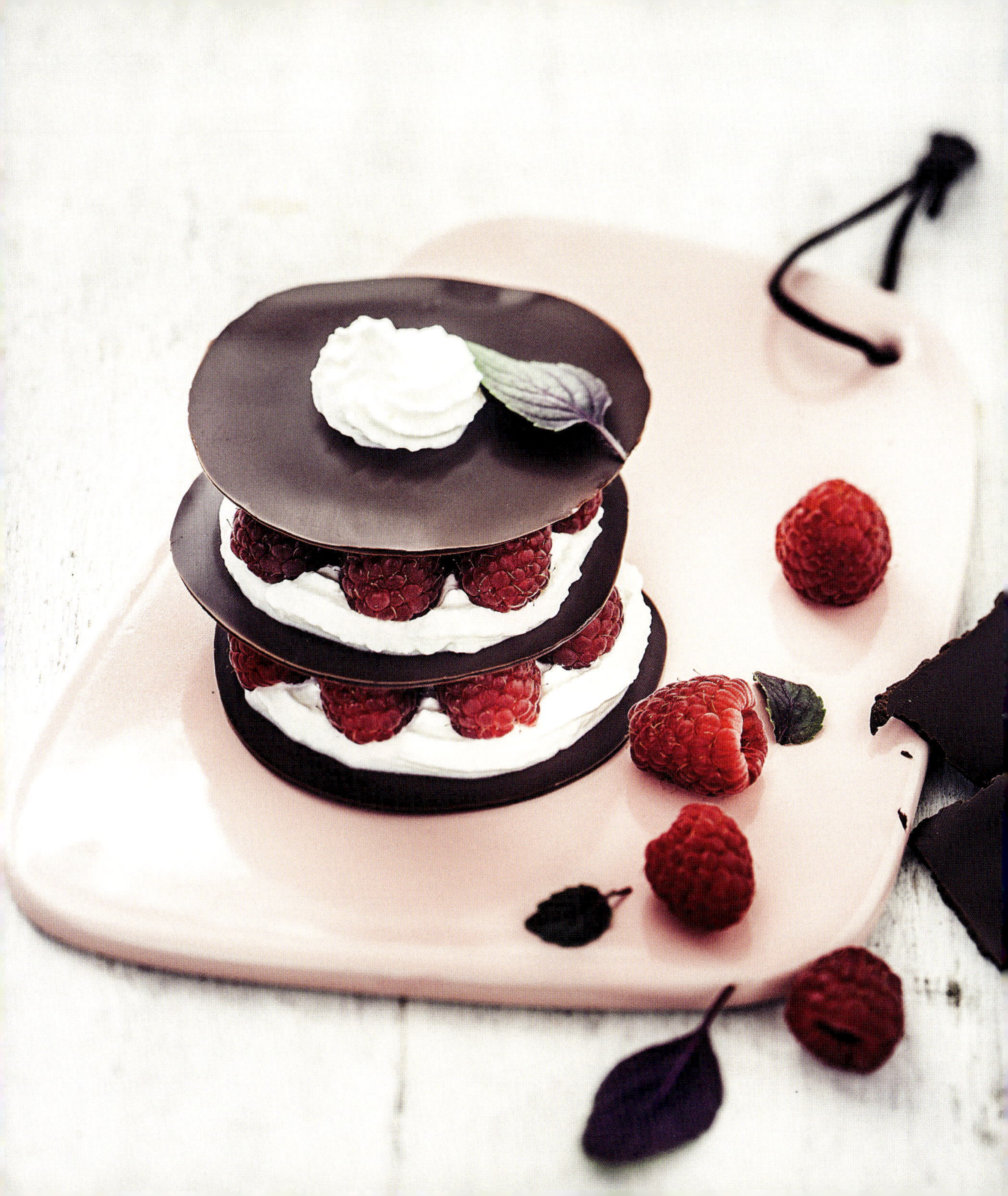

Mousse de chocolat à la pomme

Recette de dessert | Pour 4 personnes | Difficile | 20 min

200 g de chocolat noir à 70 % de cacao

150 g de pur jus de pomme

glaçons

Cassez le chocolat noir en petits morceaux réguliers dans un grand bol et faites-le fondre au micro-ondes ou au bain-marie.

Versez le jus de pomme sur le chocolat fondu et fouettez pour amalgamer l'ensemble.

Placez le bol sur un lit de glaçons et fouettez sans arrêter, jusqu'à obtention d'une mousse assez ferme.

Dressez dans des coupes et régalez-vous : pas de crème, pas d'œufs, une mousse vegan !

Conseil : une mousse de chocolat, et pas une mousse au chocolat ! L'important ici est de garder les proportions pour que la recette fonctionne, mais vous pouvez remplacer le jus de pomme par un autre jus, ou même par du café bien dilué.

POINT SANTÉ

Le chocolat noir avec une bonne teneur en cacao peut se révéler intéressant. Il renferme en effet des antioxydants, et agit sur l'organisme comme un excellent coupe-faim.

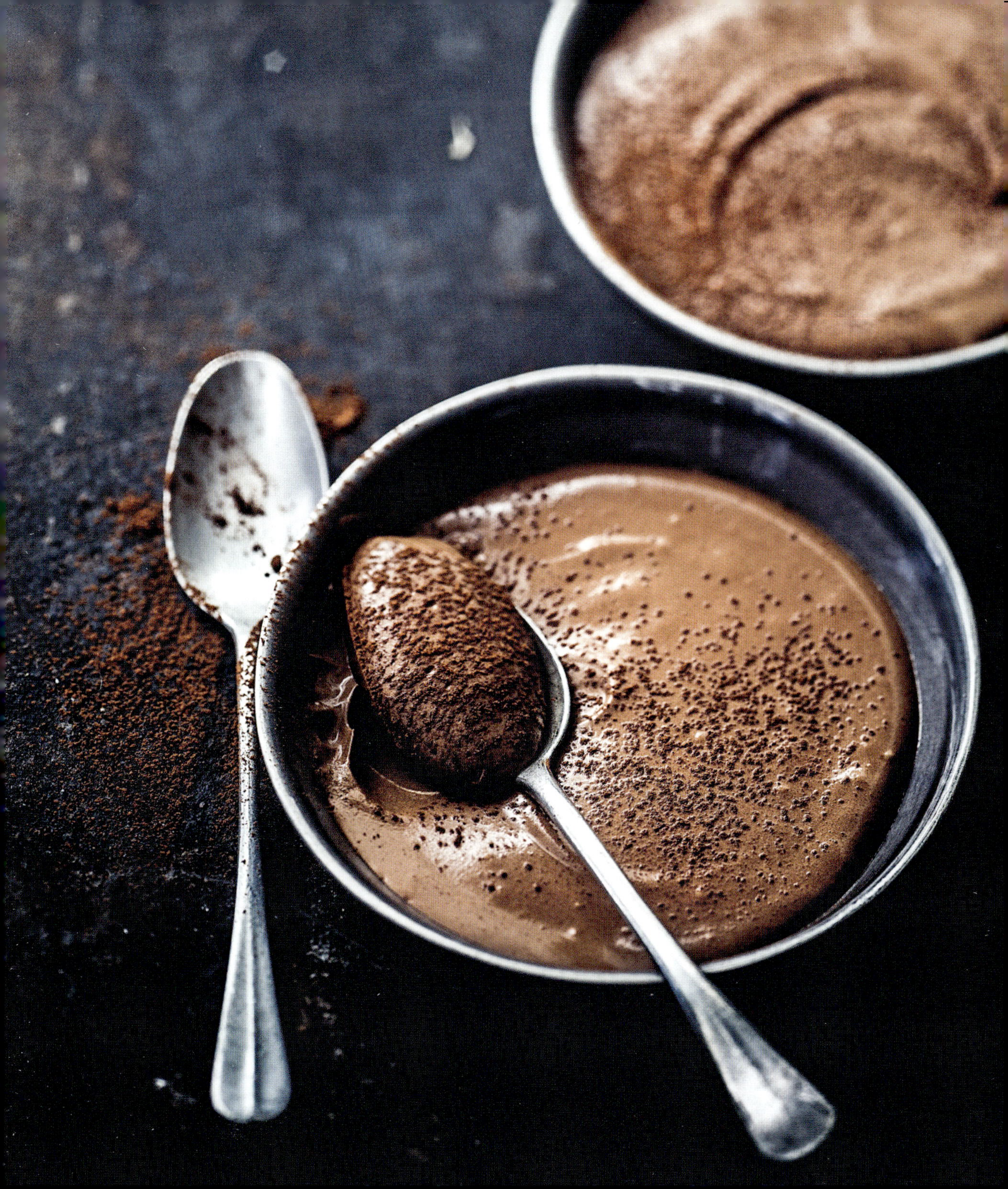

Gelée de groseille sans cuisson, faisselle et cassonade

Recette de dessert | Pour 4 personnes | Facile | 2 jours

350 g de faisselle
40 g de cassonade
300 g de groseilles
100 g de sucre
½ citron

Égrappez les groseilles et passez-les au tamis pour récupérer le jus. Prélevez 150 g de ce dernier et mettez-le dans un saladier, puis ajoutez 1 cuillerée à soupe de jus de citron et 100 g de sucre. Mélangez à la spatule en bois, filmez le saladier et laissez figer à température ambiante durant 1 heure.

Lorsque la gelée commence à prendre, filmez le saladier et réservez-le au frais plusieurs heures, jusqu'à la prise complète.

Placez la faisselle dans une passoire au-dessus d'un bol et laissez-la égoutter au réfrigérateur durant 1 heure.

Répartissez la faisselle égouttée dans quatre coupes, creusez légèrement le milieu et déposez-y une belle cuillerée de gelée tremblotante.

Saupoudrez de cassonade et servez, avec le reste de gelée à part.

Conseil : si la gelée prend toute seule, sans cuisson, elle ne se conserve cependant pas très longtemps car elle ne contient pas assez de sucre ; profitez donc de vos groseilles, et ne cueillez que ce qui va être utile pour la recette.

POINT SANTÉ

Après une séance de sport, ce dessert peut s'avérer bienfaisant. Les groseilles sont en effet riches en minéraux, et notamment en potassium, dont la carence est, en partie, à l'origine des crampes.

ÉTÉ

Salade de haricots verts, jus et zestes de citron

Recette végétarienne sans gluten | Pour 4 personnes | Facile | 15 min

800 g de haricots verts extrafins

1 citron jaune

1 citron vert

1 petit bouquet de coriandre fraîche

4 cuillerées à soupe d'huile d'olive vierge

1 oignon nouveau

1 piment rouge

Sel

Lavez les haricots verts et, si besoin est, effilez-les. Faites-les cuire dans une grande quantité d'eau bouillante bien salée. Arrêtez la cuisson quand ils sont cuits mais encore croquants, puis plongez-les dans de l'eau bien froide pour stopper la cuisson.

Lavez la coriandre et séchez-la entre deux feuilles de papier absorbant, effeuillez-la et concassez-la grossièrement.

Lavez les citrons. Zestez le citron vert et pressez le citron jaune. Réalisez une vinaigrette simple avec le jus de ce dernier et l'huile d'olive.

Émincez finement l'oignon nouveau et le piment (épépiné ou non, à vous de voir !).

Mélangez l'ensemble, rectifiez l'assaisonnement et servez bien frais.

Conseils : cueillez les haricots jeunes, avant la formation des fils. Si vos haricots sont un peu gros, pensez à bien les effiler ; c'est un peu fastidieux, mais indispensable ! Vous pouvez ici remplacer les haricots par des petits pois ou par des févettes.

POINT SANTÉ

C'est la recette qu'il vous faut si vous avez des remontées acides désagréables, lesquelles peuvent, à terme, endommager l'émail de vos dents. Le citron possède en effet de puissantes vertus alcalinisantes, et ce malgré son acidité en bouche.

Tomates farcies aux légumes de couscous

Recette végétarienne sans gluten | Pour 4 personnes | Difficile | 1 h

4 tomates

2 carottes

1 courgette

1 poivron rouge

1 oignon doux

120 g de pois chiches cuits

1 cuillerée à café de ras al-hanout

3 cuillerées à soupe d'huile d'olive

Sel

Poivre

Faites bouillir de l'eau dans une grande casserole, où les tomates pourront être complètement immergées. Préparez un grand saladier d'eau froide.

Ôtez le pédoncule des tomates avec un petit couteau pointu, puis plongez-les 12 secondes dans l'eau bouillante. Récupérez-les avec une écumoire et jetez-les aussitôt dans le saladier d'eau froide.

Pelez les tomates et, à l'aide d'une cuillère à pommes parisiennes, videz-les par l'ouverture au niveau du pédoncule. Salez légèrement l'intérieur, retournez-les sur un linge et réservez au froid.

Lavez et pelez tous les légumes, puis coupez-les séparément en dés de la taille d'un pois chiche.

Faites cuire les dés de courgette dans de l'eau salée jusqu'à ce qu'ils soient cuits mais encore fermes (*al dente).* Égouttez-les et refroidissez-les rapidement. Faites cuire de la même façon, séparément, les dés de carotte et de poivron.

Préchauffez le four à 180 °C (th. 6).

Versez l'huile d'olive dans une poêle chaude et faites-y suer l'oignon sur feu doux, en mélangeant. Ajoutez le ras al-hanout, puis les dés de légumes. Faites-les sauter rapidement pour obtenir un mélange bien parfumé. Rectifiez l'assaisonnement en sel et en poivre.

Fourrez délicatement les tomates avec le mélange de légumes bien chaud, rangez-les dans un plat à four huilé et arrosez-les d'un filet d'huile d'olive.

Enfournez pour quelques minutes, de façon à réchauffer les tomates sans qu'elles s'effondrent, et servez rapidement !

Conseil : la tomate ainsi présentée est un peu déconcertante... Sous l'apparence d'une simple tomate, il y a en fait tout un cœur de saveur ! Pour aller plus vite et pour simplifier, vous pouvez aussi couper le chapeau et présenter comme une tomate farcie classique.

POINT SANTÉ

C'est la recette à conseiller si vous êtes sujet aux petits tracas de santé à répétition. Tomates et carottes sont remplies de bêtacarotène : ce pigment se transforme en vitamine A dans l'organisme, laquelle va booster votre système immunitaire. De plus, des recherches sérieuses tendent à montrer que le bêtacarotène de la tomate est plus accessible lorsque celle-ci est cuite.

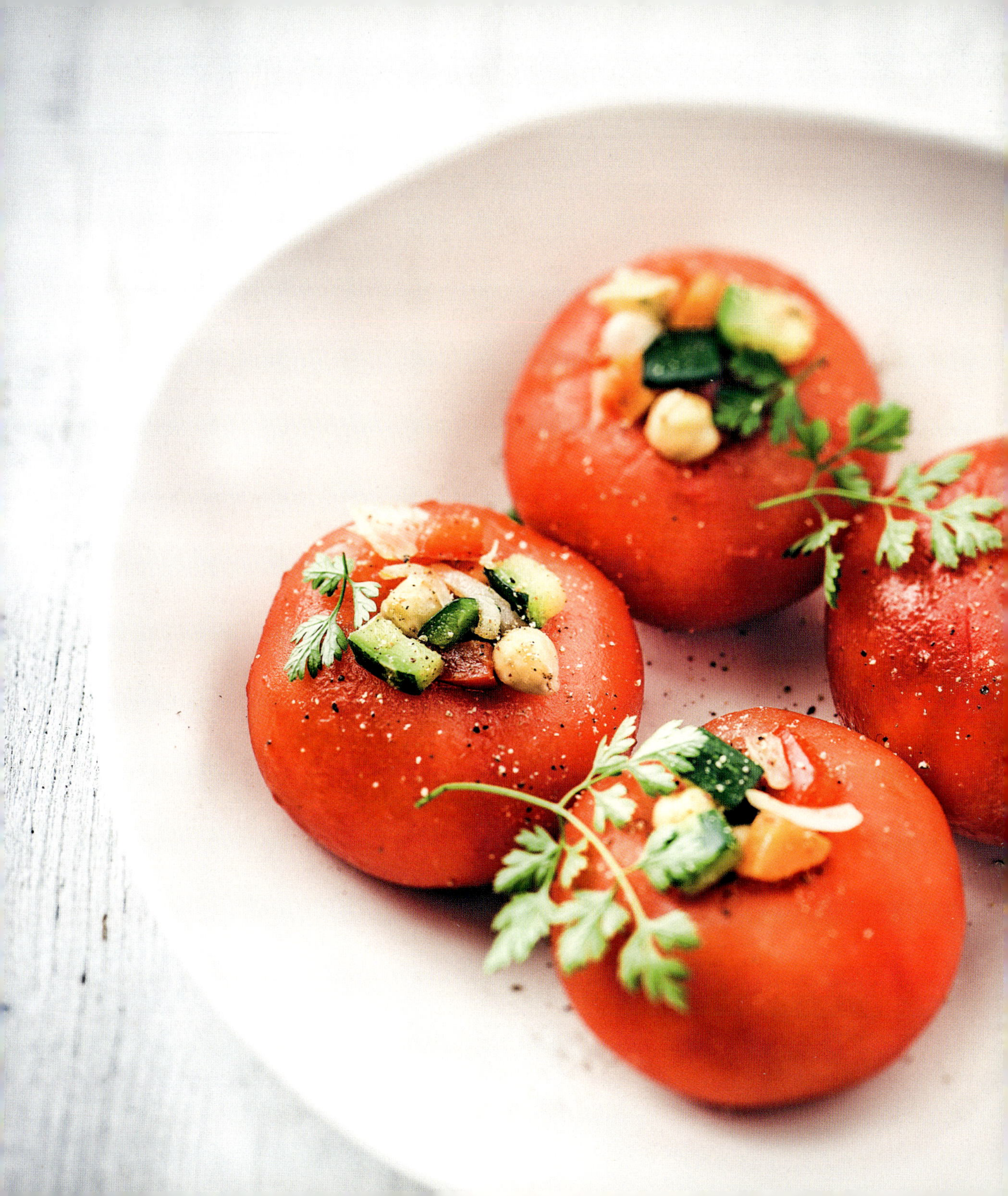

Légumes marinés, pastèque et framboises acidulées

Recette végétarienne sans gluten | Pour 4 personnes | Moyennement difficile | 6 h

1 aubergine
2 courgettes
2 poivrons rouges
1 oignon
4 navets
4 carottes
4 gousses d'ail
⅛ de pastèque
12 framboises
1 citron vert
1 litre d'huile d'olive
Sel
Poivre du moulin
Thym
Romarin

Préchauffez le four à 220 °C (th. 7-8).

Lavez les légumes, coupez-les en tranches épaisses et rangez-les dans un plat allant au four. Arrosez-les d'un filet d'huile d'olive, salez et mélangez.

Enfournez et laissez cuire : certaines parties vont noircir, alors surveillez bien pour éviter la carbonisation. Débarrassez les légumes au fur et à mesure de leur cuisson (la carotte, par exemple, cuit moins vite que le poivron !).

Placez au fur et à mesure les légumes rôtis dans un grand saladier et filmez ce dernier pour que la vapeur dégagée termine doucement la cuisson. Laissez ainsi pendant au moins 1 heure, jusqu'à refroidissement de l'ensemble.

Pelez les poivrons et l'aubergine, et replacez les légumes dans le saladier. Éliminez le jus.

Versez l'huile dans une cocotte, ajoutez l'ail en chemise, le thym et le romarin, et faites chauffer légèrement. Versez l'huile chaude sur les légumes cuits, filmez de nouveau le saladier et laissez refroidir à température ambiante pendant au moins 4 heures.

Coupez la pastèque en cubes. Écrasez grossièrement les framboises dans un bol, ajoutez le zeste et le jus du citron vert, ainsi qu'un peu d'huile des légumes.

Disposez les légumes marinés dans quatre assiettes creuses, ajoutez les cubes de pastèque crus et quelques touches de vinaigrette framboise-citron vert. Terminez par un tour de moulin à poivre et de la fleur de sel.

Conseils : rôtir les légumes est très intéressant, car cela développe des arômes qu'on ne trouve pas d'habitude. Les variations de couleur sont normales, puisque les parties les plus fines vont plus cuire que les autres. Veillez cependant à ne pas carboniser les angles, c'est toxique !

POINT SANTÉ

Vous le savez désormais, les légumes et les fruits colorés renferment bien souvent d'intéressantes quantités de vitamines. C'est ainsi que les poivrons rouges comportent trois fois plus de vitamine C que les oranges ! Celle-ci renforce vos défenses naturelles. À privilégier avant une période de stress intense, ou lorsque vous savez que votre santé va être mise à l'épreuve.

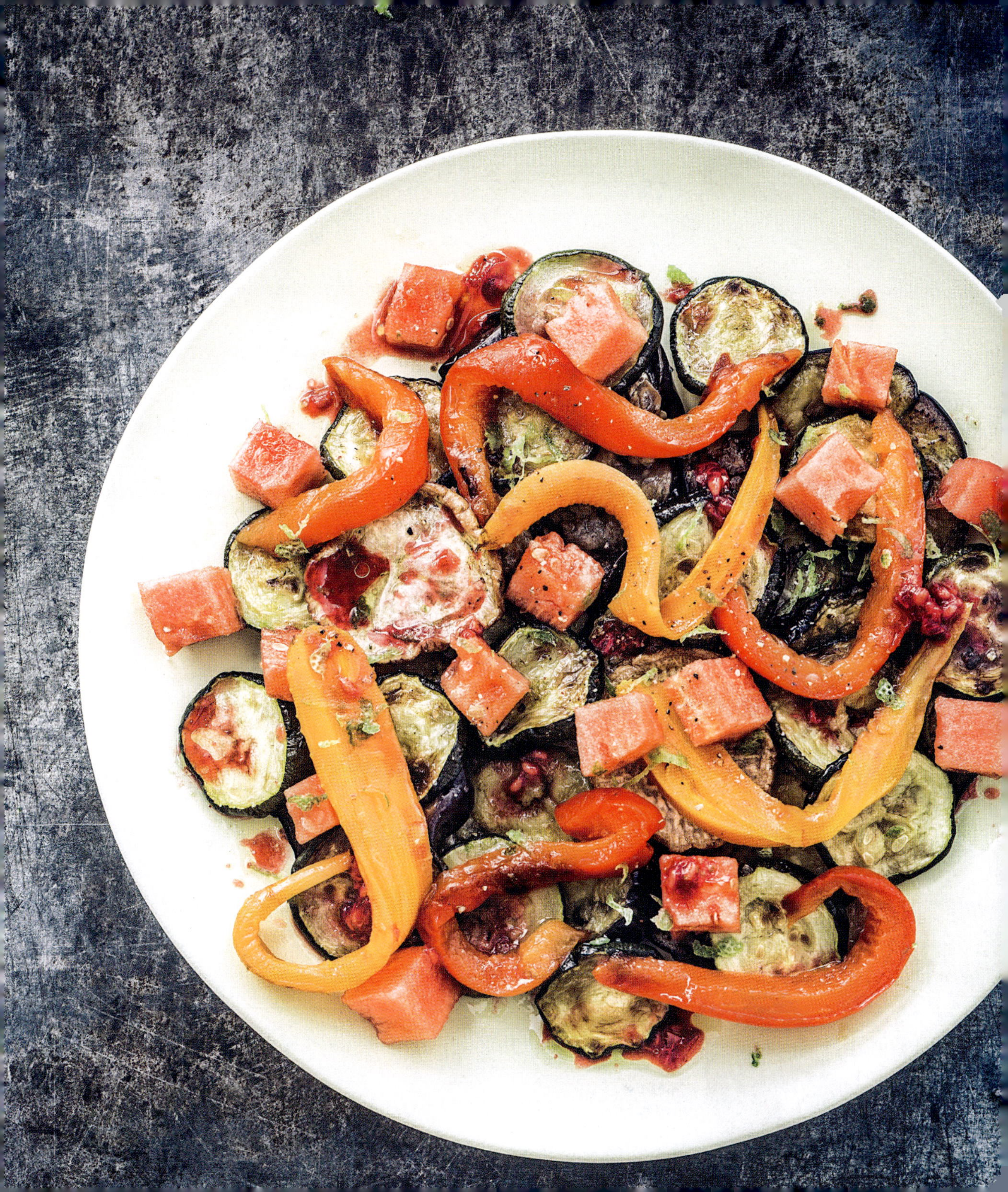

Moules brûle-doigts

Recette associant protéines et légumes | Pour 4 personnes | Facile | 10 min

4 litres de moules

1 branche de céleri

2 citrons

1 verre de vin blanc

1 échalote

Thym

Poivre du moulin

4 plaques d'alu percées pour barbecue

Préparez un barbecue avec des braises bien fournies.

Lavez, effilez et émincez finement la branche de céleri. Pelez et émincez l'échalote. Pressez les citrons.

Mettez le céleri et l'échalote dans une casserole, ajoutez un peu d'eau et laissez mijoter 2 minutes, puis ajoutez le vin blanc, le thym et le jus de citron. Laissez cuire jusqu'à ce que l'ensemble réduise de moitié.

Rangez les moules dans les plaques d'alu, puis placez-les sur le barbecue jusqu'à l'ouverture des moules. Arrosez-les d'un peu de sauce au vin, poivrez généreusement et dégustez sans attendre !

Conseils : lavez et brassez les moules soigneusement. N'hésitez pas à éliminer celles qui ne se referment pas ou qui sont cassées, car elles sont potentiellement toxiques. De même, après cuisson, une moule qui reste obstinément fermée est une moule morte, donc toxique !

POINT SANTÉ

On le sait peu, mais les moules renferment une bonne quantité d'oméga-3. Cette préparation est donc excellente pour revitaliser son système immunitaire tout en prenant soin de sa santé sur le plan cardio-vasculaire.

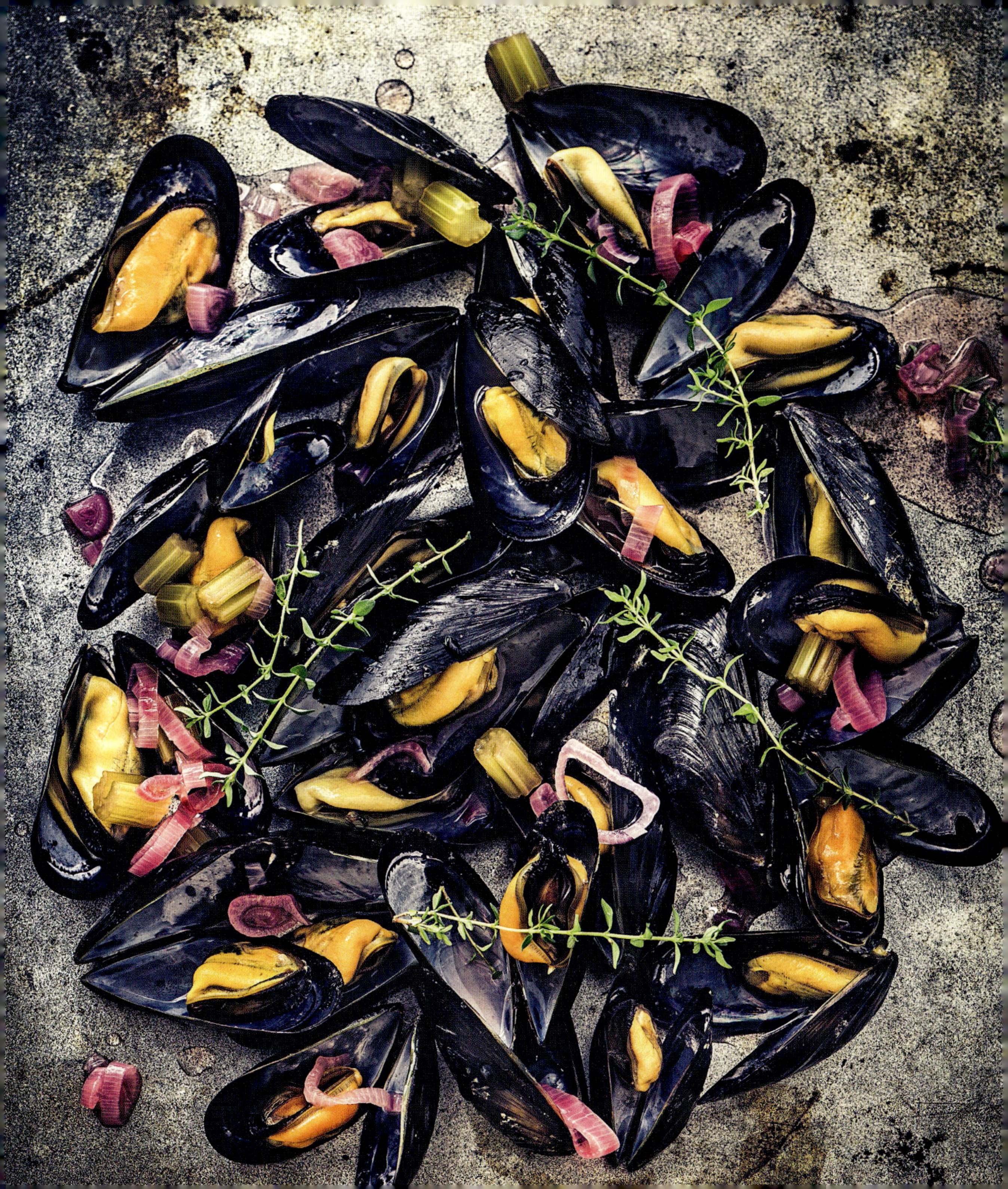

Sardines farcies aux herbes, juste à la plancha

Recette associant protéines et légumes | Pour 4 personnes | Moyennement difficile | 10 min

12 sardines

1 petite botte de persil plat

1 petite botte de cerfeuil

1 petite botte de basilic

1 gousse d'ail

50 g de parmesan

1 cuillerée à café d'huile d'olive

Sel

Poivre du moulin

Lavez et hachez les herbes. Épluchez et hachez l'ail, puis mélangez-le avec les herbes hachées. Râpez le parmesan, mélangez-le aux herbes et à l'ail, et assaisonnez l'ensemble.

Levez les filets des sardines, posez-les à plat sur le plan de travail et assaisonnez-les. Sur la moitié d'entre eux, étalez un peu de farce, puis recouvrez chacun d'un autre filet de sardine.

Faites chauffer une plancha huilée. Déposez-y les sardines farcies et faites-les cuire 2 minutes, puis retournez-les délicatement et prolongez la cuisson de 2 minutes.

Conseils : sardines et herbes du jardin sont un mariage de saison et de gourmandise. Vous pouvez mettre les herbes de votre choix, mais veillez à bien les doser car certaines, très puissantes, domineraient trop le plat. Pour la cuisson, aidez-vous d'une spatule métallique pour prendre les sardines dans le sens de la longueur afin de les retourner sans les briser.

POINT SANTÉ

Si vous sentez depuis quelque temps un certain manque de vitalité ou une plus grande vulnérabilité aux infections, vous tenez là une recette tout à fait appropriée pour vous aider. Sardines et huile d'olive vous fourniront des oméga-3 à foison, dont vous savez qu'ils renforcent le système immunitaire.

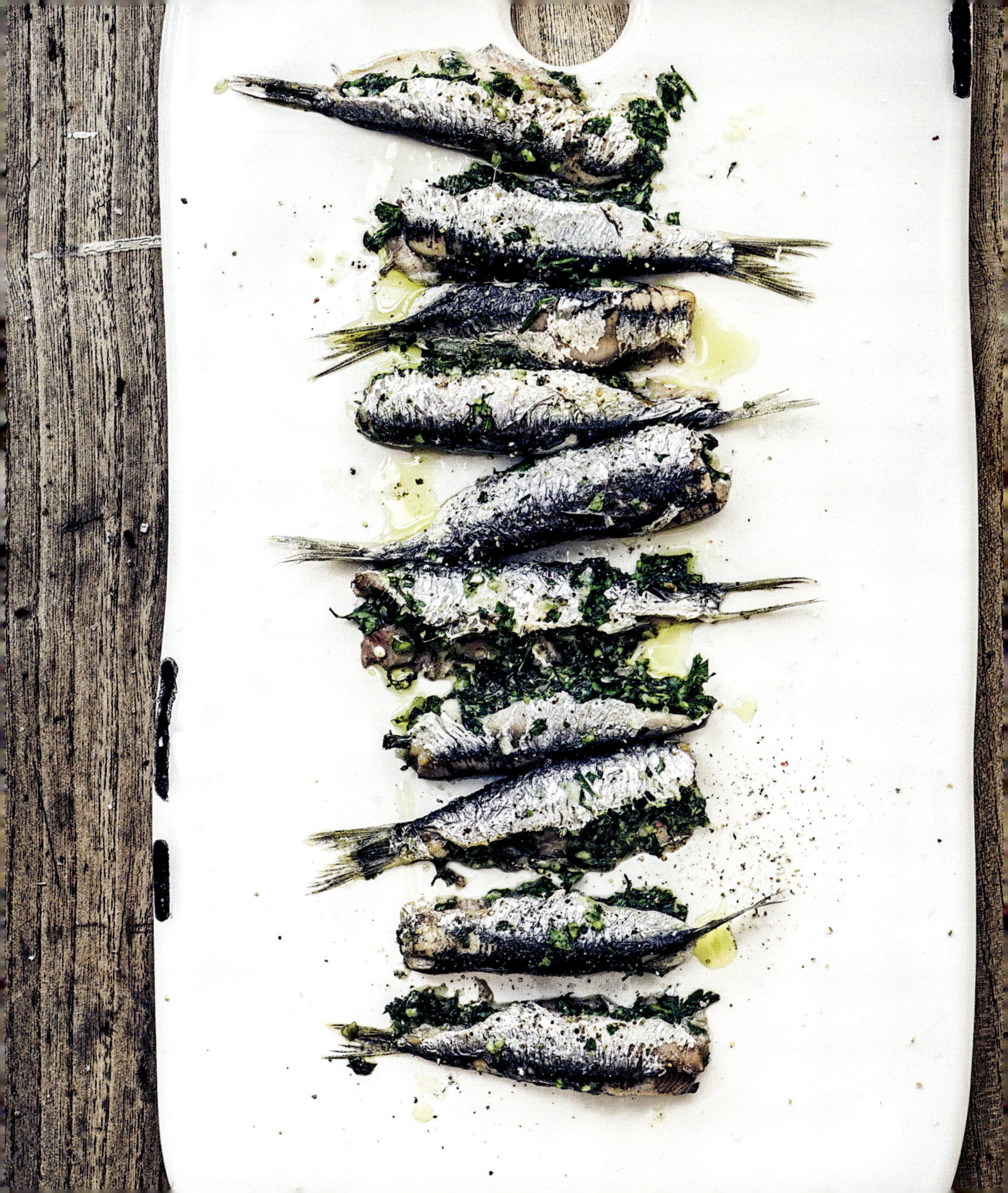

Blancs de volaille aux herbes

Recette associant protéines et légumes | Pour 4 personnes | Facile | 2 h 30

4 filets de poulet

2 branches de thym

1 botte de cerfeuil

1 petite feuille de laurier

½ botte de coriandre

2 cuillerées à café d'huile d'olive extra-vierge

Sel

Poivre

Lavez les herbes, réservez ¼ de botte de coriandre et ¼ de botte de cerfeuil, puis concassez le reste.

Plongez la coriandre et le cerfeuil réservés dans 1,5 litre d'eau frémissante, couvrez et laissez infuser.

Parez et dénervez soigneusement les filets de volaille. Salez et poivrez le bouillon d'herbes, puis plongez les volailles dans le liquide frémissant, couvrez et coupez le feu. Laissez infuser 2 heures.

Sortez les blancs de volaille, épongez-les et faites-les colorer rapidement à l'huile dans une poêle. Parsemez-les des herbes fraîches restantes et servez.

Conseils : ici, la cuisson est douce et lente pour que la volaille reste moelleuse à l'intérieur et que les filets ne soient pas, comme trop souvent, très secs. La coloration de finition doit être faite en surface, dans une poêle très chaude, pour ne pas recuire, et donc surcuire, les blancs de volaille.

POINT SANTÉ

Une viande maigre, quelques herbes dépuratives et antioxydantes… Pas de doute, si vous avez fait quelque excès la veille, ce repas léger saura remettre les compteurs à zéro.

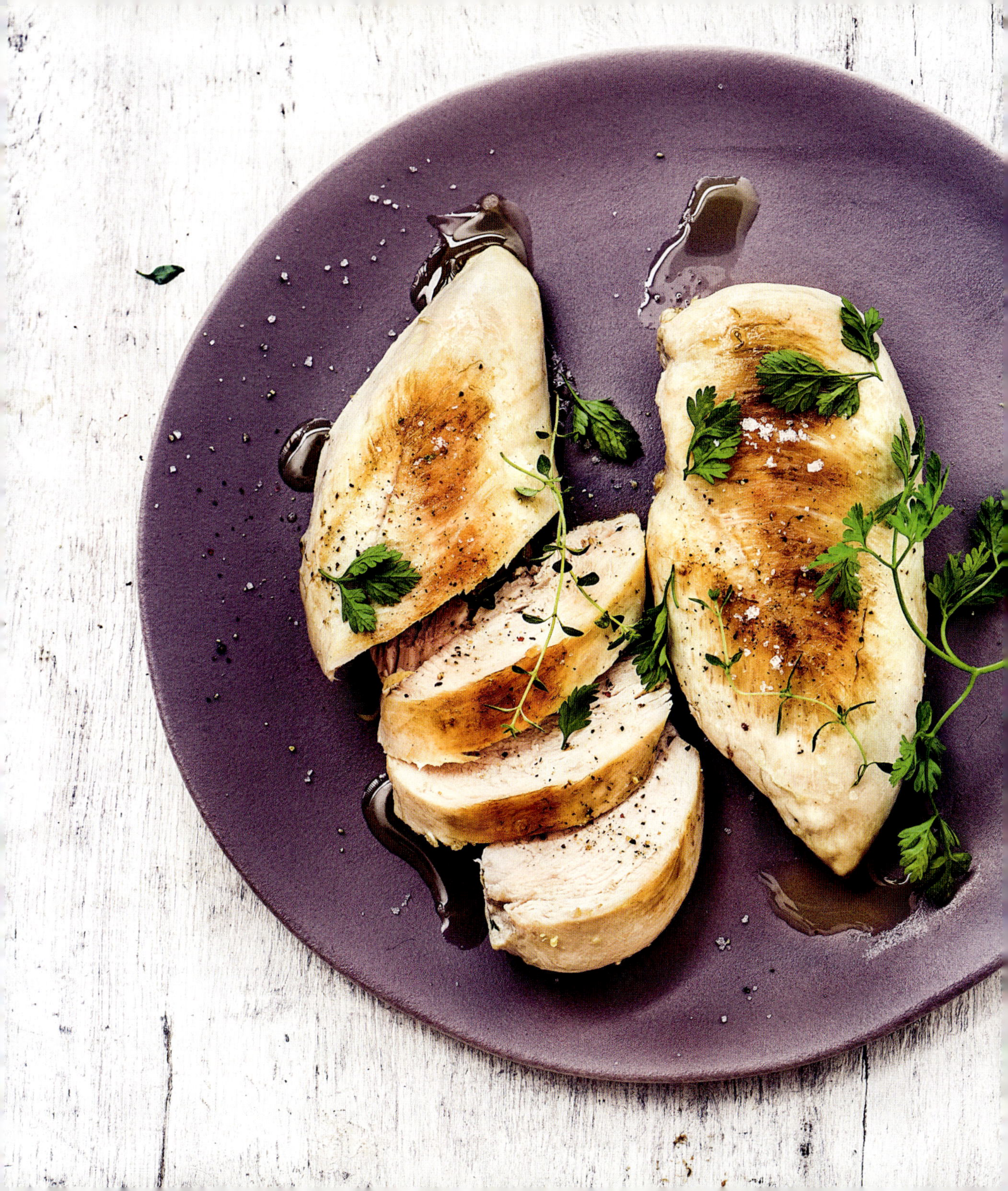

Crème froide d'épeautre et de pois cassés

Recette associant légumineuses et céréales | Pour 4 personnes | Facile | 1 h 10

200 g de pois cassés

50 g d'épeautre

2 oignons

100 g de beurre

1 bouquet garni

1,5 litre de bouillon de légumes

½ cuillerée à café de bicarbonate de sodium

Sel

Pelez et émincez les oignons. Rincez rapidement les pois cassés sous l'eau courante et égouttez-les.

Faites suer les oignons avec 20 g de beurre. Ajoutez les pois, l'épeautre, le bouquet garni, le bouillon et le bicarbonate. Mélangez, puis fermez la cocotte et laissez cuire à feu doux pendant 45 minutes.

Lorsque les pois cassés et l'épeautre sont cuits, retirez le bouquet garni et passez le contenu de la cocotte au mixeur.

Émulsionnez la crème d'épeautre et de pois cassés avec le reste de beurre, coupé en parcelles, pour obtenir la texture voulue. Rectifiez l'assaisonnement, laissez refroidir et servez.

Conseil : une purée ou un potage mixés longtemps avec du beurre frais s'aèrent et emmagasinent de l'air, s'allègent et prennent une texture beaucoup plus fine et onctueuse. Bien émulsionnés, ils seront légers et agréables.

POINT SANTÉ

L'épeautre constitue un vrai plus nutritionnel pour les végétariens : il contient énormément d'acides aminés ! D'autre part, sa richesse en fibres en fait un allié indiscutable de votre digestion.

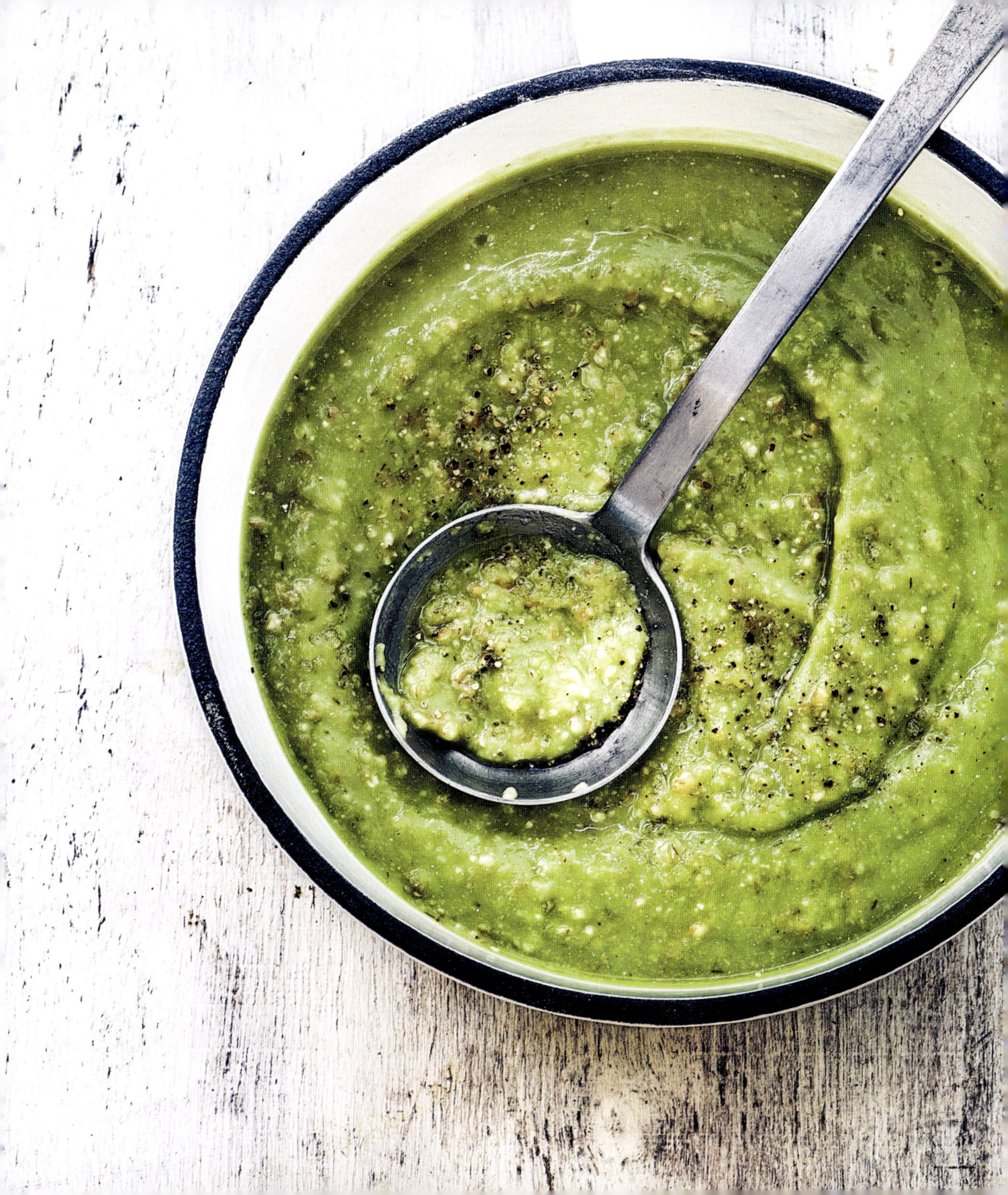

Sarrasin-fèves sèches façon falafels

Recette associant légumineuses et céréales | Pour 4 personnes | Facile | 24 h + 1 h 20

400 g de fèves sèches

100 g de sarrasin blanc

1 botte de persil

½ botte de coriandre

1 oignon

5 gousses d'ail

1 piment rouge

2 cuillerées à soupe de bicarbonate de sodium

1 cuillerée à soupe de sel

1 cuillerée à café de cumin

2 litres d'huile de friture

Lavez les fèves et faites-les tremper dans de l'eau froide durant 24 heures avec 1 cuillerée à soupe de bicarbonate de sodium.

Le lendemain, pelez et émincez grossièrement l'oignon et les gousses d'ail. Épépinez le piment. Lavez et concassez les herbes. Mixez le tout avec le sarrasin blanc et les fèves crues et égouttées.

Ajoutez le sel, le cumin et le reste de bicarbonate, mixez en une pâte homogène et laissez reposer 1 heure au réfrigérateur.

Façonnez les boulettes et faites-les frire dans l'huile chauffée à 180 °C durant 5 à 8 minutes.

Conseil : il existe un appareil pour bien façonner les falafels. Si vous ne l'avez pas, pas de panique, il suffit de faire des boulettes bien tassées avec les mains. Le plus important est en effet de bien « compacter » la pâte, pour éviter les bulles d'air qui pourraient faire éclater les falafels.

POINT SANTÉ

Si vous voulez lutter contre le vieillissement de votre peau, c'est cette recette qu'il vous faut. C'est bien simple, chaque aliment ou presque regorge de vitamines antioxydantes qui neutraliseront les radicaux libres de votre organisme.

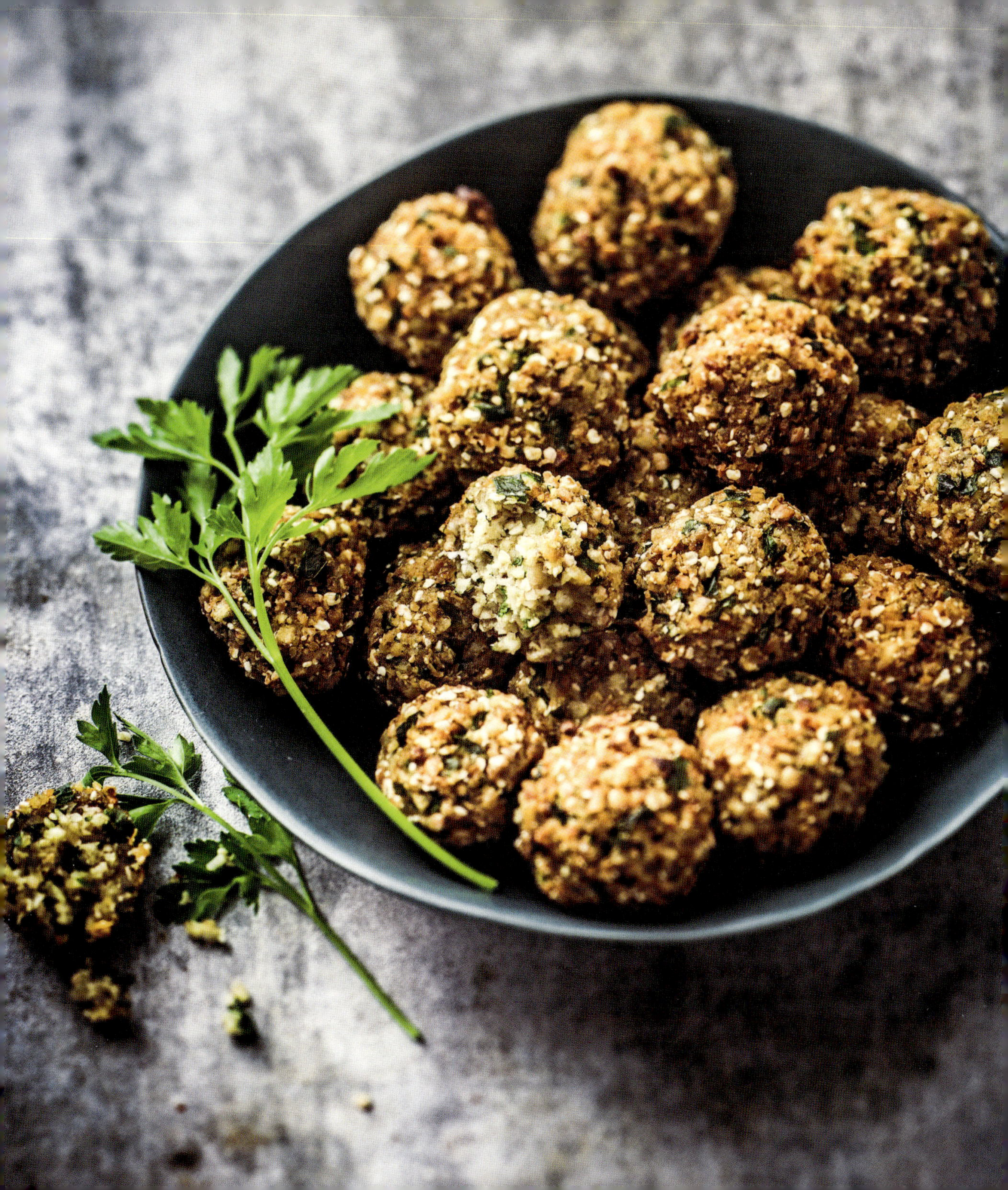

Salade de cèpes d'été

Recette végétarienne sans gluten | Pour 4 personnes | Facile | 10 min

400 g de cèpes bouchons

50 g de roquette

1 citron jaune

Huile d'olive vierge extra fruitée

Fleur de sel

Piment d'Espelette

Vinaigre de noix

Badigeonnez d'huile d'olive au pinceau quatre assiettes plates, puis assaisonnez de sel et de piment d'Espelette.

Rincez la roquette et essorez-la. Lavez et brossez le citron. Lavez les cèpes et parez les pieds.

Émincez finement les cèpes crus et disposez harmonieusement les tranches sur les assiettes. Répartissez les feuilles de roquette, puis ajoutez un peu de zeste de citron, quelques gouttes de vinaigre de noix, un trait d'huile d'olive et une pincée de fleur de sel.

Conseil : les cèpes crus ont un petit goût de noisette. Choisissez les plus petits et les plus fermes, car ici le croquant du cèpe est aussi important que sa saveur.

POINT SANTÉ

Si votre digestion vous pose problème depuis quelques jours, c'est la recette qu'il vous faut. Les champignons, composés à plus de 80 % d'eau, auront un effet drainant sur votre organisme. Quant à l'alliance du citron et de l'huile d'olive, elle épongera toute acidité superflue et fluidifiera votre transit.

Tzatziki maison

Recette végétarienne sans gluten | Pour 4 personnes | Facile | 1 h

1 concombre

300 g de yaourt nature de brebis

2 cuillerées à soupe d'huile d'olive

1 cuillerée à soupe de vinaigre

10 feuilles de menthe

1 gousse d'ail

Piment rouge

Sel

Lavez, pelez, épépinez et râpez le concombre. Salez avec une belle cuillerée à soupe de sel fin, mélangez bien et laissez égoutter dans une passoire posée au-dessus d'un bol, au froid, pendant 45 minutes à 1 heure.

Placez le yaourt dans une autre passoire et réservez-le au froid également, pendant 30 minutes environ.

Pelez l'ail, dégermez-le soigneusement et hachez-le très finement. Lavez et ciselez les feuilles de menthe. Lavez, épépinez et émincez le piment.

Transférez le yaourt égoutté dans une jatte. Ajoutez l'ail, l'huile d'olive et le vinaigre, et mélangez pour obtenir une préparation homogène.

Rincez le concombre sous l'eau courante, pressez-le avec le dos d'une cuillère et séchez-le dans un torchon bien propre.

Mélangez le yaourt parfumé et le concombre selon votre goût : à vous de choisir la texture de votre tzatziki en mettant plus ou moins de yaourt. Ajoutez la menthe et le piment émincé, pour donner un peu de peps.

Conseils : l'opération d'égouttage est essentielle, car c'est l'étape qui assure la texture de cette préparation. Pensez à bien presser le concombre pour éliminer le jus en excès. Vous pouvez choisir un autre yaourt si vous n'aimez pas la brebis, cela va de soi !

POINT SANTÉ

Une recette diurétique, riche en eau grâce au concombre. Voilà qui permettra l'activation des fibres que vous aurez ingérées par ailleurs. De quoi vous rendre la digestion plus facile.

Canon d'agneau à l'ail

Recette associant protéines et légumes | Pour 4 personnes | Moyennement difficile | 20 min

- 2 filets d'agneau
- 1 cuillerée à soupe d'huile d'olive
- 1 branche de thym
- 1 feuille de laurier
- 10 gousses d'ail
- 10 cl de lait d'avoine
- 12 noisettes torréfiées
- Sel
- Poivre

Lavez et épluchez les gousses d'ail. Mettez-en 9 dans une casserole, recouvrez-les d'eau froide et portez à ébullition, puis retirez du feu et égouttez. Renouvelez l'opération trois fois, pour bien blanchir l'ail.

Remettez les gousses d'ail dans la casserole, mouillez avec le lait d'avoine et faites cuire à frémissement jusqu'à ce que les gousses soient très molles. Mixez l'ensemble et filtrez à l'aide d'une passoire très fine, puis rectifiez l'assaisonnement et réservez.

Faites chauffer l'huile dans une poêle, ajoutez la dernière gousse d'ail, le thym et le laurier. Assaisonnez les filets d'agneau et faites-les cuire durant 10 minutes, en les arrosant avec l'huile parfumée et en les retournant régulièrement pour qu'ils soient colorés de tous côtés.

Répartissez la purée d'ail au lait d'avoine dans quatre assiettes, ajoutez un morceau de filet d'agneau, quelques brisures de noisettes concassées, et servez aussitôt.

Conseil : beaucoup de saveur et de texture, mais ne vous y trompez pas, seule la qualité de l'agneau fera de cette recette un bon plat. Choisissez de l'agneau de qualité, et conservez-le rosé après cuisson.

POINT SANTÉ

Avec 10 gousses d'ail, vous n'aurez aucun mal à respecter les apports journaliers recommandés pour cet aliment, qui couvre nombre de besoins nutritionnels de la plus haute importance. Oui, décidément, l'ail est bien un « super-aliment ».

Pigeons en salade

Recette associant protéines et légumes | Pour 4 personnes | Difficile | 40 min

4 pigeons

1 cœur de romaine

¼ de baguette

1 petite botte de cerfeuil

1 citron

1 jaune d'œuf

1 cuillerée à café de moutarde à l'ancienne

15 cl d'huile d'olive

1 cuillerée à café de pâte d'anchois

½ cuillerée à café de sauce anglaise

100 g de tomme de brebis extra-vieille

Sel

Poivre du moulin

Préchauffez le four à 200 °C (th. 6-7).

Placez les pigeons dans un plat huilé et enfournez-les pour 18 minutes environ.

Dans un bol, montez au fouet la sauce avec le jaune d'œuf, la moutarde, un peu de poivre et l'huile d'olive. Une fois cette mayonnaise montée, ajoutez en fouettant doucement la pâte d'anchois, la sauce anglaise et le jus du citron.

Taillez 16 fines tranches de baguette et faites-les sécher au four.

Râpez la tomme. Effeuillez le cerfeuil et ciselez la romaine. Mélangez la salade, le cerfeuil et le fromage, et poivrez l'ensemble.

Sortez les pigeons cuits rosés et laissez-les reposer quelques minutes.

Ajoutez un peu de sauce à la salade et fatiguez celle-ci pour bien répartir la sauce. Répartissez-la sur quatre assiettes et placez dessus les tranches de baguette séchées. Coupez les pigeons et disposez les morceaux sur le pain, puis arrosez la salade d'un peu de jus de cuisson.

Terminez avec un peu de sel et de poivre sur les pigeons, et servez.

Conseils : beaucoup d'étapes, mais le résultat en vaut la peine. Il faut de jeunes pigeons, sinon la viande sera coriace et désagréable. La cuisson rosée est parfaite, mais vous pouvez remplacer les pigeons entiers par des poitrines de pigeon, pour une recette encore plus chic.

POINT SANTÉ

Une recette riche, qui saura vous faire plaisir en famille le week-end. Mieux vaut ne pas avoir prévu de séance de sport après, car la digestion peut s'avérer plus longue que d'ordinaire. Néanmoins, grâce à la présence de l'huile d'olive et du citron, vous donnez des atouts à vos intestins. Si vous programmez cette préparation le midi, faites un dîner léger à base de légumes verts.

Quinoa et pois chiches en salade

Recette associant légumineuses et céréales | Pour 4 personnes | Facile | 30 min + 1 heure au minimum

150 g de quinoa

100 g de pois chiches cuits

1 poivron rouge

125 g de romaine

1 échalote

½ botte de radis

1 cuillerée à soupe de moutarde de Reims

1 cuillerée à soupe de vinaigre de vin

3 cuillerées à soupe d'huile de pépin de raisin

Sel

Poivre

Lavez et rincez le quinoa, puis faites-le cuire 15 minutes dans trois fois son volume d'eau bouillante salée. Laissez-le égoutter dans une passoire.

Lavez, épluchez si nécessaire et émincez les légumes et la salade.

Réalisez une vinaigrette classique à la moutarde.

Mélangez tous les ingrédients et laissez reposer 1 heure au réfrigérateur.

Conseil : le temps de cuisson du quinoa est approximatif, alors fiez-vous plutôt à l'apparition de petits germes blancs, signe que le quinoa est cuit ! Pensez à bien l'égoutter pour ne pas humidifier à l'excès la salade.

POINT SANTÉ

Le quinoa est l'un des aliments les plus prisés par les végétariens. Il offre un apport en glucides intéressant, surtout s'il est associé aux pois chiches, dont l'apport énergétique est lui aussi non négligeable. À programmer pour un déjeuner, afin d'être en pleine forme tout l'après-midi !

Riz, haricots tigrés, taboulé de chou-fleur

Recette associant légumineuses et céréales | Pour 4 personnes | Facile | 3 h

100 g de riz

200 g de haricots tigrés cuits

½ chou-fleur

1 citron

½ concombre

1 oignon nouveau

1 piment rouge

¼ de botte de menthe

¼ de botte de ciboulette

¼ de botte de coriandre

3 cuillerées à soupe d'olive

Sel

Faites cuire le riz à la créole durant 10 à 12 minutes. Égouttez-le et laissez-le refroidir.

Lavez le chou-fleur et râpez-le cru dans un bol. Lavez et concassez les herbes. Lavez, pelez et épépinez le concombre, puis taillez-le en brunoise. Émincez finement l'oignon nouveau et le piment rouge épépiné.

Zestez le citron, puis pressez-le pour recueillir le jus.

Mélangez tous les ingrédients dans un saladier et laissez reposer au réfrigérateur pendant au moins 2 heures.

Conseil : pour bien râper le chou-fleur, utilisez une râpe type Microplane, qui assure des morceaux fins comme de la semoule et qui vous permettra de zester vos agrumes en un tour de main.

POINT SANTÉ

Encore une fois, cette recette sera tout à fait adaptée lors du repas précédant une séance de sport. Sa richesse énergétique vous permettra de fournir un effort intense, seule condition pour obtenir des résultats tangibles et durables.

Loup et gnocchis au basilic

Recette mixte (protéines animales et sucres complexes) | Pour 4 personnes | Moyennement difficile | 1 h

4 pavés de loup

800 g de pommes de terre bintje

300 g de farine

1 jaune d'œuf

1 bouquet de basilic

1 tomate

4 olives noires

1 citron

4 cuillerées à soupe d'huile d'olive

Noix de muscade

Poivre

Sel

Gros sel

Préchauffez le four à 180 °C (th. 6).

Lavez les pommes de terre, placez-les sur un lit de gros sel et enfournez. Lorsqu'elles sont cuites, coupez-les en deux, prélevez 500 g de pulpe et passez-la au tamis fin. Ajoutez le jaune d'œuf, du sel, du poivre, le zeste râpé du citron, de la noix de muscade et 100 g de farine.

Travaillez la pâte en ajoutant petit à petit un peu de farine si nécessaire, de façon qu'elle soit souple et facile à travailler. Façonnez-la en un boudin d'environ 1 centimètre de diamètre, puis détaillez-la en morceaux de 2 centimètres de long. Farinez-les et réservez-les sous un torchon.

Pelez le citron à vif en travaillant au-dessus d'une assiette creuse ; prélevez les suprêmes et coupez-les en petits cubes. Pressez les parures pour recueillir le plus de jus possible. Versez-le dans un bol et ajoutez les cubes de pulpe de citron.

Taillez les olives et la tomate en petits morceaux, mettez-les dans le bol avec le citron, salez et poivrez. Ajoutez 3 cuillerées à soupe d'huile d'olive et le basilic concassé, et mélangez délicatement.

Faites bouillir de l'eau salée dans une casserole et jetez-y les gnocchis ; ils sont cuits lorsqu'ils remontent à la surface.

Placez un morceau de papier sulfurisé huilé dans une poêle, posez les pavés de poisson dessus et faites-les cuire 3 minutes de chaque côté. Assaisonnez.

Dressez les gnocchis dans les assiettes, ajoutez le poisson et arrosez de sauce au basilic.

Conseil : pour faire de jolis gnocchis, il faut les rouler sur les dents d'une fourchette afin de les former et de les strier. Ça demande un peu d'habitude, mais ne vous tracassez pas : sans cette étape, c'est quand même très bon !

POINT SANTÉ

L'alliance de la tomate et du basilic, voilà un procédé bien connu de la cuisine italienne. Et ce n'est pas sans raison ! Ces deux aliments apportent une dose importante d'antioxydants, qui permettront de ralentir le vieillissement de vos cellules, et donc de votre organisme.

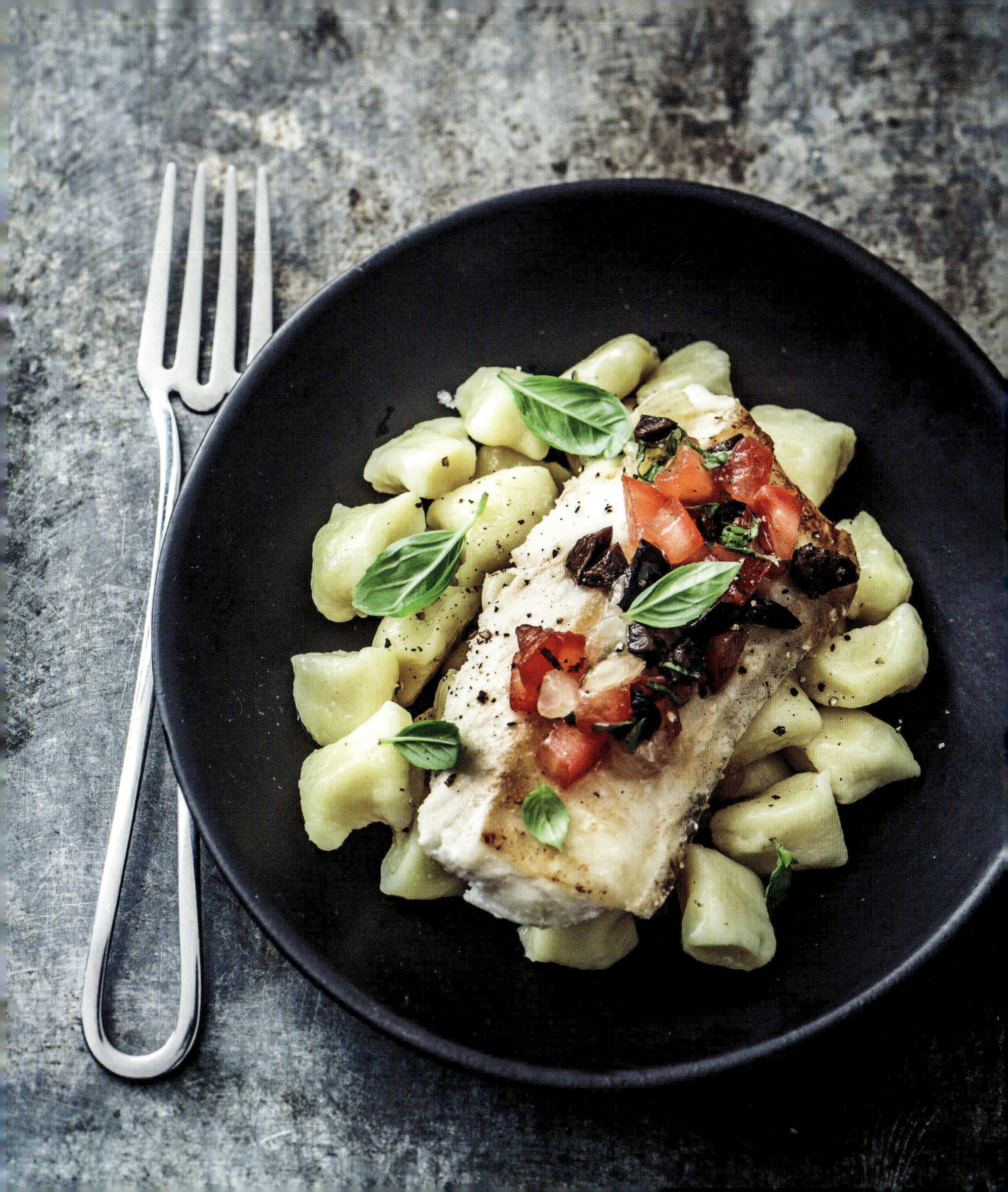

Bulots au beurre de persil

Recette mixte (protéines animales et sucres complexes) | Pour 1 personne | Facile | 3 h la veille + 15 min

- 2 kg de bulots crus
- 1 carotte
- 1 oignon
- 1 gousse d'ail
- ½ botte de persil plat
- 1 branche de thym
- ½ feuille de laurier
- 80 g de beurre
- 50 g de chapelure
- 1 verre de vin blanc
- 30 g de sel
- 10 grains de poivre

Lavez et brossez les bulots sous un filet d'eau. Salez 2 litres d'eau et mettez-y les bulots à dégorger pendant 2 heures au froid.

Lavez la carotte et l'oignon, pelez-les et taillez-les en fines rondelles. Mettez-les dans une marmite et ajoutez le poivre, le thym, le laurier et 1 litre d'eau. Portez à ébullition, laissez frémir pendant 5 minutes et ajoutez le vin blanc. Prolongez la cuisson durant 10 minutes, puis ajoutez 1 litre d'eau froide.

Égouttez les bulots et rincez-les à nouveau. Placez-les dans une marmite et ajoutez le court-bouillon : il doit recouvrir les bulots d'environ 1 centimètre ; ajoutez un peu d'eau froide si nécessaire. Portez à frémissement et faites cuire pendant environ 20 minutes, puis retirez du feu et laissez refroidir dans la cuisson.

Le lendemain, décoquillez les bulots. Pelez la gousse d'ail, coupez-la en deux, dégermez-la et hachez-la très finement. Lavez et hachez le persil.

Faites chauffer le beurre dans une poêle. Quand il est fondu et qu'il mousse, baissez le feu, ajoutez les bulots, l'ail et le persil, et mélangez rapidement pour réchauffer les bulots sans les recuire.

Ajoutez la chapelure, mélangez à nouveau et dégustez sans attendre.

Conseil : si vous voulez vous assurer que vos bulots n'ont plus du tout de sable, une solution consiste à les rincer à nouveau après les avoir décoquillés. Pensez juste à bien les éponger avant de les faire sauter.

POINT SANTÉ

Une recette somme toute peu calorique, mais très riche en minéraux. À consommer après une séance de sport intense, où vous aurez puisé dans vos réserves de potassium et de sodium. Voilà qui tombe à pic, puisque le bulot en regorge !

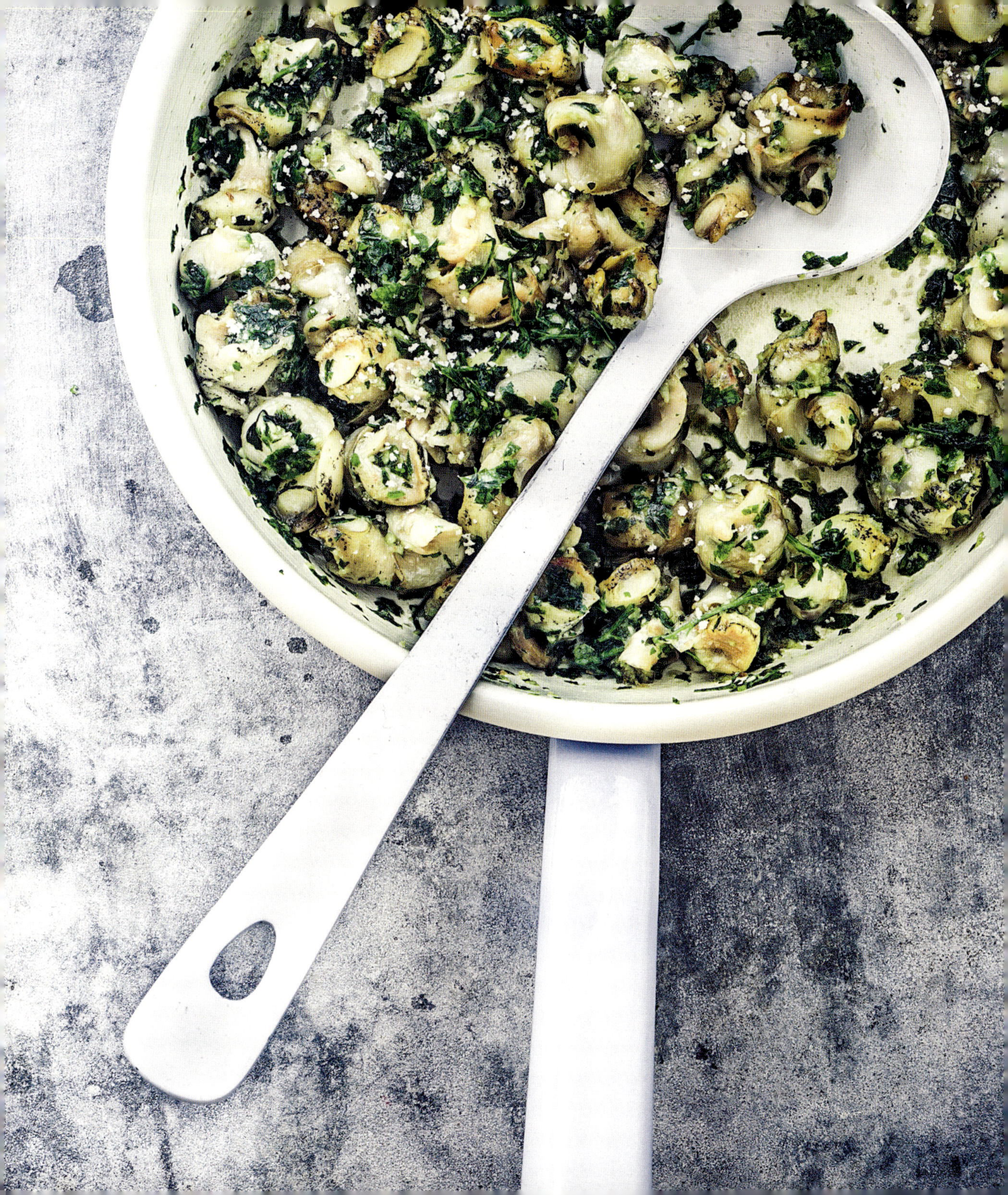

Carpaccio de noix de veau, chèvre et romarin

Recette mixte (protéines animales et sucres complexes) | Pour 4 personnes | Facile | 1 h

500 g de noix de veau dégraissée et dénervée

100 g de chèvre affiné

2 cuillerées à café d'huile d'olive

1 branche de romarin

1 cuillerée à soupe de câpres

1 citron vert

2 fleurs de capucine (facultatif)

200 g de purée de lentilles corail

Une poignée de roquette

Sel fin

Fleur de sel

Poivre du moulin

Placez la noix de veau pendant 30 à 40 minutes au congélateur pour la durcir.

Hachez très finement le romarin et faites-le infuser dans l'huile tiédie sur feu doux. Badigeonnez d'huile les assiettes à l'aide d'un pinceau, puis assaisonnez-les de sel et de poivre.

Taillez la noix de veau en tranches le plus fines possible et dressez sur quatre assiettes. Râpez le zeste de citron vert sur les assiettes de carpaccio.

Pelez le citron à vif, levez les segments et coupez-les en petits dés, puis placez-les sur la viande. Ajoutez les câpres, quelques feuilles de roquette, des copeaux de chèvre affiné, un peu de fleur de sel et quelques gouttes d'huile au romarin. Si vous le pouvez, décorez de pétales de capucine.

Servez aussitôt, accompagné de la purée de lentilles réchauffée.

Conseils : vous pouvez jouer avec la purée de lentilles en la parfumant avec du citron, du thym et quelques graines de sésame et de cumin, pour en faire une garniture-condiment. Plutôt que de la servir à part, vous pouvez la mouler en petites quenelles que vous disposerez çà et là sur le carpaccio.

POINT SANTÉ

Une recette qui devrait suffire à constituer votre stock de protéines de la journée. Un plat à privilégier le week-end, et facile à préparer. L'apport énergétique n'étant pas énorme, mieux vaut ne pas en faire un repas d'avant entraînement.

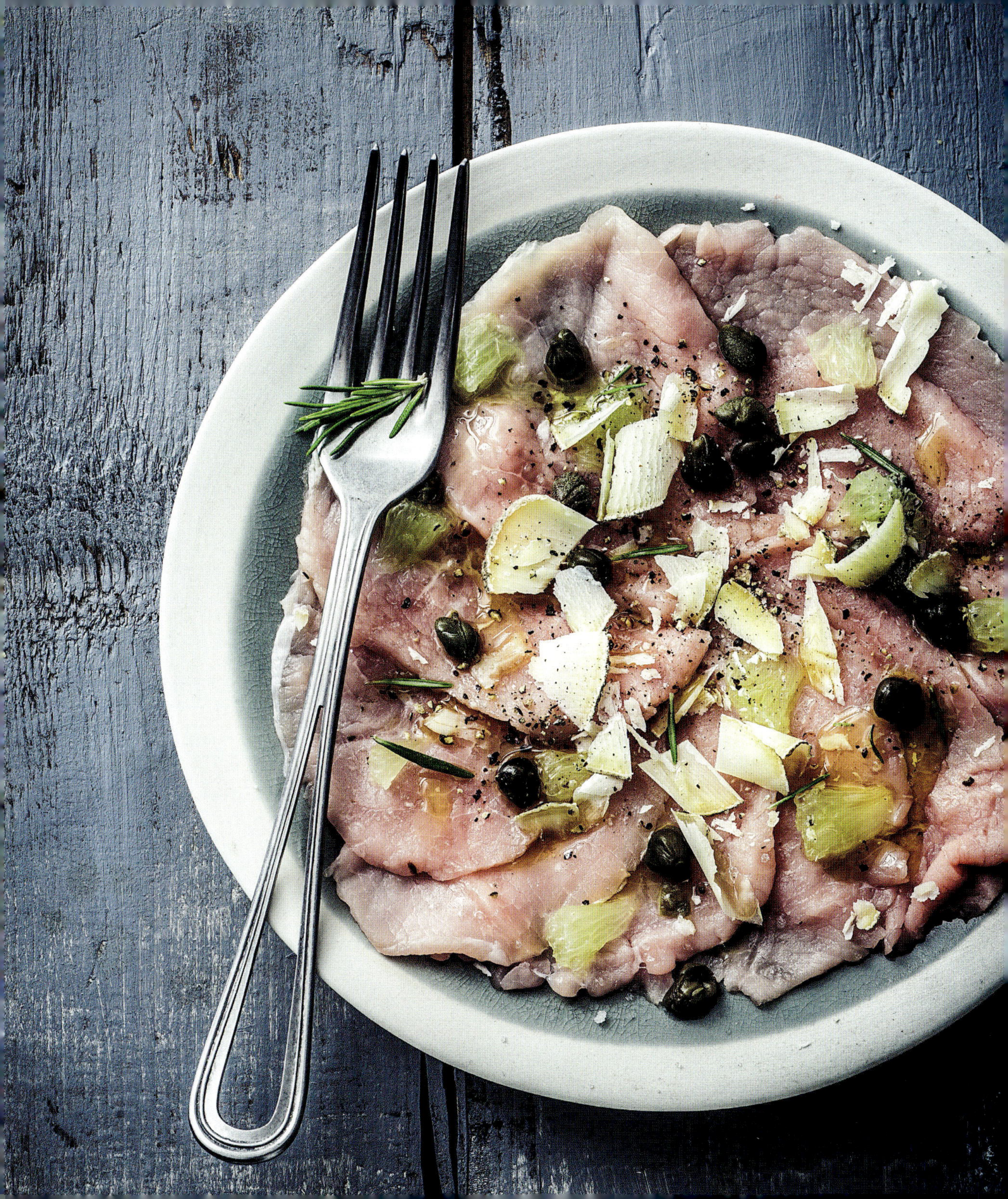

Petits pois en cocotte

Recette associant légumineuses et céréales | Pour 4 personnes | Facile | 1 h

1 kg de petits pois à écosser

1 cœur de romaine

2 oignons nouveaux

100 g de tofu fumé

5 g de sucre

30 g de beurre

3 cl d'huile

1,5 litre de bouillon de légumes

Sel

Poivre

Écossez les petits pois. Lavez la romaine, essorez-la et taillez-la en chiffonnade. Lavez les oignons et émincez-les.

Taillez le tofu en petits dés et faites-les sauter rapidement dans l'huile fumante.

Réunissez dans une cocotte les petits pois, le tofu, la salade, les oignons, le sucre, le beurre, un peu de sel et du poivre. Mouillez à hauteur de bouillon de légumes, couvrez et portez à ébullition, puis laissez cuire à feu vif pendant 15 minutes.

Enlevez le couvercle et laissez réduire pour obtenir une réduction onctueuse et nappante, qui enrobera les petits pois.

Conseil : la cuisson à couvert ne permet pas d'avoir une très belle couleur verte, mais c'est avant tout la saveur qu'on recherche ici, et croyez-moi, si vous suivez la recette, elle sera au rendez-vous !

POINT SANTÉ

Si vous êtes carencé en fer, cette recette pourra vous aider à reconstituer votre stock de fer. Les petits pois en sont riches. D'autre part, vous découvrirez que le tofu est loin de la réputation d'aliment sans goût qui lui a été conférée en Occident.

Couteaux, framboises et pommes de terre

Recette mixte (protéines animales et sucres complexes) | Pour 4 personnes | Facile | 25 min

12 couteaux

4 belles pommes de terre BF15

4 framboises

¼ de botte de ciboulette

4 cuillerées à café d'huile de tournesol

Fleur de sel

Poivre du moulin

Lavez les pommes de terre. Faites-les cuire en robe des champs (départ à l'eau froide), puis épluchez-les et coupez-les en cubes de 1 centimètre de côté.

Lavez et ciselez la ciboulette.

Ouvrez les couteaux à la poêle dans un fond d'eau ; dès qu'ils s'ouvrent, arrêtez la cuisson, sinon ils seront caoutchouteux.

Découquillez les couteaux, prélevez la chair et coupez-la en tronçons de 1 centimètre de long.

Mélangez tous les éléments et servez, à peine tiède.

Conseil : comme tous les coquillages, les couteaux doivent être très frais et vivants à l'achat. N'hésitez pas à éliminer ceux qui sont morts ou cassés, sous peine de risquer une grave intoxication.

POINT SANTÉ

Les framboises, au même titre que la plupart des autres fruits rouges, regorgent de bienfaits pour votre santé. Vous l'aurez compris, les vitamines qu'elles renferment ont un puissant effet antioxydant sur votre organisme ; de plus, elles vous apportent le tonus nécessaire pour aborder sereinement la vie quotidienne.

Agneau grillé fumé, haricots blancs et oignons en salade

Recette mixte (protéines animales et sucres complexes) | Pour 4 personnes | Difficile | 3 h

8 côtelettes d'agneau

200 g de haricots blancs cuits

1 oignon rouge

4 oignons nouveaux

¼ de botte de ciboule

1 piment rouge frais

1 pamplemousse

100 g de noix de coco râpée

100 g de riz

3 cuillerées à soupe d'huile de tournesol

Sel

Poivre

Placez du papier d'aluminium dans une poêle, puis versez dessus la noix de coco et le riz. Mélangez, portez sur feu vif et, lorsque le mélange commence à colorer et à bien fumer, placez une grille au-dessus et posez les côtelettes crues sur celle-ci. Placez un couvercle sur le tout et un torchon humide, retirez du feu et réservez durant 30 minutes.

Lavez et épluchez l'oignon rouge. Émincez-le finement, salez-le généreusement et laissez-le égoutter 1 heure dans une passoire au réfrigérateur.

Pelez à vif le pamplemousse et prélevez les suprêmes. Ciselez la ciboule et le piment épépiné, et mélangez-les avec les suprêmes de pamplemousse. Ajoutez les haricots blancs et assaisonnez. Rincez l'oignon rouge sous l'eau, puis séchez-le dans un linge et ajoutez-le à la salade de haricots.

Lavez les oignons nouveaux et taillez-les en quartiers. Versez un filet d'huile dans une poêle et faites-y sauter les quartiers d'oignon et les côtes d'agneau. Transférez les quartiers d'oignon sautés dans la salade, ajoutez le reste d'huile et mélangez.

Servez les côtes d'agneau à peine rosées, accompagnées de la petite salade de haricots et d'oignons.

Conseil : laissez bien colorer le mélange de noix de coco et de riz pour fumer la viande ; vous pouvez même le maintenir sur feu doux pour assurer une bonne source de fumée. Cette technique est aussi parfaite pour les coquilles Saint-Jacques !

POINT SANTÉ

Une recette riche en vitamines, en flavonoïdes antioxydants et en fibres grâce au pamplemousse qu'elle contient. Du tonus, et une digestion facilitée !

Soupe de figues fraîches aux amandes

Recette de dessert | Pour 4 personnes | Facile | 3 h

9 figues fraîches

1 orange

200 g de sucre

4 gousses de cardamome

1 étoile de badiane

1 gousse de vanille

50 cl de vin rosé

Lavez et coupez en cubes 1 figue et l'orange entière, avec l'écorce.

Fendez la gousse de vanille en deux dans le sens de la longueur et grattez l'intérieur avec le dos d'un couteau pour prélever les petites graines noires.

Ouvrez les capsules de cardamome et récupérez les graines.

Placez le vin, le sucre, les épices, l'orange et la figue coupées en morceaux dans une casserole. Portez à ébullition et laissez cuire pendant 3 minutes, puis couvrez et laissez infuser 1 heure.

Placez au congélateur durant 2 heures, le temps que le sirop soit glacé sans pour autant être congelé.

Lavez les figues et coupez-les en jolis quartiers. Disposez-les dans un petit plat creux et arrosez-les d'un peu de sirop refroidi.

Conseil : le sirop donne tout son caractère à la recette. N'hésitez pas à en faire un peu plus que nécessaire, réduisez-le fortement et congelez-le dans un bac à glaçons, il sera parfait pour un apéritif original avec un peu de vin blanc, ou juste fondu sur un fruit poché ou une boule de glace ou de sorbet.

POINT SANTÉ

Un dessert sucré, le sucre blanc s'ajoutant aux sucres contenus dans les figues fraîches. Pourquoi ne pas en profiter après une dure séance d'entraînement ? Prenez cela comme une récompense après l'effort.

Crumble aux cerises

Recette de dessert | Pour 4 personnes | Moyennement difficile | 45 min

400 g de cerises

½ orange

70 g de beurre ramolli

50 g de farine de châtaigne

20 g de flocons d'avoine torréfiés

30 g de sucre

80 g de cassonade

Sel

Préchauffez le four à 200 °C (th. 6-7).

Mélangez 50 g de beurre en pommade, le sucre, une pincée de sel, les céréales et la farine pour former une pâte grossière. Étalez-la sur une plaque à pâtisserie tapissée de papier cuisson et enfournez pour 12 à 15 minutes, jusqu'à ce que la pâte ait pris une jolie couleur blonde.

Sortez la plaque du four et laissez refroidir la pâte, puis fractionnez-la en la concassant à l'aide d'un rouleau ou d'un petit pilon.

Lavez les cerises, coupez-les en deux et dénoyautez-les.

Faites chauffer la cassonade dans une poêle jusqu'à ce qu'elle caramélise, puis ajoutez le reste de beurre et le jus de la demi-orange. Laissez sur le feu pour faire refondre le caramel et épaissir un peu la sauce. Ajoutez alors les cerises et mélangez, juste pour les enrober de caramel et les tiédir.

Répartissez les cerises dans quatre coupes et ajoutez le crumble dessus juste avant de servir.

Conseil : n'hésitez pas à en faire un peu plus, ce crumble sera délicieux sur une glace, dans un fromage frais, sur un fruit poché… Conservé dans une boîte hermétique, il peut satisfaire votre gourmandise durant une petite semaine sans souci !

POINT SANTÉ

Un dessert savoureux, qui fait la part belle aux cerises, et donc aux vitamines qu'elles contiennent : provitamine A antioxydante et vitamine C tonifiante.

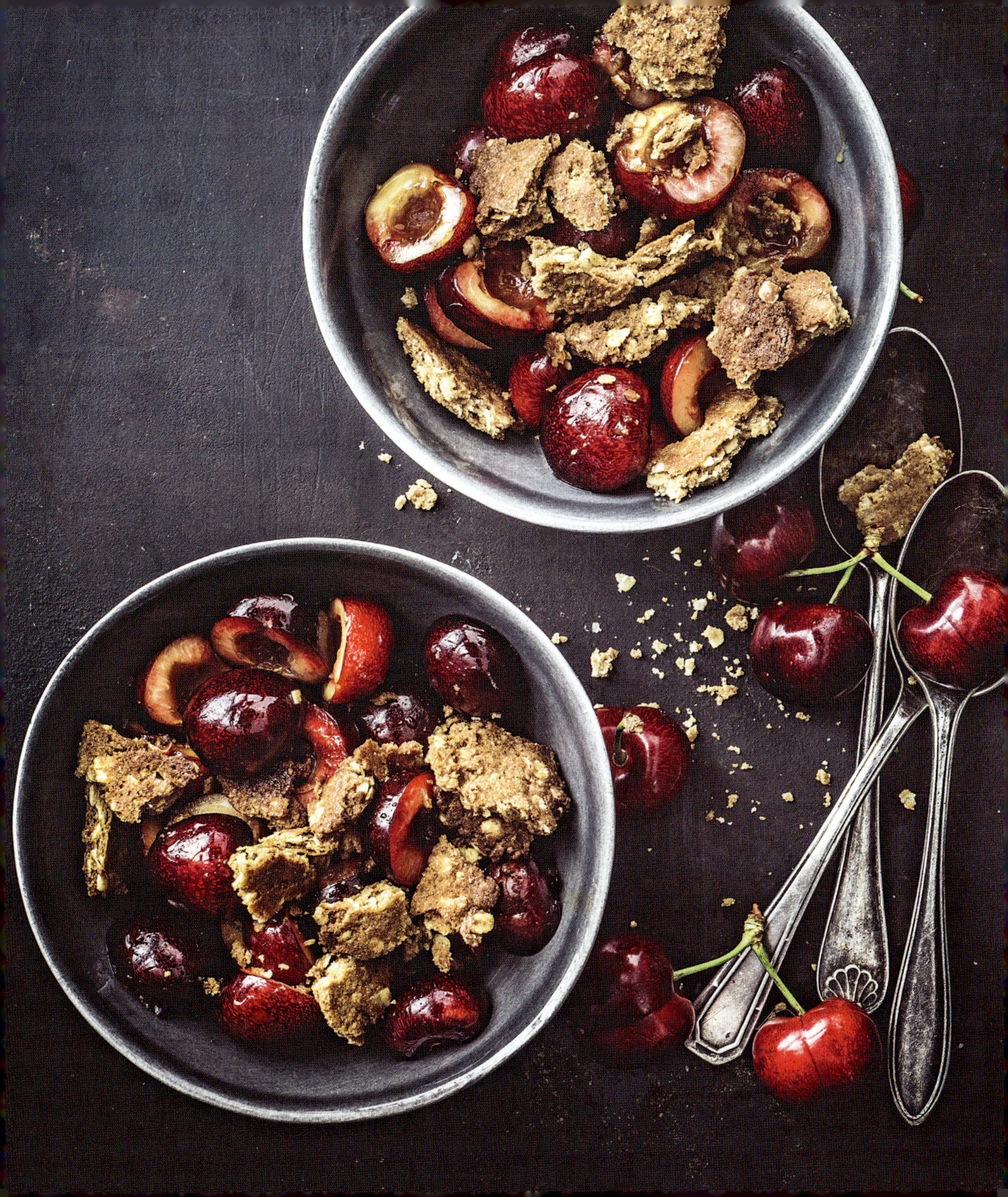

Prunes au caramel

Recette de dessert | Pour 4 personnes | Moyennement difficile | 15 min

- 400 g de prunes
- 50 g de sucre
- 20 g de beurre
- ½ citron
- 5 cl de jus de pomme
- 3 cl d'eau-de-vie de prune

Lavez les prunes, coupez-les en deux et dénoyautez-les.

Pressez le demi-citron. Versez le sucre dans une poêle, portez sur feu moyen et réalisez un caramel à sec. Lorsque le caramel est blond, ajoutez le beurre et le jus de citron.

Placez les demi-prunes dans la poêle, côté peau vers le haut, et laissez cuire pendant 1 minute, puis retournez-les. Ajoutez le jus de pomme et poursuivez la cuisson durant quelques instants. Ajoutez alors l'alcool, faites chauffer et flambez.

Servez bien chaud, avec une boule de la glace de votre choix.

Conseils : pour bien réussir le caramel, pas de secret, il suffit de verser le sucre dans le récipient et de mettre à cuire sur feu fort pour obtenir une caramélisation rapide. Évitez de mélanger le sucre avec une cuillère, il risquerait de masser et de devenir opaque et dur.

POINT SANTÉ

Une bonne quantité de prunes pour faire le plein de fibres et de vitamines. Attention, ce type de dessert très sucré reste un écart. Vous devez en être conscient, et ne pas penser que la présence des fruits suffit à en faire une recette santé.

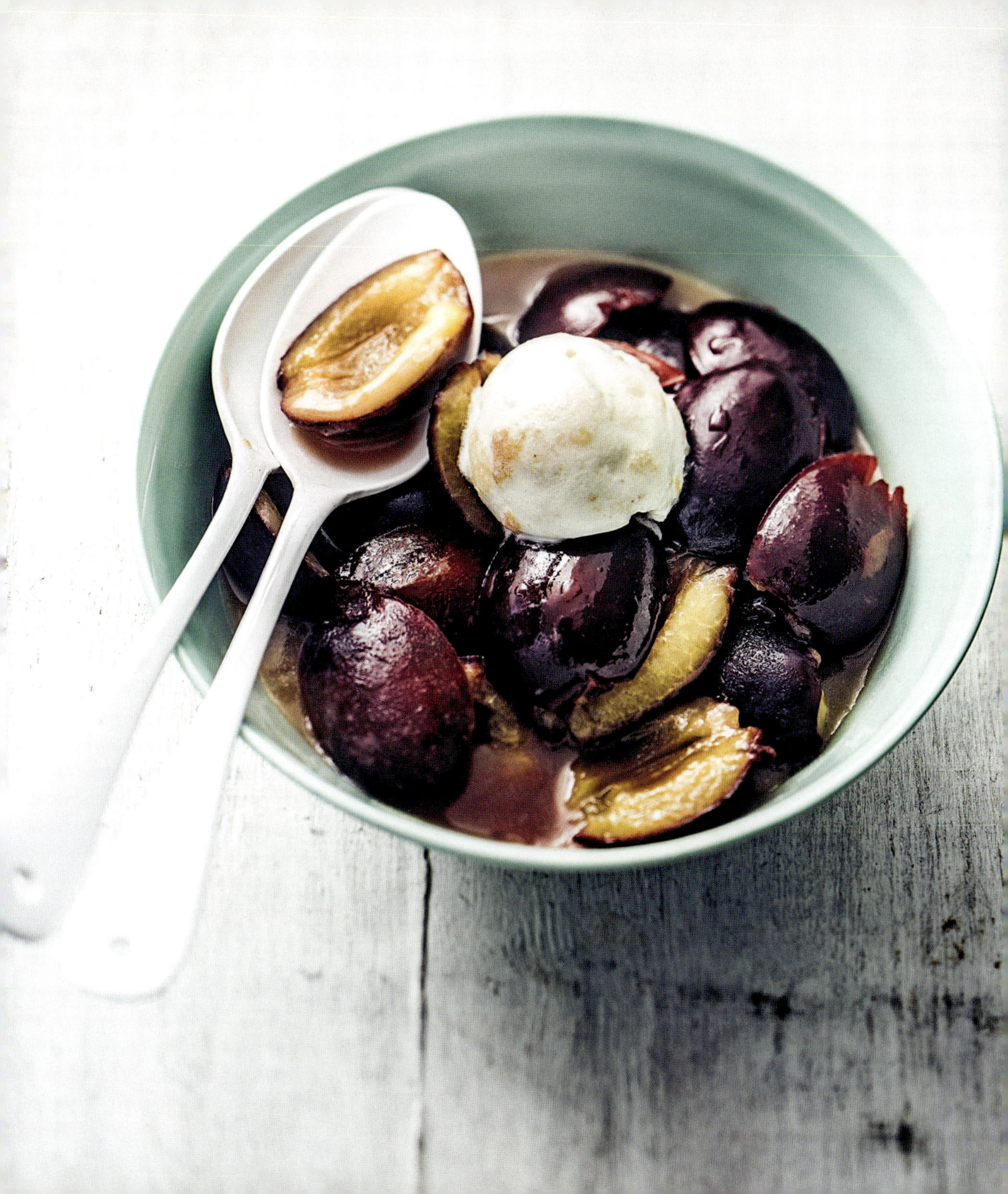

Salade de fruits, cubes de gelée au gingembre

Recette de dessert | Pour 4 personnes | Facile | 2 h

80 g de sucre

50 cl d'eau

4 g d'agar-agar

80 g de gingembre confit

1 pomme

1 kiwi

1 orange

100 g de raisin frais

5 cl de sirop de sucre de canne

1 gousse de vanille

1 petit bouquet de menthe

Hachez finement le gingembre confit et mélangez-le dans une casserole avec le sucre, l'eau et l'agar-agar. Portez à ébullition et laissez infuser pendant 10 minutes, puis filtrez à l'aide d'une passoire fine.

Chemisez un plat avec du papier film et coulez dedans la gelée au gingembre sur 1 petit centimètre d'épaisseur. Réservez au froid pour qu'elle durcisse.

Fendez la gousse de vanille en deux dans le sens de la longueur et grattez l'intérieur avec le dos d'un couteau pour prélever les petites graines noires. Lavez la menthe, prélevez les feuilles et ciselez-les.

Lavez et pelez tous les fruits. Taillez-les en petits dés, puis ajoutez le sirop de sucre de canne, les graines de vanille et les feuilles de menthe ciselées. Laissez macérer au froid pendant au moins 2 heures.

Coupez la gelée en petits dés dans le plat à l'aide d'une spatule ou d'un coupe-pâte. Égouttez les fruits, ajoutez les cubes de gelée au gingembre et mélangez délicatement. Servez dans des coupes, avec ou sans chantilly !

Conseil : la gelée apporte une autre texture et une saveur qui vient booster la salade de fruits. Pour colorer un peu plus la gelée, utilisez de l'hibiscus, vous aurez une belle couleur violette pour votre gelée au gingembre.

POINT SANTÉ

Un dessert sous forme de cocktail de fruits. Encore une fois, à prévoir comme récompense après un long footing ou une séance de musculation où vous vous êtes donné à 100 %.

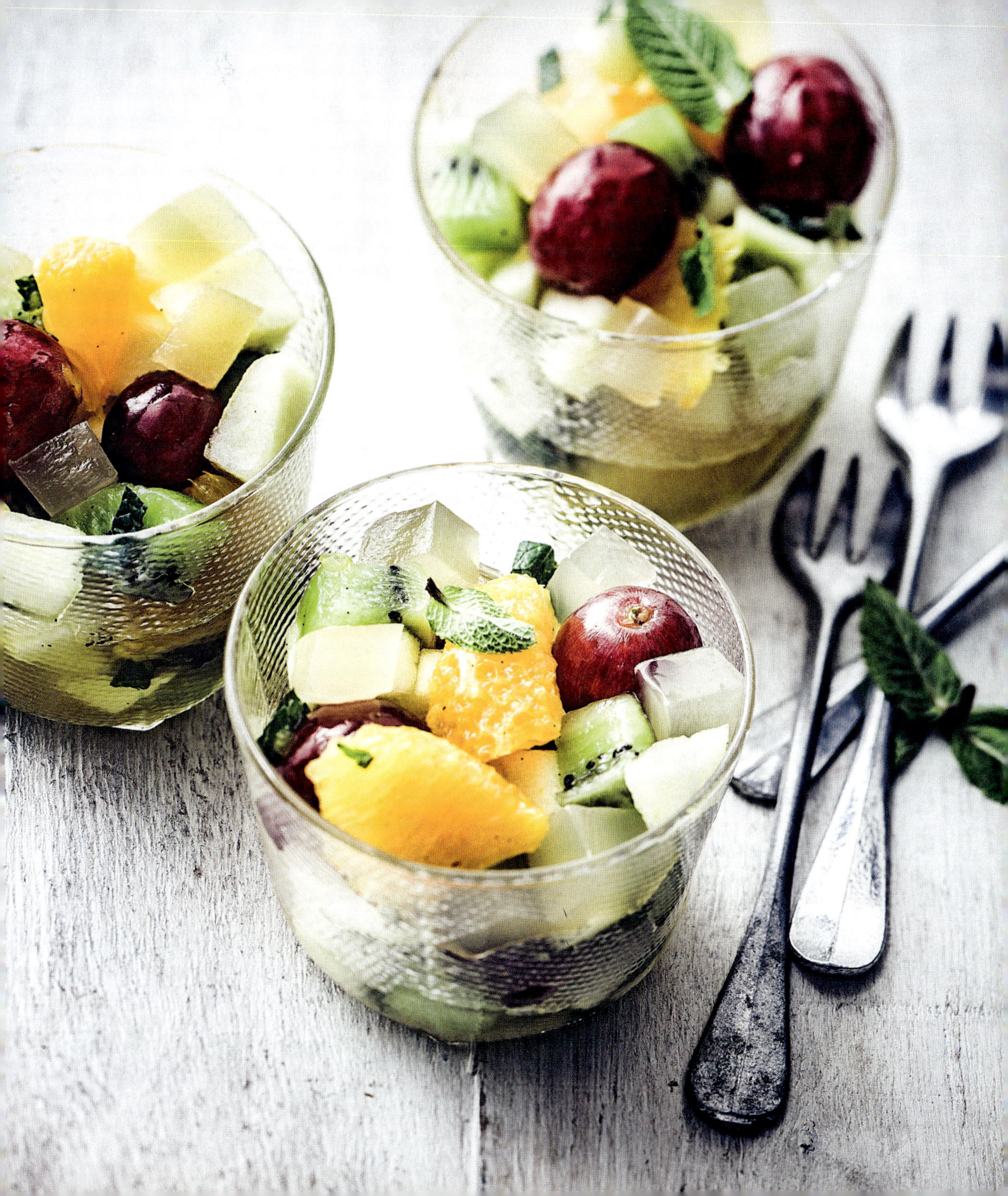

Fraise, sablé cassé et caramel de fraise

Recette de dessert | Pour 4 personnes | Facile | 1 h

600 g de fraises

60 g de purée d'amandes blanches

40 g de purée de noisettes

1 gousse de vanille

100 g de sucre

1 cuillerée à soupe de vinaigre balsamique

4 sablés maison

Lavez rapidement 100 g de fraises, équeutez-les et coupez-les en petits dés.

Faites cuire le sucre dans une casserole jusqu'à ce qu'il se transforme en caramel. Quand il est presque brun, versez les dés de fraise dedans et baissez le feu pour les cuire quelques minutes et dissoudre le caramel. Dès qu'il est liquide, ajoutez le vinaigre balsamique, retirez du feu et laissez reposer durant 20 minutes. Filtrez ce caramel de fraise à l'aide d'une passoire fine.

Fendez la gousse de vanille en deux dans le sens de la longueur et grattez l'intérieur avec le dos d'un couteau pour prélever les petites graines noires. Mélangez la purée d'amandes et la purée de noisettes de façon à obtenir une masse lisse. Ajoutez les graines de vanille et mélangez encore.

Concassez grossièrement les sablés. Lavez rapidement le reste des fraises, équeutez-les et coupez-les en gros morceaux. Placez-les au fur et à mesure dans un saladier.

Répartissez dessus des petites quenelles du mélange de purée d'amandes et de purée de noisettes. Ajoutez des morceaux de sablé et arrosez harmonieusement de caramel de fraise.

Conseil : le caramel de fraise est très simple à faire, et son goût va vite vous rendre addict ! Profitez des promos sur les fraises pour en faire beaucoup, ça va avec tous les desserts !

POINT SANTÉ

Des fraises, oui, mais de bonnes fraises ! Ce fruit rouge doit absolument être consommé bio, car c'est l'un de ceux que l'industrie agroalimentaire traite le plus en termes d'agents phytosanitaires.

AUTOMNE

Cèpes en bocal et figues séchées

Recette végétarienne sans gluten | Pour 4 personnes | Moyennement difficile | 20 min

4 figues séchées

12 beaux cèpes

1 branche de thym

1 gousse d'ail

3 cl d'huile de tournesol

Piment d'Espelette

Fleur de sel

Pour luter le bocal

200 g de farine

1 jaune d'œuf

Eau

Lavez rapidement les cèpes, parez-les et coupez-les en gros morceaux.

Coupez les figues en petits dés.

Pelez et dégermez la gousse d'ail.

Faites colorer les morceaux de cèpe à l'huile dans une poêle, puis débarrassez-les sur du papier absorbant pour les éponger.

Préchauffez le four à 200 °C (th. 6-7).

Mélangez 40 g d'eau et la farine, et roulez la pâte en un petit boudin sur le plan de travail.

Dans un bocal en verre, rangez en les alternant morceaux de cèpe, dés de figue, thym, ail et assaisonnement. Fermez le bocal et lutez le couvercle avec le boudin de pâte, de façon à souder hermétiquement le bocal.

Dorez l'extérieur de la pâte en le badigeonnant de jaune d'œuf mélangé à un peu d'eau, puis enfournez pour 7 minutes.

Amenez le bocal à table, vos convives casseront eux-mêmes la croûte de pâte et, en ouvrant le bocal, profiteront au maximum du parfum des cèpes.

Conseils : choisissez des champignons de petite taille, sans trop de trous de ver dans le pied ou le chapeau. Brossez les champignons et passez-les si nécessaire sous un filet d'eau, mais ne les faites jamais tremper : ils se gorgeraient d'eau et leur saveur fine disparaîtrait.

POINT SANTÉ

La cuisine santé fait la part belle aux épices et aux herbes, ici le piment d'Espelette et le thym. Ce sont d'excellents exhausteurs de goût qui, si vous les ajoutez régulièrement à vos préparations, vous inciteront naturellement à moins saler vos recettes.

Crème d'endives, fromage de chèvre et éclats de noisette

Recette végétarienne sans gluten | Pour 4 personnes | Facile | 45 min

8 endives

1 oignon

1 feuille de laurier

80 cl de lait de soja

4 cuillerées à café de crème de soja

8 cl d'huile de tournesol

80 g de farine

80 g de chèvre sec

24 noisettes

Sucre en poudre

Sel fin

Piment de Cayenne

Noix de muscade

Pelez l'oignon, lavez-le et émincez-le le plus finement possible.

Faites chauffer l'huile dans une marmite sur feu doux, puis ajoutez l'oignon et faites-le cuire doucement, sans coloration, afin de concentrer sa saveur.

Pendant ce temps, lavez les endives, ôtez-leur le trognon et émincez-les, puis ajoutez-les aux oignons pour les faire suer également. Laissez cuire à feu doux au moins 15 minutes, sans coloration.

Ajoutez alors la farine, puis le lait de soja et la feuille de laurier. Portez à ébullition, couvrez et laissez frémir 10 minutes environ. Au terme de la cuisson, mixez finement le tout à l'aide d'un mixeur plongeant.

Rectifiez l'assaisonnement en sel, en noix de muscade et en piment, pour obtenir un potage un peu relevé.

Torréfiez les noisettes dans une poêle à sec et concassez-les grossièrement.

Répartissez le potage dans quatre bols et ajoutez dans chacun 1 cuillerée à café de crème de soja, un peu de piment, des noisettes concassées et des copeaux de fromage de chèvre sec.

Conseils : lavez les endives au dernier moment, sinon elles deviennent vite amères. Le choix d'un chèvre sec est idéal, car il amène une saveur supplémentaire et une texture différente. Plus le chèvre est affiné, plus il apporte d'acidité ; à vous de choisir en fonction de votre goût...

POINT SANTÉ

Notez la large utilisation du soja dans cette recette. C'est un excellent substitut au lait de vache, dont vous connaissez désormais les méfaits. Riche en protéines et en oméga-3, la crème de soja comporte en moyenne deux fois moins de matières grasses que la crème fraîche.

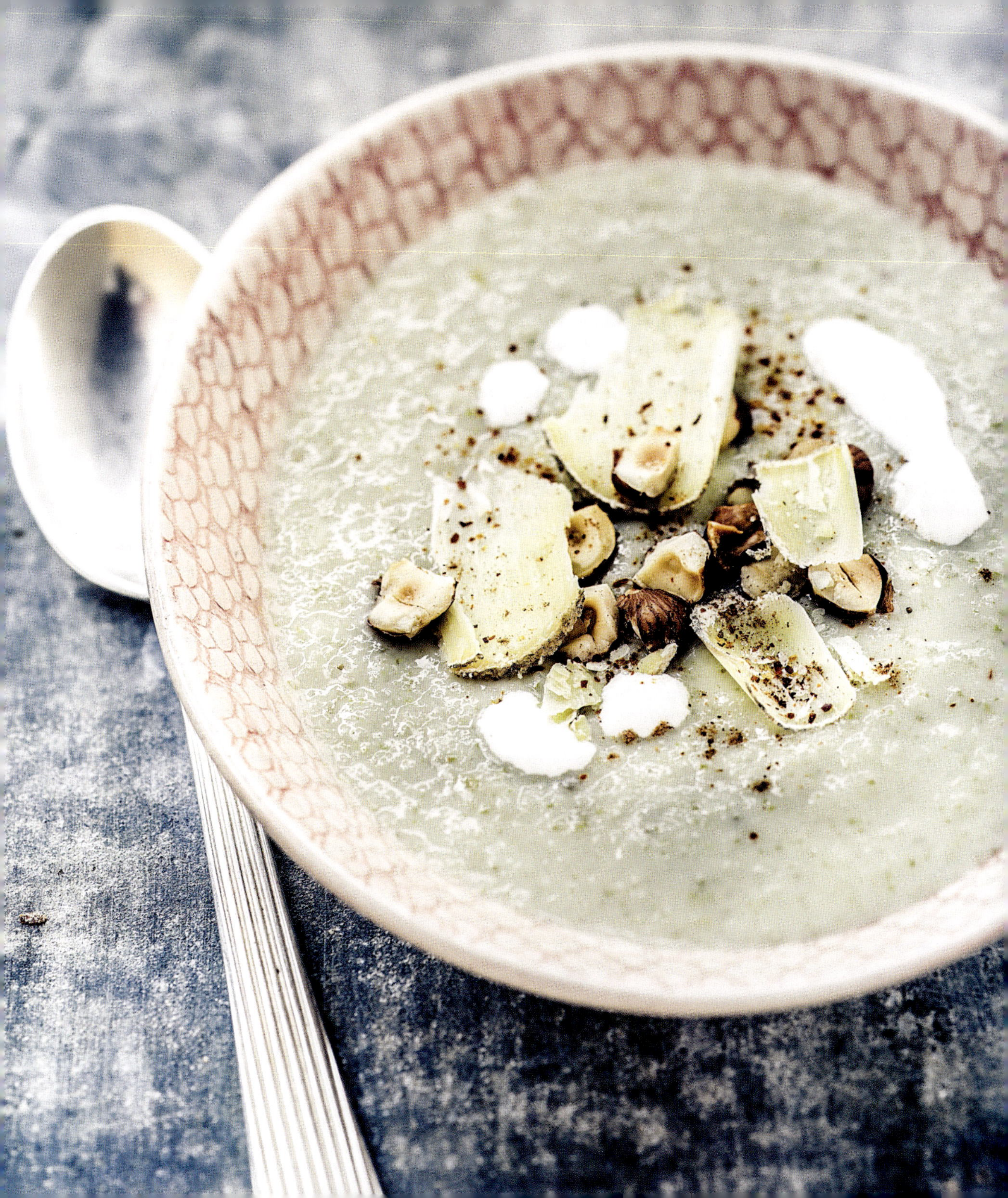

Tout brocoli, crème au lait d'avoine et sommités craquantes

Recette végétarienne sans gluten | Pour 4 personnes | Difficile | 30 min

- 2 brocolis
- 1 oignon
- 50 cl de lait d'avoine
- 3 cuillerées à café d'huile de noisette
- 20 g de noisettes torréfiées
- 5 cl de vinaigre d'alcool blanc
- Sel
- Poivre du moulin
- Fleur de sel

Lavez les brocolis et pelez les tiges. Réservez les sommités dans de l'eau additionnée du vinaigre. Taillez les deux tiges centrales en deux et parez-les pour obtenir 4 beaux rectangles, en conservant toutes les petites tiges et les parures.

Faites cuire les quatre rectangles dans une grande casserole d'eau bouillante salée, en veillant à les garder un peu croquants.

Faites cuire ensuite les sommités bien égouttées, en les gardant croquantes.

Pelez et émincez l'oignon, puis faites-le suer avec 1 cuillerée d'huile de noisette dans une petite marmite.

Ajoutez le lait d'avoine et 350 g de parures de brocoli, salez et couvrez. Laissez cuire jusqu'à ce que les brocolis soient fondants, puis mixez finement l'ensemble.

Versez 2 cuillerées d'huile de noisette dans une poêle chaude et faites-y colorer les rectangles de brocoli.

Mixez le potage pour l'émulsionner un peu et répartissez-le dans quatre assiettes creuses. Posez un rectangle coloré au milieu, les sommités dessus, et parsemez de noisettes torréfiées, de fleur de sel et de poivre du moulin.

Conseil : un peu technique, cette recette est aussi très économique puisqu'on utilise tout le brocoli, y compris la tige, qu'on élimine bien trop souvent ! Bien épluchée, cette tige est pour moi la meilleure partie du brocoli !

POINT SANTÉ

De nouveau un excellent substitut au lait de vache : le lait d'avoine. Son goût est doux, ce qui lui permet d'intégrer de nombreuses préparations culinaires sans dénaturer le goût des aliments. Surtout, sa richesse nutritionnelle est à souligner : avec lui, vous ferez le plein de fibres, de calcium et de sucres complexes. À essayer d'urgence !

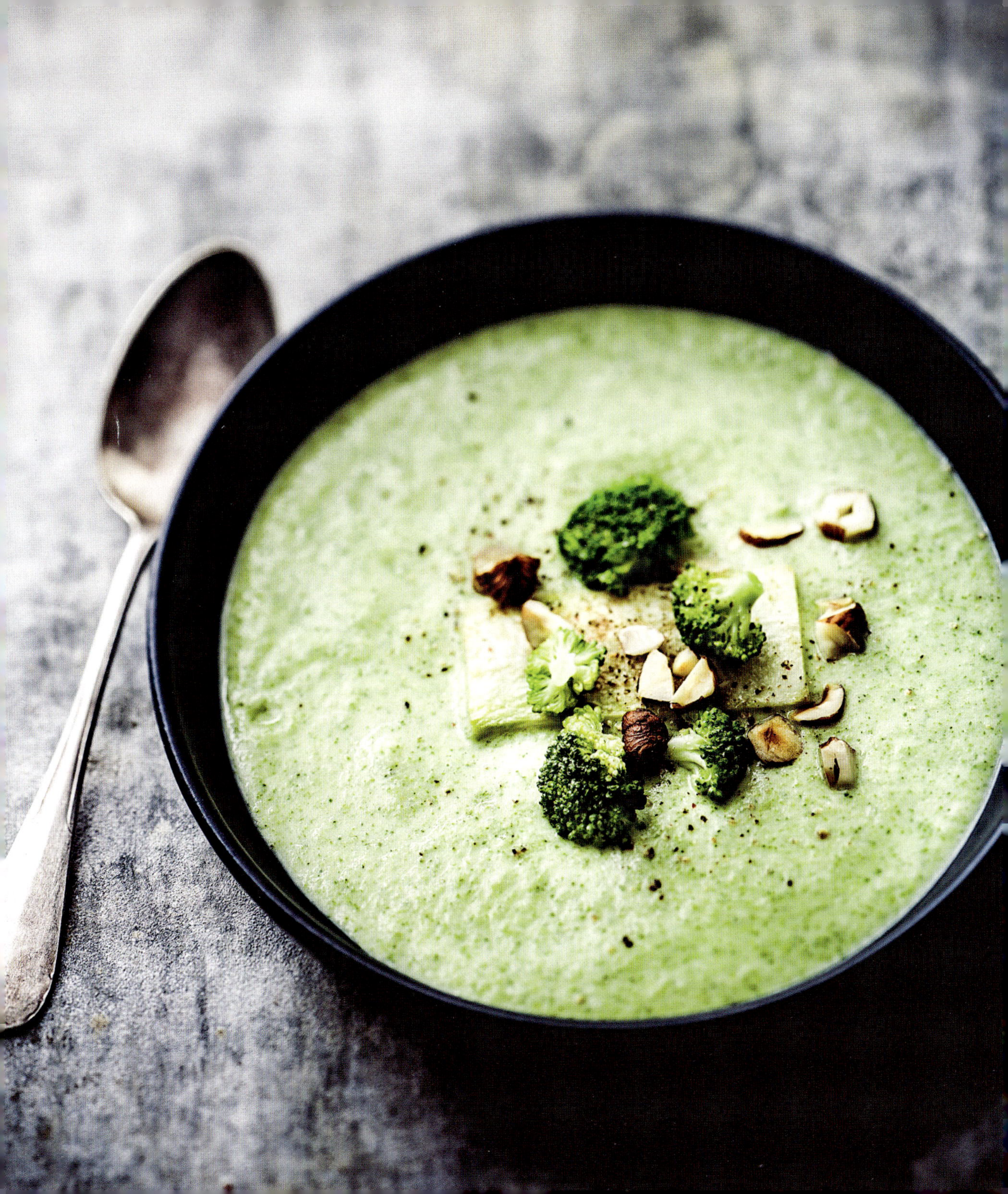

Notre steak végétarien

Recette végétarienne sans gluten | Pour 4 personnes | Moyennement difficile | 1 h 20

300 g de tofu

2 oignons nouveaux

1 petit sac de pousses d'épinard

80 g de noisettes

80 g de farine de pois chiche

1 gousse d'ail

1 avocat

1 citron

1 piment rouge

Huile d'olive

Sel

Poivre

Faites sauter les épinards et les oignons nouveaux émincés, puis concassez-les au couteau.

Pelez et écrasez la gousse d'ail. Concassez les noisettes. Mixez le tofu et mélangez-le avec l'ail, les noisettes et le mélange d'épinards et d'oignons.

Ajoutez la farine de pois chiche, assaisonnez et mettez en forme quatre steaks. Laissez-les reposer 1 heure au frais.

Préparez la sauce en mixant l'avocat avec le jus du citron, salez et ajoutez du piment émincé à votre convenance.

Faites sauter les steaks dans une poêle chaude avec un peu d'huile d'olive, puis servez-les avec la sauce à l'avocat.

Conseil : ce steak végétarien est haut en couleur et en saveur. Citron, avocat, piment, c'est autant de soleil qui entre dans la recette. Si néanmoins les « coups de soleil » pimentés vous effraient un peu, alors pas d'hésitation, n'en mettez pas !

POINT SANTÉ

Si vous suivez un programme sportif visant à affiner votre silhouette, sachez que l'alimentation joue un rôle absolument capital. Cette recette présente l'avantage de constituer un complément parfait à des séances de sport régulières. En effet, notez la présence d'oméga-3 dans l'avocat ainsi que dans les épinards (dans une moindre mesure). Les oméga-3 sont du « bon gras » : possédant un effet anti-inflammatoire, ils favorisent également la lipolyse, c'est-à-dire la combustion des graisses. Bon à savoir, non ?

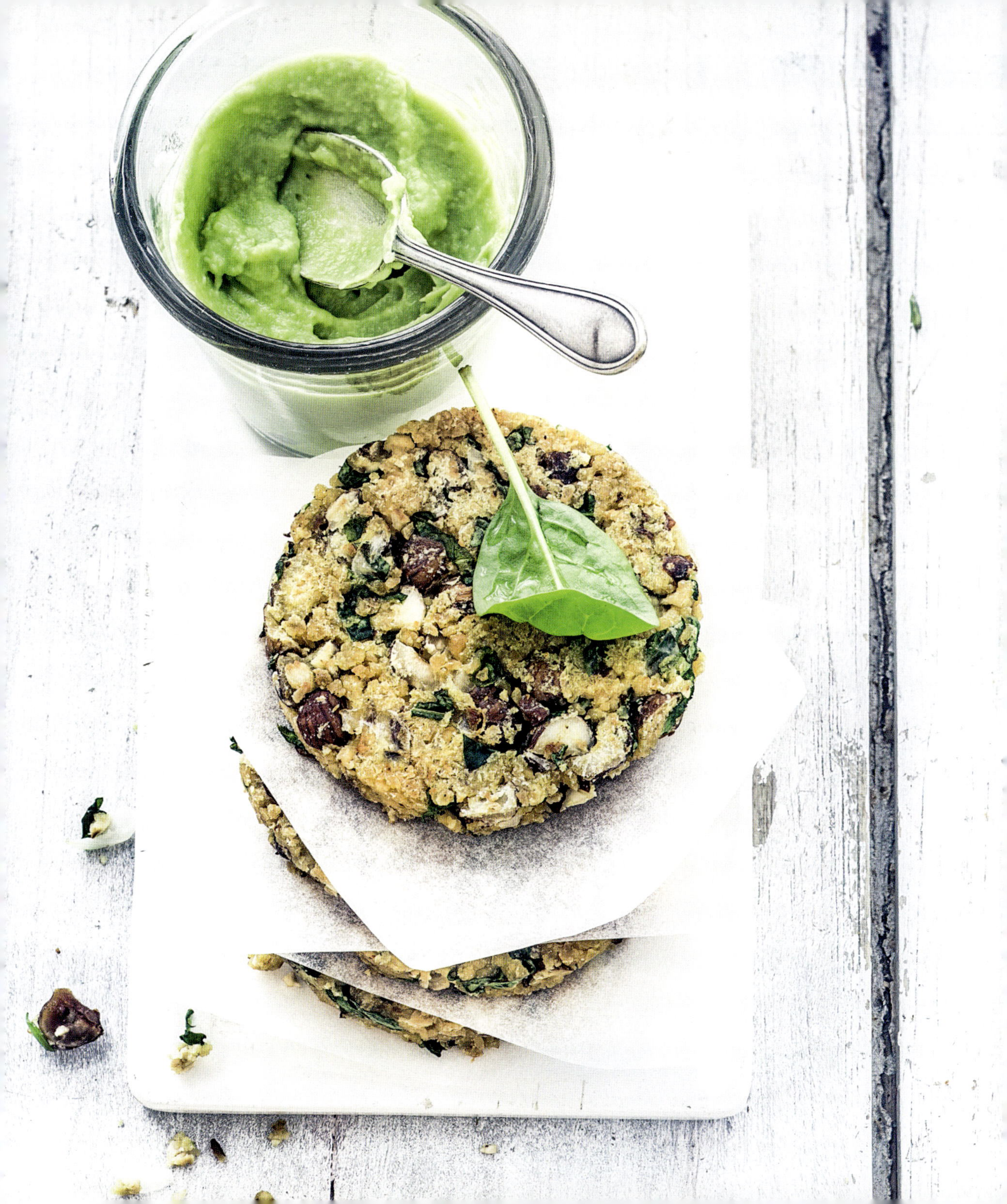

Anchois marinés et pommes de terre à l'échalote

Recettes associant protéines et légumes | Pour 4 personnes | Difficile | 2 h

6 anchois
2 échalotes
12 rattes
3 citrons
1 betterave chioggia
1 gousse d'ail
1 piment rouge
1 brin de thym
Quelques pistils de safran
Roquette
Huile d'olive
Sel
Fleur de sel
Poivre du moulin

Lavez et pelez la betterave chioggia, taillez-la en tranches très fines et réservez-la au froid dans de l'eau glacée.

Rincez les anchois. Levez les filets, salez-les et laissez-les reposer 1 heure.

Pressez 2 citrons. Hachez le piment rouge, jetez-le dans le jus de citron et mélangez. Versez cette marinade sur les filets et laissez reposer à nouveau, le temps que les filets « cuisent » dans le jus de citron.

Lavez les pommes de terre, pelez-les et taillez-les en tranches un peu épaisses. Mettez-les dans une casserole d'eau froide avec le safran, un peu de sel, la gousse d'ail écrasée et le thym ; veillez à ne pas mettre trop d'eau pour bien conserver la saveur des ingrédients (1 centimètre au-dessus des tranches suffit). Portez à ébullition et laissez frémir jusqu'à ce que les pommes de terre soient cuites.

Égouttez les pommes de terre et répartissez-les dans quatre assiettes. Ajoutez les anchois égouttés, un peu de roquette et les tranches de betterave égouttées et séchées. Assaisonnez le tout du zeste râpé et du jus du citron restant, d'un filet d'huile d'olive, de poivre et d'un peu de fleur de sel.

Conseils : aussi visuelle que gustative, cette recette est un ensemble de produits simples, mais travaillés un peu techniquement. Si le safran est assez cher, il en faut très peu pour colorer, et surtout parfumer les pommes de terre. Sinon, le curcuma ou le spigold feront l'affaire pour la couleur.

POINT SANTÉ

Une recette adaptée au déjeuner. La bonne quantité de protéines apportée par les anchois stimulera votre attention pour le reste de la journée en favorisant la sécrétion d'adrénaline. D'autre part, la pomme de terre vous fournira un apport énergétique suffisant pour que vous soyez dynamique tout au long de l'après-midi.

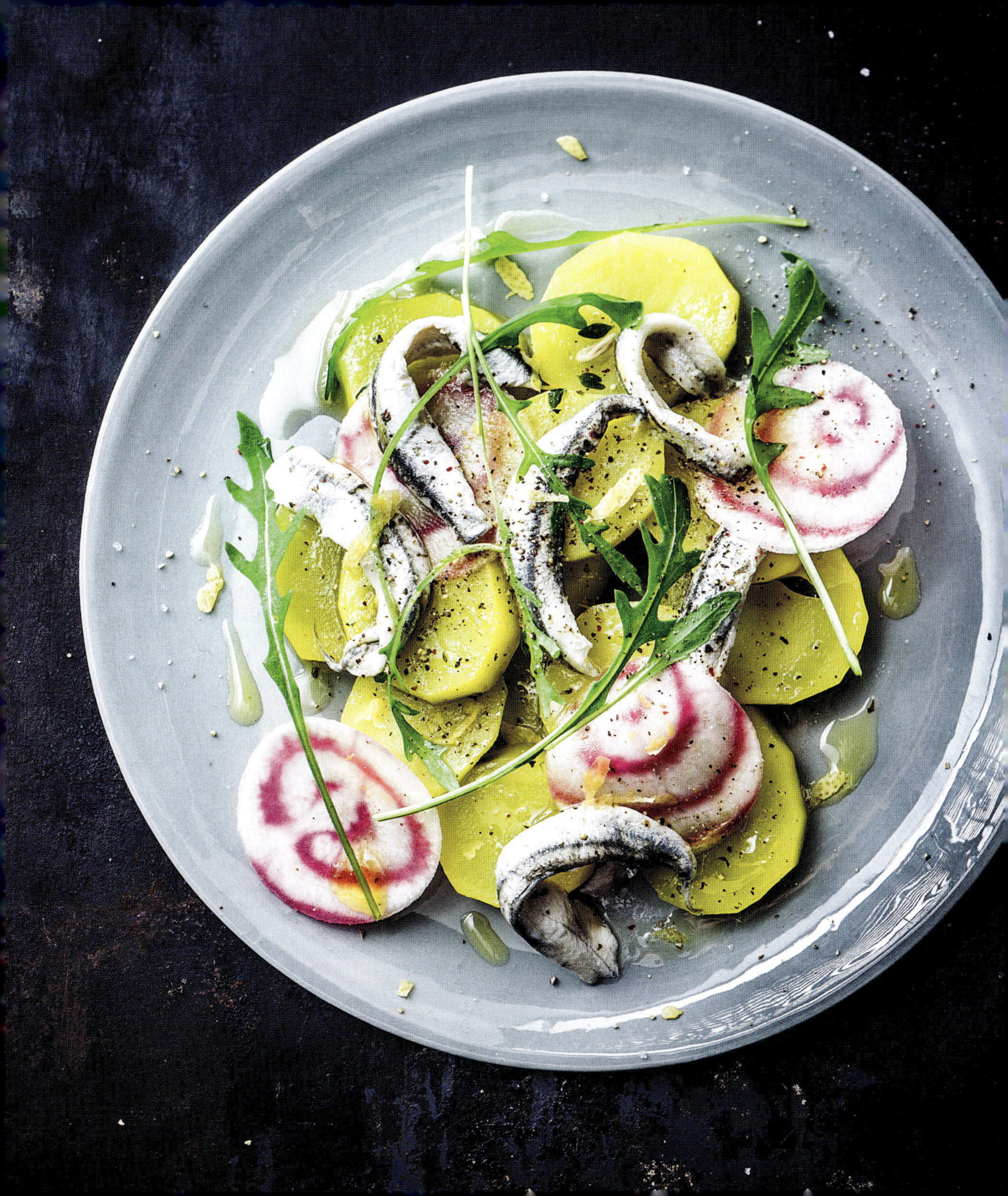

Coquilles Saint-Jacques, noisettes et ciboulette

Recettes associant protéines et légumes | Pour 4 personnes | Facile | 10 min

- 12 noix de saint-jacques
- 6 noisettes
- 4 cuillerées à café d'huile de noisette (une autre huile fera aussi l'affaire)
- 1 citron vert
- Quelques brins de ciboulette
- Poivre du moulin
- Fleur de sel

Rincez les noix de saint-jacques, séchez-les et laissez-les se mettre à température ambiante pour ne pas les agresser lors de la cuisson.

Colorez les noisettes dans une poêle antiadhésive sans ajout de matière grasse, puis posez-les sur du papier absorbant.

Zestez le citron vert et pressez-le. Lavez la ciboulette, ciselez-la finement et mettez-la dans un petit bol. Concassez les noisettes et ajoutez-les dans le bol. Ajoutez aussi le jus de citron et 2 cuillerées à café d'huile de noisette. Mélangez et réservez.

Essuyez la poêle, versez-y le reste d'huile de noisette et, lorsqu'elle est bien chaude, faites cuire les noix de saint-jacques 50 secondes sur chaque face. Déposez-les ensuite sur du papier absorbant, pour éponger l'éventuelle humidité. Les noix doivent être bien colorées, tout en restant tièdes et nacrées à cœur.

Répartissez-les sur quatre assiettes, assaisonnez-les et recouvrez chacune d'elles d'un peu de vinaigrette aux noisettes.

Conseil : la noix de saint-jacques fraîche a un petit goût de noisette, il est donc logique d'accentuer cette saveur par un peu de noisettes torréfiées, qui vont apporter du croquant, et de contrebalancer le côté doux de la recette par de la ciboulette.

POINT SANTÉ

N'ayez plus peur des noisettes, ni d'ailleurs des autres fruits oléagineux. S'il est fréquent de voir ces aliments bannis car trop caloriques, vous le savez désormais, ils sont emplis de « bon gras », c'est-à-dire d'oméga-3.

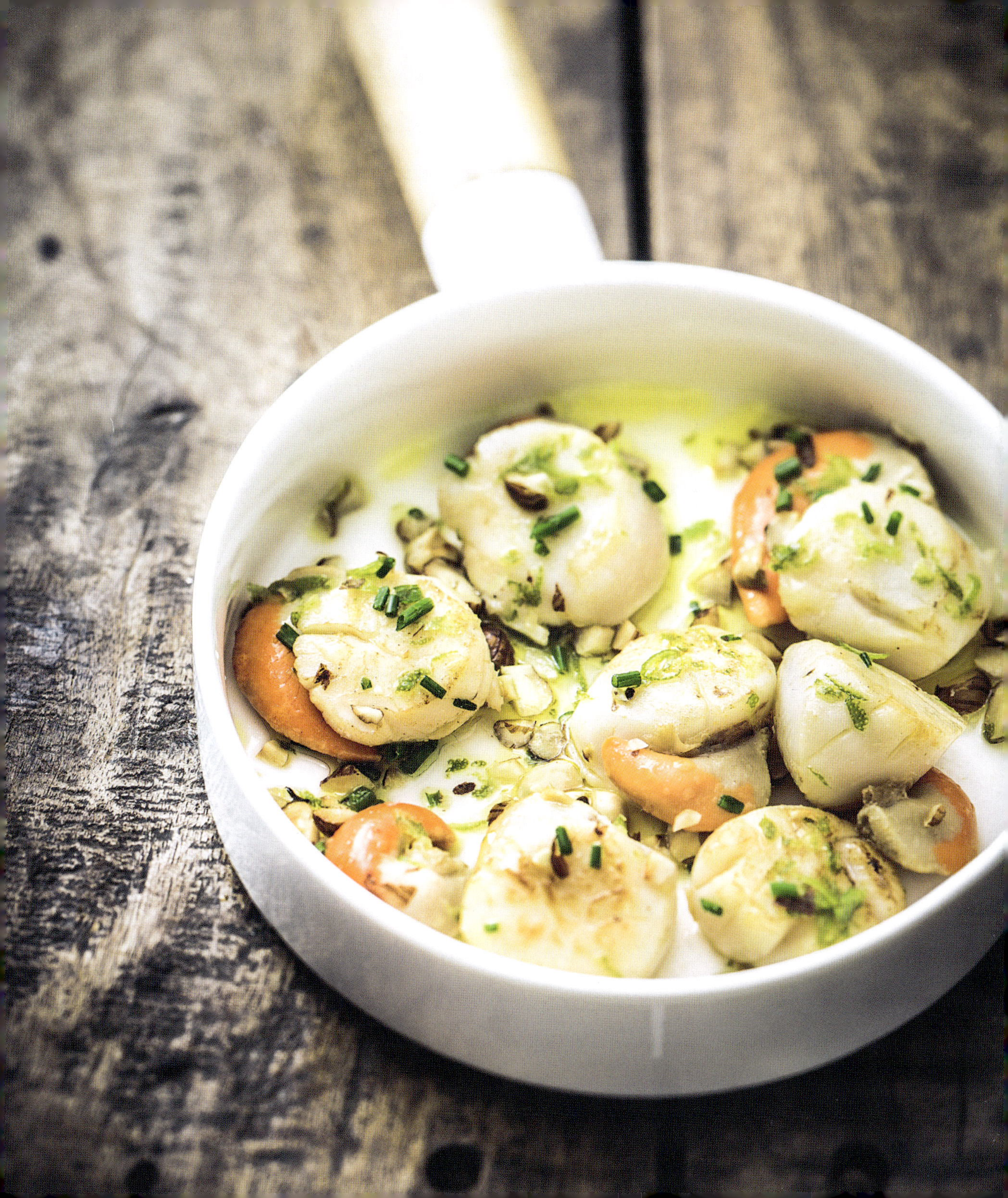

Épeautre et flocons de soja en steak sauté

Recette associant légumineuses et céréales | Pour 4 personnes | Moyennement difficile | 2 h

100 g de flocons de soja réhydratés

150 g d'épeautre cuit

1 carotte

1 oignon rouge

3 cuillerées à café d'huile d'olive

¼ de botte de ciboulette

50 g de tofu soyeux

30 g de graines de lin

100 g de farine de lupin

Sel

Piment d'Espelette

Lavez et pelez la carotte et l'oignon. Ciselez l'oignon et râpez la carotte, puis faites-les suer dans un peu d'huile d'olive.

Mélangez l'ensemble des ingrédients dans un saladier, à l'exception de la farine de lupin et de l'huile. Moulez les steaks en disques et laissez-les reposer 1 h 30 au réfrigérateur.

Farinez les steaks, puis faites-les sauter dans de l'huile chaude pendant 3 à 4 minutes de chaque côté.

Conseil : il est important de fariner la surface des steaks pour permettre de réaliser rapidement une croûte qui va empêcher la préparation de se dissocier.

POINT SANTÉ

Les qualités nutritionnelles de la farine de lupin ne sont plus à démontrer. Sans gluten, elle dispose également d'un indice glycémique très faible : de quoi vous rassasier sans risquer l'hypoglycémie réactionnelle ni l'hyperinsulinisme.

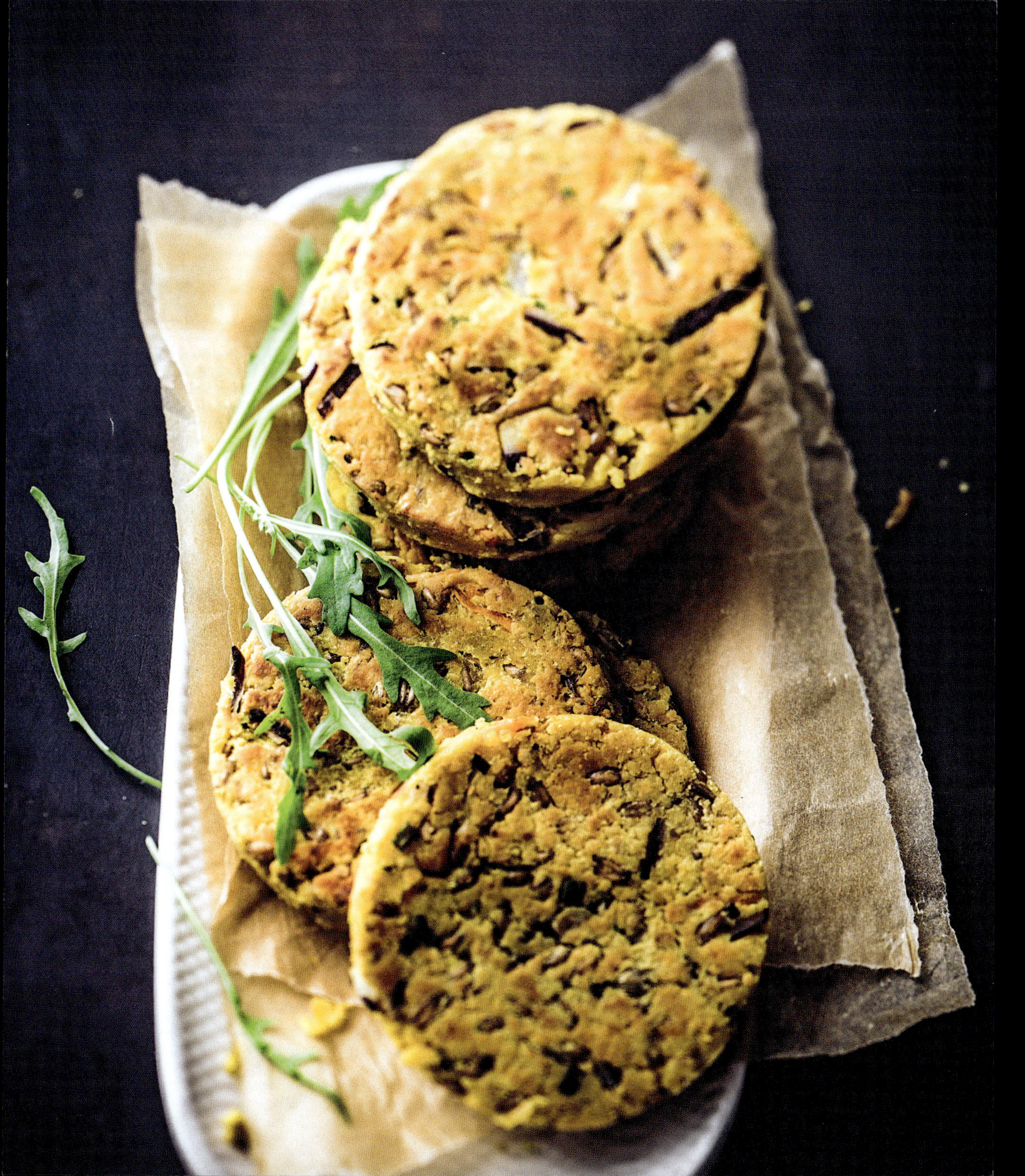

Sarrasin et lentilles vertes en feuilles de chou

Recette associant légumineuses et céréales | Pour 4 personnes | Difficile | 1 h 30

150 g de sarrasin cuit

50 g de lentilles vertes cuites

1 chou vert

1 carotte

1 oignon

4 gousses d'ail

1 branche de céleri

1 branche de thym

1 feuille de laurier

100 g de beurre

1 litre de bouillon de légumes

Lavez, épluchez et émincez la carotte, l'oignon et le céleri. Pelez et hachez les gousses d'ail.

Effeuillez le chou et parez les feuilles en ôtant les côtes. Blanchissez 12 feuilles bien vertes durant 3 minutes à l'eau bouillante salée, puis rafraîchissez-les dans un bain d'eau glacée.

Émincez le reste du chou et faites-le cuire à l'eau bouillante salée durant 1 minute. Rafraîchissez le chou à l'eau glacée, puis égouttez-le et pressez-le pour enlever le maximum d'humidité.

Placez 80 g de beurre dans une cocotte en fonte, ajoutez 1 gousse d'ail hachée très finement et le chou égoutté. Assaisonnez, couvrez et laissez cuire doucement durant 25 minutes.

Préchauffez le four à 180 °C (th. 6).

Ajoutez le sarrasin et les lentilles dans la cocotte, retirez du feu et mélangez délicatement. Garnissez chacune des feuilles de chou blanchies avec un peu de la préparation aux lentilles et roulez-les en paupiettes.

Portez à ébullition le bouillon de légumes. Beurrez un plat allant au four et tapissez le fond avec les légumes émincés. Rangez les paupiettes de chou dessus et arrosez de bouillon de légumes bouillant. Ajoutez le thym, le laurier et le reste de beurre, couvrez de papier sulfurisé et enfournez. Laissez cuire pendant 45 minutes, en arrosant plusieurs fois durant la cuisson.

Conseil : pour rouler les paupiettes, les feuilles de chou doivent être bien blanchies. Pensez à désépaissir soigneusement les côtes des feuilles, pour que l'épaisseur de celles-ci soit régulière et fine.

POINT SANTÉ

Une recette à prévoir pour le repas précédant une séance de sport. L'apport énergétique y est conséquent grâce aux lentilles et au sarrasin.

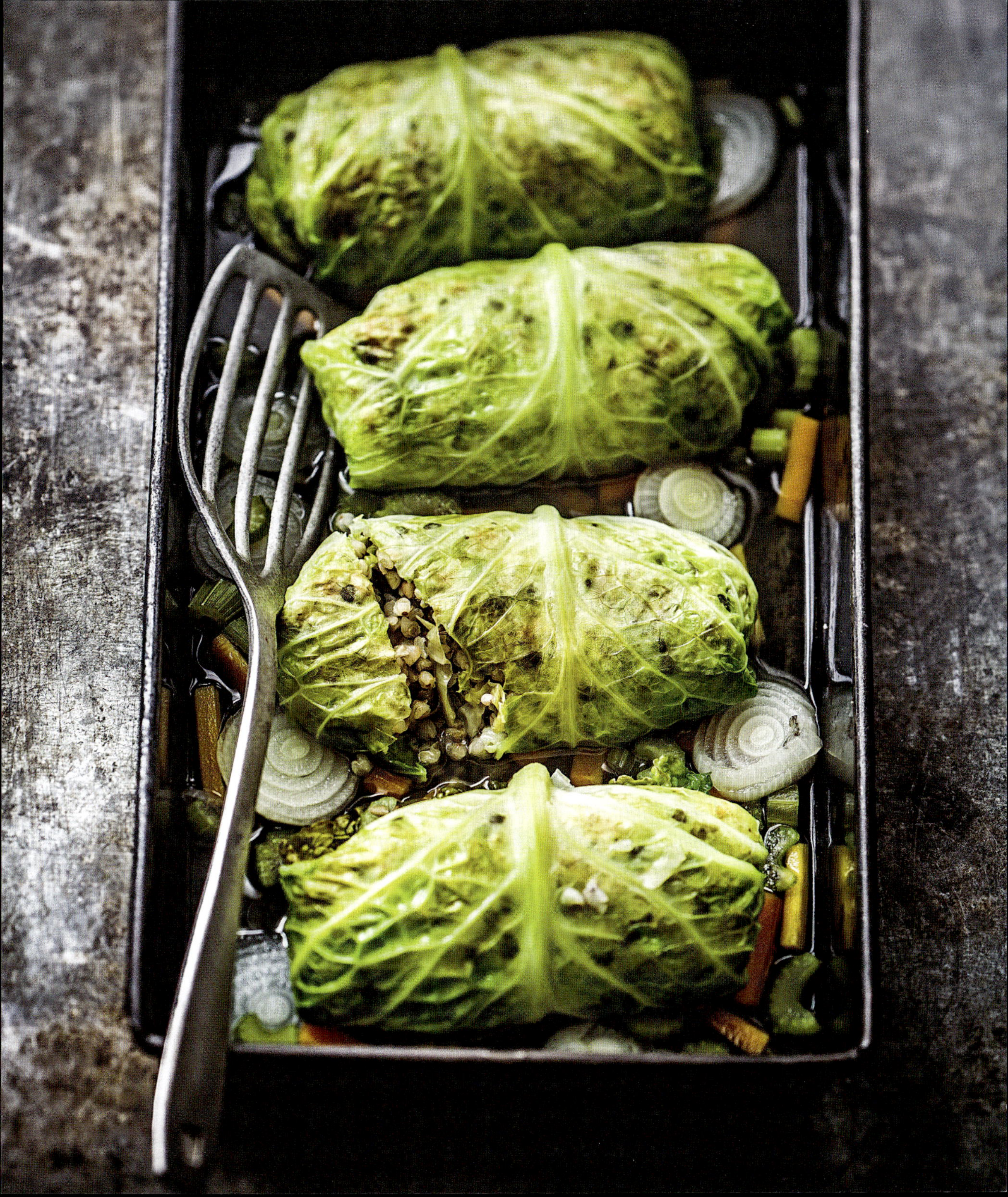

Tortellis au fromage et purée de betterave rouge

Recette associant légumineuses et céréales | Pour 4 personnes | Difficile | 2 h

- 200 g de farine
- 2 œufs
- 5 cuillerées à café d'huile d'olive
- 1 cuillerée à café d'huile de noisette
- 1 branche de thym
- 125 g de ricotta au lait de brebis
- 4 olives noires
- 1 betterave rouge cuite
- 1 poignée de roquette

Mélangez au robot-coupe la farine, les œufs et 2 cuillerées à café d'huile d'olive.

Dénoyautez et hachez les olives noires. Mélangez-les avec la ricotta, 1 cuillerée à café d'huile d'olive et les feuilles du thym.

Pelez la betterave rouge et mixez-la avec le reste d'huile d'olive.

Abaissez la pâte au laminoir, puis découpez dedans des disques de 9 centimètres de diamètre.

À l'aide d'une poche ou d'une petite cuillère, posez une noix de farce au fromage au milieu de chaque disque de pâte. Humidifiez à l'eau le bord des disques, puis repliez en chaussons et soudez les bords en demi-cercle, en pinçant les deux épaisseurs de pâte entre les doigts. Pour finir, tordez chaque petit chausson de pâte pour former les tortellis. Laissez reposer 1 heure.

Faites cuire les tortellis pendant 3 minutes dans de l'eau bouillante bien salée. Égouttez-les et dressez-les sur la purée de betterave chaude. Ajoutez un peu de roquette, quelques gouttes d'huile de noisette, et servez.

Conseil : les tortellis demandent un peu d'habitude pour être bien roulés... Ne vous bloquez pas avec ça, des raviolis feront très bien l'affaire, et sont plus simples à faire !

POINT SANTÉ

La betterave rouge est un aliment dont les bienfaits sont trop peu connus. Elle contient un très large spectre de minéraux, comme le potassium, le magnésium, le fer, le calcium et le zinc. Cette recette est appropriée pour un dîner lorsque vous avez fait du sport pendant la journée. Le brebis vous fournira des protéines pour réparer les fibres musculaires, et la betterave vous permettra de refaire vos réserves de minéraux.

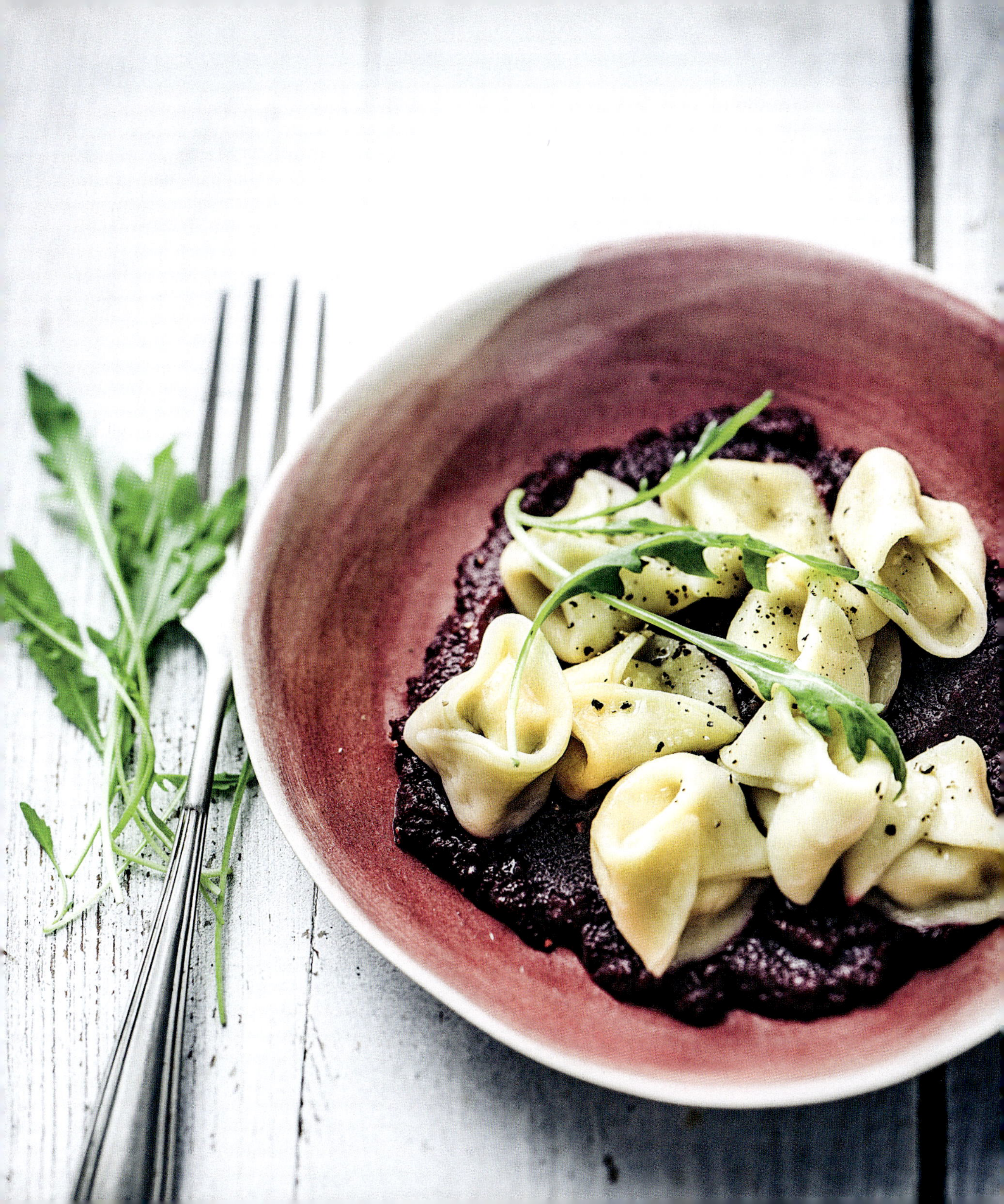

Calamar aux fruits de la Passion
et houmous poivré

Recette mixte (protéines animales et sucres complexes) | Pour 4 personnes | Moyennement difficile | 1 h 30

200 g de calamar frais et nettoyé

2 fruits de la Passion

100 g de pois chiches crus trempés pendant 24 heures

1 cuillerée à café de bicarbonate de sodium

100 g de tahin (purée de sésame)

¼ de botte de coriandre fraîche

½ citron

1 cuillerée à café de cumin

1 cuillerée à café de paprika doux

4 cuillerées à soupe d'huile d'olive

Sel

Poivre mignonnette

Faites cuire les pois chiches dans trois fois leur volume d'eau. Ajoutez le bicarbonate de sodium, vérifiez la cuisson et égouttez.

Coupez les fruits de la Passion en deux, récupérez l'intérieur à l'aide d'une petite cuillère et mettez-le dans un bol.

Lavez et concassez la coriandre. Mixez les pois chiches avec le tahin, le jus du demi-citron et les épices.

Émincez le calamar en fines bandes. Faites-les sauter avec un filet d'huile d'olive dans une poêle, rapidement pour les garder tendres.

Déposez le houmous dans un plat et arrosez-le du reste d'huile d'olive. Placez la julienne de calamar dessus, parsemez-la des graines des fruits de la Passion, poivrez généreusement et terminez avec la coriandre fraîche.

Conseil : le tahin est une pâte de sésame qui va à la fois parfumer et donner de la texture. Si vous n'en avez pas, utilisez un peu d'huile de sésame pour parfumer quand même ; sinon, ajoutez en plus du jus le zeste du citron, pour corser un peu...

POINT SANTÉ

L'alliance audacieuse du calamar et des fruits de la Passion ne ravit pas uniquement vos papilles, mais votre organisme aussi ! Les fruits de la Passion ajouteront à cette recette un apport non négligeable en vitamines, dont l'alimentation occidentale, industrialisée au possible, manque de plus en plus.

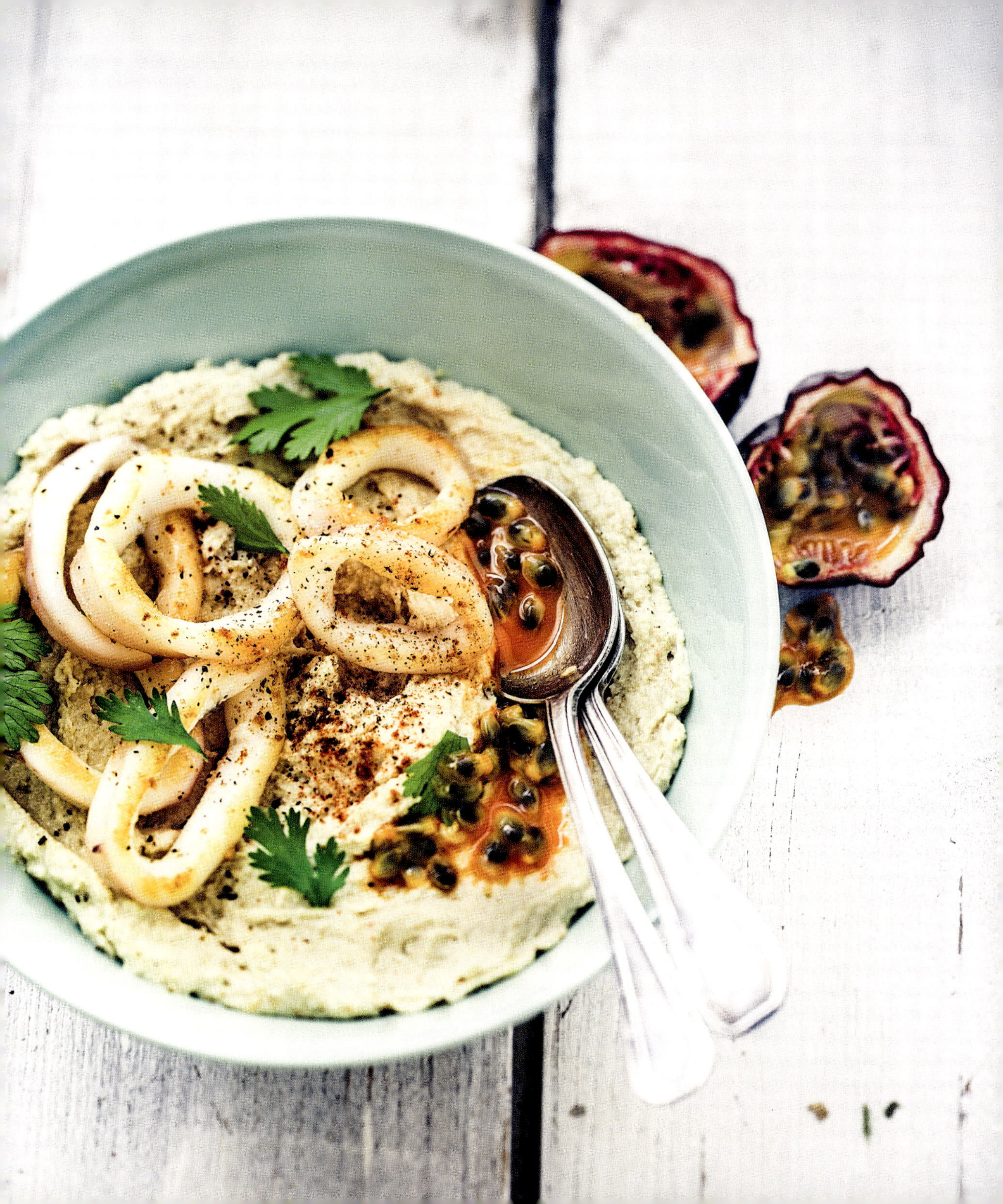

Vraies carbonara

Recette mixte (protéines animales et sucres complexes) | Pour 4 personnes | Facile | 25 min

400 g de spaghettis n° 5

4 jaunes d'œuf

1 œuf

100 g de parmesan fraîchement râpé

150 g de pancetta

4 cuillerées à soupe d'huile d'olive

Gros sel

Poivre noir

Portez à ébullition une grande quantité d'eau dans une marmite. Quand l'eau bout fortement, ajoutez du gros sel et les pâtes, mélangez pour éviter qu'elles ne se collent et faites-les cuire *al dente* (référez-vous au temps de cuisson indiqué sur le paquet).

Taillez la pancetta en allumettes, puis faites-la colorer à l'huile d'olive dans une poêle.

Mettez le fromage dans un bol, ajoutez pas mal de poivre noir grossièrement moulu et mélangez. Ajoutez alors les jaunes et l'œuf, et fouettez au batteur électrique pour obtenir un mélange léger et mousseux.

Prélevez 5 cl de l'eau de cuisson des pâtes, ajoutez-la au mélange précédent et battez à nouveau, jusqu'à ce que l'ensemble soit très crémeux.

Égouttez les pâtes et versez-les encore très chaudes dans un saladier. Posez les allumettes colorées dessus et mélangez rapidement, puis ajoutez la crème aux œufs et au parmesan.

Dressez dans quatre assiettes creuses, ajoutez un peu de parmesan, de poivre noir et d'huile d'olive sur le dessus, et servez.

Conseil : si vous préparez les pâtes à l'avance, le mieux est de les égoutter une fois cuites, de les rincer à l'eau courante bien chaude pour éliminer l'amidon de surface, puis d'ajouter un peu d'huile d'olive et de les mélanger, pour leur éviter de coller.

POINT SANTÉ

Vous avez programmé une séance de sport plus tard dans la journée ? Voici la recette d'un déjeuner énergétique, qui vous permettra de fournir un effort bénéfique pour votre organisme. En effet, les sucres complexes des pâtes vous garantiront un apport en glucides important.

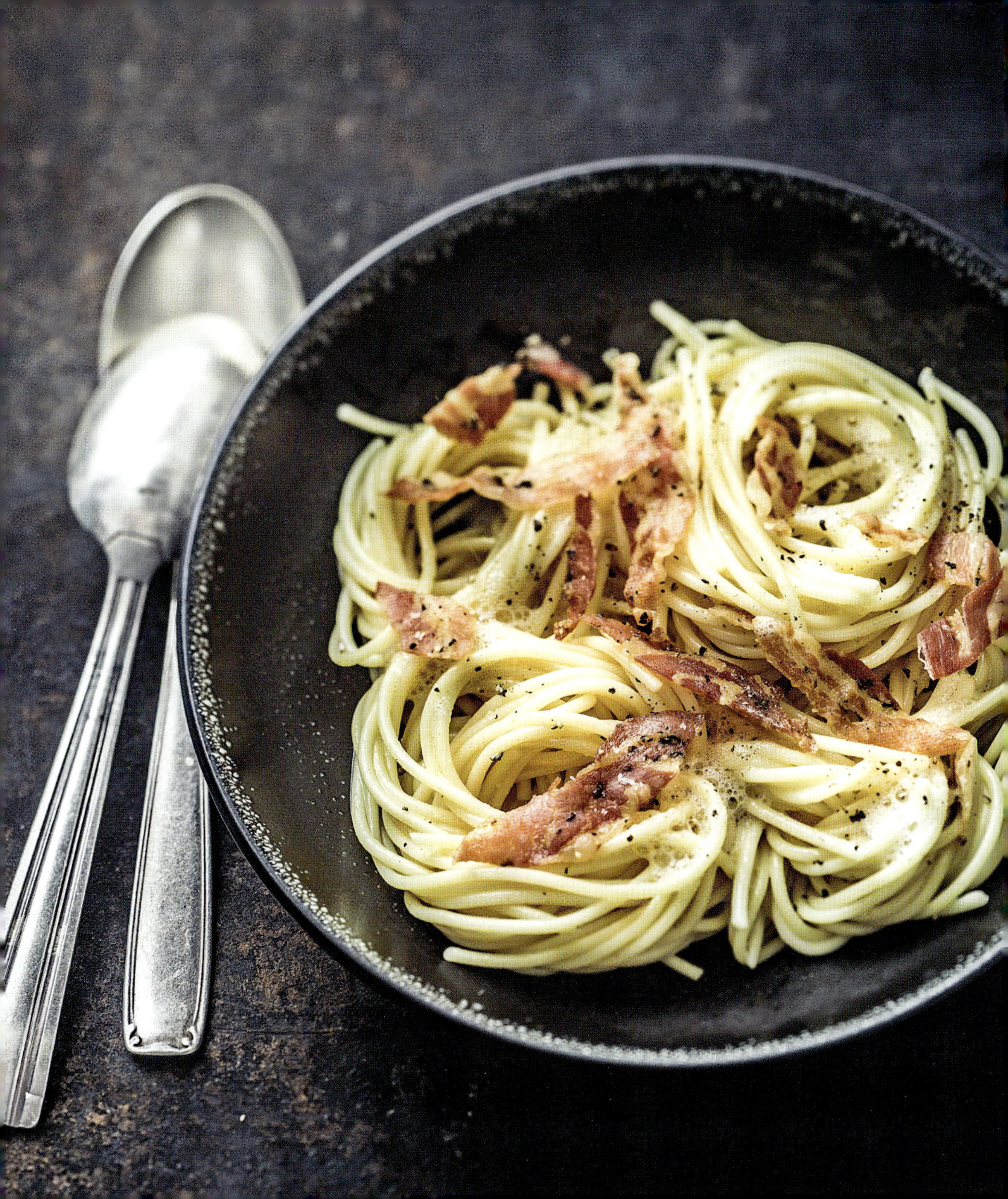

Lapin sauvage au céleri

Recettes associant protéines et légumes | Pour 4 personnes | Difficile | 50 min

1 lapin sauvage de 1,4 kg

4 branches de céleri

4 gousses d'ail

2 cuillerées à café d'huile d'olive

1 cuillerée à café d'huile de tournesol

Thym

Marjolaine

Sel

Poivre du moulin

Préchauffez le four à 180 °C (th. 6).

Lavez et effilez les branches de céleri, puis coupez-les en petits morceaux. Pelez les gousses d'ail, coupez-les en deux et dégermez-les.

Mixez le céleri avec l'ail, du thym et de la marjolaine. Assaisonnez généreusement, ajoutez l'huile d'olive et mélangez pour former une pâte.

Massez le lapin, intérieur et extérieur, avec cette pâte, puis posez-le dans un plat huilé allant au four. Enfournez le lapin et laissez-le cuire pendant environ 35 minutes, en l'arrosant régulièrement avec le mélange qui se dépose au fond du plat.

Vérifiez la cuisson, puis coupez le lapin et servez-le rapidement.

Conseil : le lapin est une chair fine mais qui se dessèche vite. Afin de pallier cela, arrosez régulièrement la viande durant la cuisson avec son jus ; cela permet de la garder humide. Ne prolongez pas la cuisson plus que nécessaire : la chair doit être tout juste cuite, pour que sa jutosité ne disparaisse pas.

POINT SANTÉ

C'est la recette qu'il vous faut le lendemain d'une soirée un peu trop arrosée. Ses vertus dépuratives, grâce au céleri, vous permettront de remettre votre système hépatique en ordre de marche.

Canard sauvage en cocotte

Recettes associant protéines et légumes | Pour 4 personnes | Moyennement difficile | 1 h 30

2 canards sauvages jeunes de 600 g pièce

1 carotte

1 oignon

1 pomme reinette

1 gousse d'ail

10 cl de cidre brut

50 cl de fond brun de veau lié

2 cuillerées à soupe d'huile de tournesol

Thym

Sel

Poivre

Préparez ou faites préparer les canards. Pensez à bien les assaisonner. Conservez les ailes, le cou, le gésier.

Lavez et pelez la carotte et l'oignon, puis taillez-les en cubes d'environ 1 centimètre de côté. Lavez la pomme, coupez-la en 4 quartiers et éliminez le cœur.

Préchauffez le four à 180 °C (th. 6).

Faites chauffer l'huile dans une cocotte en fonte, mettez-y les canards et colorez-les sur toutes les faces. Débarrassez-les, et faites dorer les cous, les gésiers et les ailes, puis ajoutez et faites colorer les dés de carotte et d'oignon.

Ajoutez alors les quartiers de pomme, du thym et l'ail écrasé. Posez les canards sur la garniture, couvrez la cocotte et enfournez pour 30 à 45 minutes, en fonction de la cuisson que vous aimez.

Sortez la cocotte du four, vérifiez la cuisson des canards et réservez-les sur une grille posée au-dessus d'un plat, juste couverts de papier cuisson pour les garder chauds.

Placez la cocotte sur le feu vif et pincez les sucs de cuisson. S'il y a beaucoup de gras, dégraissez partiellement ; laissez-en un peu pour le goût !

Déglacez avec le cidre et faites réduire pour éliminer l'alcool et concentrer les saveurs. Lorsque le cidre est réduit des trois quarts, ajoutez le fond brun de veau et laissez frémir et réduire sur le feu durant 15 minutes. Dégraissez au maximum à l'aide d'une petite louche, puis rectifiez l'assaisonnement de la sauce.

Découpez les canards, placez-les sur le plat de service et versez dessus un peu de sauce à travers une passoire fine. Versez le reste dans une saucière et servez aussitôt.

Conseil : le temps de repos est important dans la cuisson d'une viande. Ici, les canards seront déposés sur une grille sur le ventre, dos en l'air, pour que le jus redescende dans la poitrine, et qu'elle s'aplatisse un peu afin de faire de belles tranches pour le service.

POINT SANTÉ

Si vous n'êtes pas adepte du régime végétarien, voici une recette qui vous comblera, à condition de choisir des canards de qualité chez un boucher de confiance. Un plat typique des week-ends en famille, en gardant à l'esprit que, le reste de la semaine, on tentera de limiter sa consommation de protéines animales à une portion par jour.

Navarin d'agneau

Recettes associant protéines et légumes | Pour 4 personnes | Moyennement difficile | 1 h 45

1 kg de collier d'agneau dégraissé et désossé

1 oignon

1 carotte

2 gousses d'ail

20 g de concentré de tomates

1 branche de thym

1 feuille de laurier

3 cl d'huile de tournesol

Fécule

Sel

Poivre

Préchauffez le four à 180 °C (th. 6).

Lavez, épluchez et taillez l'oignon et la carotte en petits dés. Écrasez les gousses d'ail sans les peler.

Coupez la viande en cubes de 50 g environ, puis faites-la rissoler à l'huile très chaude, en remuant, jusqu'à ce que les morceaux aient une belle croûte brune.

Ajoutez les dés d'ail et de carotte, et laissez-les suer pendant quelques minutes. Ajoutez alors le concentré de tomates et laissez cuire jusqu'à ce qu'il devienne brun, puis mouillez à hauteur d'eau froide. Ajoutez l'ail, le thym, le laurier et un peu de sel. Portez à ébullition, couvrez et enfournez pour 1 heure environ.

Décantez la viande. Passez la sauce au-dessus d'une petite casserole et liez-la avec un peu de fécule diluée dans de l'eau froide. Faites-la réduire jusqu'à ce qu'elle soit onctueuse et rectifiez l'assaisonnement.

Servez aussitôt la viande, bien nappée de sauce.

Conseil : le mieux est de préparer le navarin la veille, puis de le laisser refroidir afin de pouvoir retirer facilement la graisse figée. Réchauffez à feu très doux le lendemain, et vous aurez toute la saveur du plat sans graisse superflue.

POINT SANTÉ

L'alliance de l'ail et de l'oignon vous permettra de faire le plein d'antioxydants. C'est bien simple, nous avons là deux des aliments champions en termes de combat des radicaux libres, responsables du vieillissement de l'organisme.

Quinoa et haricots rouges comme une carbonnade

Recette associant légumineuses et céréales | Pour 4 personnes | Facile | 2 h

600 g de haricots rouges trempés

150 g de quinoa

2 oignons

1 bouquet garni

50 cl de Jenlain

1 cuillerée à soupe de cassonade (vergeoise brune)

2 cuillerées à soupe de moutarde

2 grosses tranches de pain de campagne

4 cuillerées à soupe d'huile de tournesol

1 cuillerée à café de bicarbonate de sodium

Pelez et émincez les oignons.

Faites chauffer l'huile dans une cocotte en fonte, ajoutez les oignons et faites-les colorer légèrement.

Ajoutez alors les haricots rouges, le bouquet garni, la bière, le bicarbonate et la cassonade. Mouillez d'eau froide (deux fois et demie le volume de haricots), puis portez à frémissement, couvrez et laissez cuire à feu doux pendant environ 1 h 30.

Ajoutez le quinoa et le pain moutardé, et poursuivez la cuisson durant 15 à 20 minutes.

Salez et poivrez, et servez.

Conseil : le bicarbonate de sodium est un élément basique (c'est-à-dire le contraire d'acide) qui va ramollir la peau sèche des haricots rouges. En plus de faciliter la cuisson, il aide à la digestion des légumes secs.

POINT SANTÉ

Une préparation riche en glucides complexes et en fibres alimentaires, qui saura vous apporter de l'énergie sur le long terme. En effet, les fibres ralentissent l'absorption du sucre. C'est d'ailleurs une des raisons pour lesquelles on conseille une alimentation riche en fibres aux personnes atteintes de diabète.

Avoine façon risotto, pois secs et parmesan

Recette associant légumineuses et céréales | Pour 4 personnes | Moyennement difficile | 1 h

400 g d'avoine trempée pendant 12 heures

150 g de pois secs cuits

1,2 litre de bouillon de légumes

1 oignon

100 g de parmesan frais

3 cuillerées à soupe d'huile d'olive

Sel

Poivre

Faites chauffer le bouillon de légumes.

Pelez, lavez et ciselez finement l'oignon. Faites-le suer 2 minutes dans 2 cuillerées à soupe d'huile d'olive.

Ajoutez l'avoine bien égouttée et enrobez-la soigneusement d'huile d'olive, puis mouillez avec une louche de bouillon chaud. Lorsqu'il a été absorbé, recommencez l'opération. La cuisson dure environ 45 minutes, mais vous n'êtes pas obligé de rester devant sans cesse !

Quand l'avoine est quasi cuite, il doit rester environ 15 cl de bouillon. Mixez les pois secs dedans, puis ajoutez cette purée et le parmesan dans le risotto d'avoine. Couvrez et laissez reposer pendant 10 minutes.

Rectifiez l'assaisonnement, ajoutez le reste d'huile d'olive et servez dans des assiettes creuses.

Conseil : le risotto ne comporte pas de crème, mais l'amidon du riz, le beurre et le parmesan suffisent à lui donner sa texture crémeuse si caractéristique. Ici, l'amidon, inexistant, est remplacé par la purée liquide de pois secs.

POINT SANTÉ

Il ne vous aura pas échappé que le parmesan est un fromage issu du lait de vache. Pourtant, il s'agit d'une exception nutritionnelle. En effet, c'est un des fromages les moins gras, et il contient énormément de phosphore. Attention tout de même : évitez de saler de trop cette recette, car le parmesan est déjà très salé.

Huîtres, pommes et haricots blancs

Recette mixte (protéines animales et sucres complexes) I Pour 4 personnes I Moyennement difficile I 30 min

12 huîtres

2 pommes granny

200 g de haricots blancs cuits

½ botte de ciboulette

8 noix

2 cuillerées à soupe de vinaigre de cidre

4 cuillerées à soupe d'huile de pépin de raisin

3 cuillerées à soupe d'huile de noix

Sel

Poivre du moulin

Ouvrez les huîtres, videz la première eau et décoquillez-les. Réservez-les dans un bol.

Lavez les pommes, coupez-les deux et enlevez le cœur, puis taillez-les en petits dés sans les éplucher.

Concassez les noix et mélangez-les avec le vinaigre et les huiles.

Lavez et ciselez la ciboulette.

Mélangez les haricots, les dés de pomme et la ciboulette, assaisonnez et ajoutez la vinaigrette aux noix.

Répartissez les huîtres dans quatre verrines et poivrez généreusement, puis ajoutez par-dessus la salade de haricots.

Conseil : pour ouvrir facilement les huîtres, placez-les sur un torchon et insérez, à la charnière du côté le plus étroit, la lame d'un couteau solide, puis pivotez de haut en bas pour casser la charnière. Sinon, mettez-les au four à 200 °C et sortez-les dès qu'elles bâillent !

POINT SANTÉ

On le sait peu, mais les huîtres sont pleines d'acides gras polyinsaturés qui, à la différence des acides gras saturés, jouent un rôle bénéfique dans la prévention des maladies cardio-vasculaires.

Crépinette tout cochon et velouté de lentilles

Recette mixte (protéines animales et sucres complexes) | Pour 4 personnes | Difficile | 2 h + 1 h 30 la veille

- 100 g de crépine fraîche
- 1 langue de porc
- 1 pied de porc
- 1 tranche de jambon de 5 mm d'épaisseur
- 150 g de poitrine de porc hachée
- 250 g de lentilles
- 1 carotte
- 1 oignon
- 100 g de lardons fumés
- 1 clou girofle
- 2 gousses d'ail
- 3 cl d'huile de tournesol
- 8 cl de crème de soja
- 1 jaune d'œuf
- Thym
- Laurier
- Sel

Préparez un bouillon avec la carotte, l'oignon piqué du clou de girofle, les gousses d'ail écrasées, du thym et du laurier. Pochez la langue et le pied de porc dans ce bouillon durant 1 heure à l'autocuiseur, pour avoir une viande très cuite.

Désossez le pied et épluchez la langue tant qu'ils sont encore chauds, laissez refroidir et réservez au frais. Filtrez le bouillon et réservez-le toute la nuit au réfrigérateur.

Le lendemain, taillez les viandes en dés de 5 millimètres de côté et mélangez-les avec la poitrine hachée. Assaisonnez la préparation, puis fractionnez-la en quatre en palets et enveloppez chacun d'eux dans de la crépine pour former quatre belles crépinettes.

Faites revenir les lardons fumés avec un filet d'huile dans un faitout. Ajoutez les lentilles, préalablement rincées et égouttées, et mouillez à hauteur avec le bouillon froid. Portez à ébullition, couvrez et laissez cuire à petit frémissement jusqu'à ce que les lentilles soient parfaitement cuites. Versez le tout dans un blender et mixez pour obtenir un potage lisse.

Faites sauter les crépinettes avec un filet d'huile dans une poêle chaude portée sur feu doux.

Mélangez la crème de soja et le jaune d'œuf, versez dans la crème de lentilles et portez à frémissement, puis donnez un coup de mixeur plongeant.

Servez le potage dans quatre assiettes creuses et placez une crépinette au milieu de chacune.

Conseil : langues et pieds se vendent tout prêts, déjà cuits, mais de grâce allez voir votre boucher pour obtenir des produits de qualité... Il suffit alors de les chauffer un peu pour faire fondre la gelée qui peut être présente, et poursuivre la recette.

POINT SANTÉ

Une recette à privilégier si vous êtes carencé en fer. On le sait peu, mais les lentilles en contiennent une quantité intéressante. D'autre part, ail et carotte vous fourniront un excellent apport d'antioxydants.

Chevreuil rôti et châtaignes au jus

Recette mixte (protéines animales et sucres complexes) | Pour 4 personnes) | Moyennement difficile) | 2 h

600 g de dos de chevreuil

800 g de châtaignes fraîches

75 g de beurre

1 branche de thym

1 feuille de laurier

1 cuillerée à soupe d'huile de tournesol

Sucre

Sel

Poivre du moulin

Préchauffez le four à 200 °C (th. 6-7).

Incisez les châtaignes et placez-les dans le four chaud pour 10 minutes environ. Au terme de la cuisson, sortez les châtaignes mais n'éteignez pas le four.

Ôtez la coque et la peau des châtaignes, et déposez ces dernières au fur et à mesure dans un large récipient pour qu'elles se tiennent les unes à côté des autres sans se chevaucher.

Ajoutez de l'eau à hauteur, du sel, 25 g de beurre et 5 g de sucre. Placez un disque de papier sulfurisé dessus et faites cuire à petit frémissement sur feu doux durant 1 heure environ.

Salez le dos de chevreuil et faites-le colorer dans une poêle avec un peu d'huile, puis enfournez et laissez cuire 20 minutes. Sortez la viande du four, débarrassez-la dans un plat et recouvrez-la de papier sulfurisé pour la garder chaude.

Dans la poêle de cuisson du chevreuil, versez un ½ verre d'eau et ajoutez le thym et le laurier. Portez sur feu vif et laissez réduire jusqu'à ce qu'il ne reste que 1 à 2 cuillerées à soupe de jus concentré.

Transférez ce jus dans le liquide de cuisson des châtaignes, en utilisant une spatule souple pour bien racler la poêle. Mélangez, puis ajoutez le reste de beurre pour nourrir les châtaignes.

Tranchez la viande et assaisonnez chaque tranche de sel et de poivre du moulin. Servez bien chaud, avec les châtaignes.

Conseils : si l'épluchage des châtaignes fraîches vous semble un peu fastidieux, n'hésitez pas à les remplacer par des châtaignes sous vide déjà prêtes à l'usage ! Le chevreuil est un produit très saisonnier ; vous pouvez le remplacer par de l'agneau, plus simple à trouver.

POINT SANTÉ

Les châtaignes sont l'atout principal de la recette. Cet aliment est énergétique grâce à son apport en glucides, mais il est également pour moitié composé d'eau et de fibres. Un vrai plus pour la santé de vos intestins. À consommer si votre digestion pose problème.

Fricassée de champignons, ciboule et chips d'ail

Recette végétarienne sans gluten | Pour 4 personnes | Moyennement difficile | 30 min

800 g de champignons des bois

2 ciboules

2 gousses d'ail

3 cuillerées à soupe d'huile d'olive

3 cuillerées à café de tofu soyeux

Sel

Poivre

Lavez et pelez les gousses d'ail et les ciboules. Taillez l'ail en très fines tranches et faites-les frire dans l'huile chaude jusqu'à ce qu'elles prennent une jolie couleur blonde. Débarrassez-les à l'aide d'une écumoire sur du papier absorbant pour bien les égoutter ; conservez l'huile.

Taillez les pieds des champignons, brossez-les rapidement et coupez-les en morceaux d'environ 2 centimètres de côté.

Faites chauffer un peu de l'huile réservée dans une grande poêle, jetez-y les champignons et faites-les sauter sur feu vif durant 3 à 4 minutes.

Émincez les ciboules et ajoutez-les aux champignons à la fin de leur cuisson. Assaisonnez généreusement, ajoutez le tofu et mélangez rapidement. Répartissez les champignons dans quatre assiettes creuses, puis parsemez-les de chips d'ail et servez.

Conseils : le tofu apporte de l'onctuosité au plat, mais la recette est déjà très bonne sans cet ingrédient ! Les champignons doivent être cuits à feu vif pour obtenir une belle coloration et néanmoins garder un cœur moelleux et humide.

POINT SANTÉ

Peu caloriques, les champignons sont les grands oubliés des recettes santé traditionnelles. Pourtant, voici une préparation des plus intéressantes, notamment après une séance de sport durant laquelle on aura puisé dans les réserves minérales de son corps. Les champignons fournissent un très bon apport en potassium, élément dont la carence participe à la survenue de crampes musculaires.

Poires pochées au poiré

Recette de dessert | Pour 4 personnes | Facile | 1 h

4 poires

1 bouteille de poiré

250 g de sucre

2 gousses de vanille

1 bâton de cannelle

2 étoiles de badiane

Fendez les gousses de vanille en deux dans le sens de la longueur et grattez l'intérieur avec le dos d'un couteau pour prélever les petites graines noires.

Versez le poiré dans une marmite, ajoutez 25 cl d'eau, le sucre, la cannelle, la badiane, les graines et les gousses de vanille, et portez à ébullition. Laissez bouillir pendant 1 minute, puis retirez du feu et laissez infuser et refroidir.

Lavez et pelez les poires. Creusez-les par le fond avec un petit couteau ou une cuillère à pommes parisiennes pour enlever les pépins et le cœur.

Placez les poires dans le sirop et couvrez-les d'une assiette plus petite que le récipient pour les maintenir bien immergées. Portez à ébullition et laissez cuire à frémissement durant 25 à 40 minutes, en fonction des poires.

Vérifiez la cuisson des poires en les piquant avec la pointe d'un couteau : elles doivent être tendres et fondantes. Débarrassez-les à l'aide d'une écumoire.

Portez le liquide à ébullition pour le réduire jusqu'à ce qu'il soit sirupeux. Nappez les poires de ce sirop et servez-les, chaudes ou froides.

Conseil : faites cuire les poires dans le sirop à frémissement, sans jamais chercher une ébullition franche car les mouvements occasionnés par l'ébullition « baladeraient » les poires ; elles s'abîmeraient donc en fin de cuisson, en se heurtant les unes les autres ou en choquant les parois du récipient de cuisson.

POINT SANTÉ

Un dessert très sucré, qui correspondra donc dans votre programme alimentaire à un écart. Du moment que les produits sont sains et que vous ne tombez pas dans l'excès, vous pouvez vous faire plaisir sans arrière-pensées !

Tarte fine aux mirabelles

Recette de dessert | Pour 4 personnes | Moyennement difficile | 1 h

250 g de pâte feuilletée

1 œuf

50 g de sucre

50 g de poudre d'amandes

50 g de beurre mou

400 g de mirabelles

Abaissez la pâte feuilletée à 3 mm, puis piquez-la avec une fourchette et découpez dedans un disque de 28 centimètres de diamètre. Placez-le au congélateur.

Mélangez le sucre et le beurre en pommade à l'aide d'une spatule. Ajoutez l'œuf, puis la poudre d'amandes.

Lavez les mirabelles, coupez-les en deux et dénoyautez-les.

Préchauffez le four à 180 °C (th. 6).

Sortez la pâte du congélateur et étalez sur toute sa surface une fine couche de crème d'amandes, puis rangez les demi-mirabelles dessus, côté chair vers le haut.

Enfournez et laissez cuire pendant 35 minutes environ. Dégustez cette tarte tiède.

Conseil : le fait de ranger les fruits vers le haut permet d'éviter une perte excessive de jus, qui détremperait la pâte et la rendrait molle et désagréable. Cela vaut pour les tartes aux prunes, aux pêches, aux abricots… et vous pouvez en plus profiter de la cavité du noyau pour ajouter un peu de saveur sous forme d'alcool ou d'huiles essentielles.

POINT SANTÉ

Une recette à partager avec toute la famille. D'ailleurs, pourquoi ne pas la préparer avec vos enfants ? C'est un moyen de leur donner goût à la cuisine, et donc de les éloigner des plats transformés. Cela peut même devenir un rituel du dimanche…

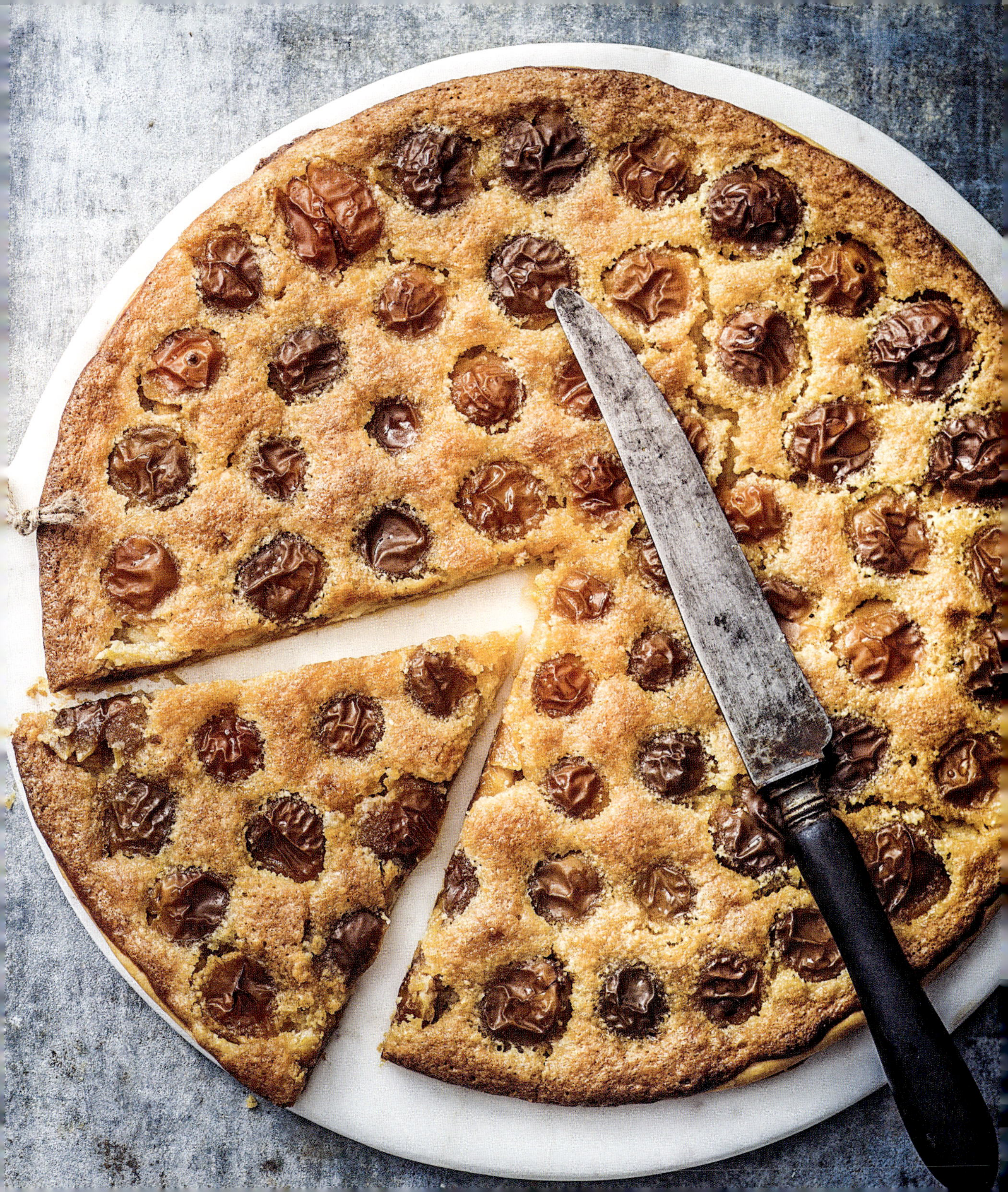

Pommes au four comme mamie

Recette de dessert | Pour 4 personnes | Facile | 2 h

4 pommes type clochard

80 g de raisins secs

25 g de noisettes

40 g de cassonade

½ cuillerée à café de cannelle en poudre

5 cl d'eau

10 g de beurre

Préchauffez le four à 140 °C (th. 4-5). Taillez la base des pommes pour qu'elles tiennent debout et droites. Retirez-leur le pédoncule, puis ôtez-leur le trognon à l'aide d'un vide-pomme. Incisez la peau de chaque pomme sur tout le tour, aux deux tiers de la hauteur, pour qu'elles n'éclatent pas à la cuisson.

Émincez rapidement les noisettes et les raisins secs. Mélangez-les avec la cannelle et la cassonade.

Garnissez les pommes de cette préparation et ajoutez un petit morceau de beurre sur chacune d'elles. Placez-les dans un plat à gratin et versez un peu d'eau au fond du plat, puis enfournez. Laissez les pommes cuire pendant 1 h 30.

Conseil : le principe même de la pomme au four est d'avoir une pomme cuite. N'hésitez pas s'il le faut à prolonger la cuisson pour obtenir la texture souple et onctueuse propre à ce dessert. Et s'il en reste, vous pouvez toujours transformer ça en crumble.

POINT SANTÉ

La pomme est un « super-aliment », au même titre que le brocoli ou l'ail. Ce n'est pas sans raison qu'il s'agit du fruit le plus souvent conseillé pour effectuer une monodiète. La pomme est idéale pour nettoyer les intestins ; elle possède d'ailleurs la capacité rare d'attirer les métaux lourds.

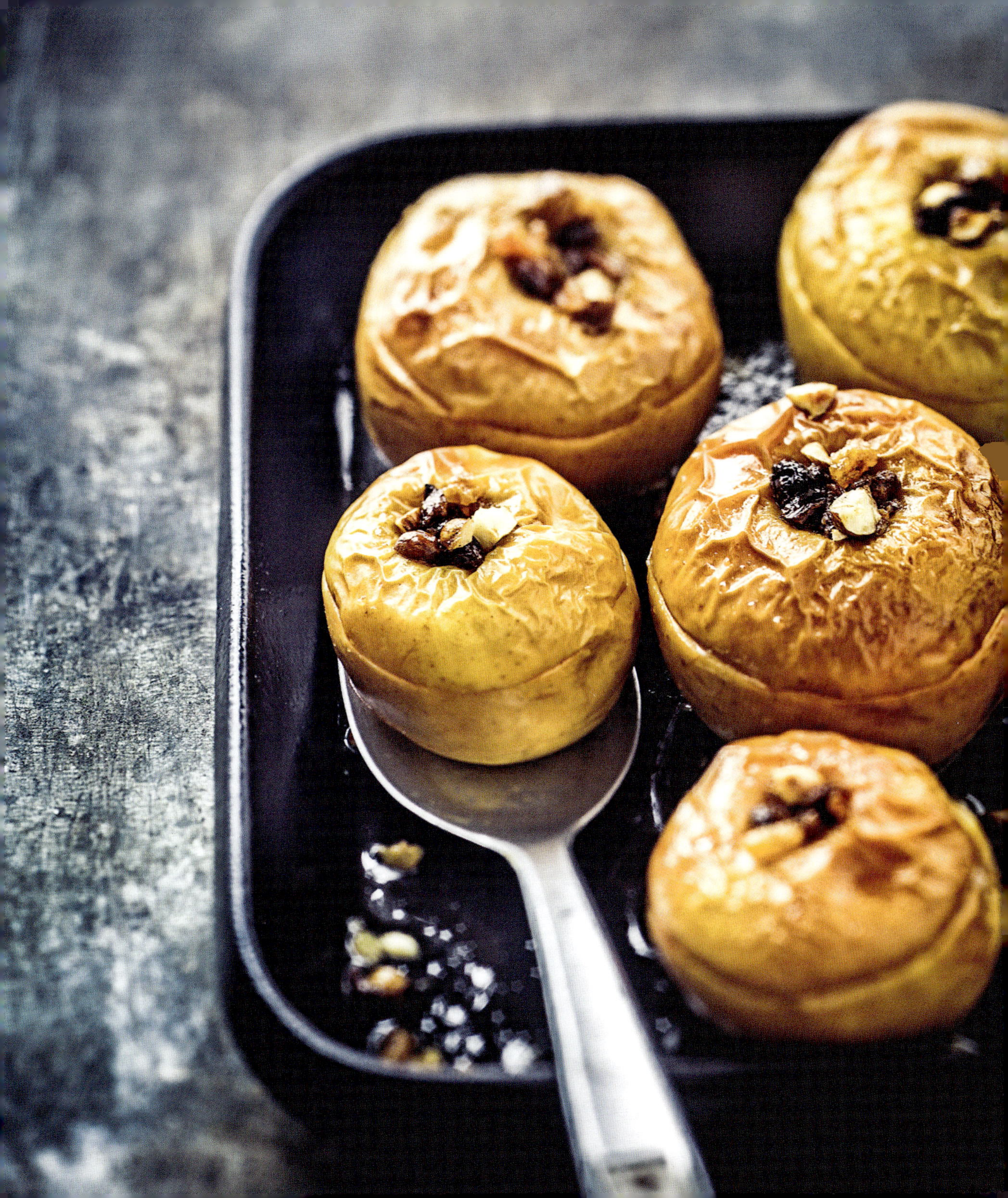

Raisin en clafoutis

Recette de dessert | Pour 4 personnes | Moyennement difficile | 30 min

250 g de raisin blanc
5 œufs
100 g de cassonade
50 g de farine
50 g de beurre ramolli
25 cl de lait d'avoine
25 cl de crème de soja
1 gousse de vanille

Beurrez quatre moules individuels avec 10 g de beurre bien mou, puis chemisez-les avec un peu de cassonade.

Fendez la gousse de vanille en deux dans la longueur et grattez l'intérieur avec le dos d'un couteau de façon à récupérer les petites graines noires. Faites chauffer le lait d'avoine avec 40 g de beurre, la crème de soja et les graines de vanille.

Pendant ce temps, blanchissez le reste de cassonade et les œufs en fouettant vivement, puis incorporez le mélange de lait et de crème chaud, en mélangeant bien pour obtenir une pâte lisse et homogène.

Préchauffez le four à 180 °C (th. 6).

Rangez les grains de raisin dans les moules, puis versez l'appareil dessus, jusqu'au bord, en veillant à ne pas déborder. Enfournez et laissez cuire pendant 15 à 20 minutes.

Conseil : si vous voulez un clafoutis encore plus gourmand, saupoudrez-le d'un fin film de cassonade et placez-le sous le gril, rapidement, pour caraméliser la surface en une croûte délicieuse.

POINT SANTÉ

Un dessert à consommer sous forme de récompense après une séance de sport intense. Une ou deux fois par semaine, sachez vous faire plaisir !

Amandine

Recette de dessert | Pour 4 personnes | Moyennement difficile | 1 h

250 g de pâte brisée sucrée

4 poires pochées

1 œuf tempéré

50 g de beurre mou

50 g de sucre

½ gousse de vanille

50 g de poudre d'amandes

20 g d'amandes effilées

20 g de confiture d'abricots

1 cl de rhum brun

Préchauffez le four à 180 °C (th. 6).

Mélangez au batteur le beurre en pommade avec le sucre pour le crémer. Ajoutez l'œuf, et mélangez à nouveau pour lisser l'appareil. Ajoutez alors la poudre d'amandes, les graines de la demi-gousse de vanille et le rhum.

Abaissez la pâte brisée, foncez-en un moule à tarte et réservez au froid.

Coupez les poires en deux et enlevez soigneusement le cœur. Garnissez le fond de tarte d'un peu de crème d'amandes, puis disposez dessus les demi-poires, tige dirigée vers le centre. Garnissez de crème les espaces entre les poires.

Répartissez les amandes effilées sur le tour de la tarte, enfournez et laissez cuire pendant 35 à 40 minutes.

Sortez la tarte du four et laissez-la refroidir un peu.

Faites fondre la confiture d'abricots avec un peu d'eau et badigeonnez-en toute la surface et le côté de la tarte à l'aide d'un pinceau. Servez cette tarte tiède.

Conseil : la crème d'amandes maison est facile à faire, et entre dans la composition de nombreux desserts délicieux. Choisissez des amandes de qualité, car c'est la base de cette préparation.

POINT SANTÉ

Un nouveau dessert sucré, pour vous faire plaisir une ou deux par semaine au maximum. Poire et amandes vous fourniront au passage une bonne dose de fibres.

HIVER

Pot-au-feu de légumes

Recette végétarienne sans gluten | Pour 4 personnes | Moyennement difficile | 1 h 15

4 pommes de terre BF15
2 navets boule d'or
4 carottes
2 panais
2 poireaux
1 céleri-rave
1 gousse d'ail dégermée
1 rouelle de gingembre
1 oignon
1 petite botte de persil
1 feuille de laurier
1 clou de girofle
1 belle branche de thym
1 citron
Fleur de sel
Poivre du moulin
Cornichons
Salicornes en saumure
Moutarde à l'ancienne

Lavez les légumes, puis épluchez-les en conservant les pelures des carottes, des poireaux, des navets et de l'ail, ainsi que le vert de poireau. Versez 1 litre d'eau dans une casserole, ajoutez les épluchures conservées et portez à ébullition. Laissez frémir durant 15 minutes pour réaliser un bouillon de légumes.

Faites colorer fortement la rouelle de gingembre et l'oignon coupé en deux dans une poêle, sans matières grasses. Piquez le clou de girofle sur l'une des moitiés d'oignon.

Coupez les légumes en quartiers ou en tronçons, puis placez-les (sauf les pommes de terre) dans un récipient assez large, sur une seule épaisseur si possible. Versez le bouillon sur les légumes ; s'ils ne sont pas couverts, complétez avec de l'eau froide.

Préparez un bouquet garni avec les tiges de persil, le thym et le laurier. Mettez-le dans les légumes, ajoutez les demi-oignons et le gingembre, et laissez frémir le tout pendant environ 45 minutes.

Faites cuire les pommes de terre à part dans de l'eau salée.

Quand les légumes sont cuits, débarrassez-les dans un saladier, ajoutez une louche de liquide de cuisson dessus et filmez le saladier.

Faites réduire vivement le liquide de cuisson restant, jusqu'à ce qu'il n'en reste environ que 4 cuillerées à soupe. Hachez finement les feuilles de persil. Pressez le citron, versez le jus obtenu dans la sauce et ajoutez le persil.

Répartissez les légumes dans quatre assiettes creuses, ajoutez un peu de sauce dessus et servez, avec de la moutarde, de la fleur de sel, du poivre, des cornichons et des salicornes en saumure.

Conseils : choisissez des légumes de taille moyenne, sans traces de coups ni flétrissures. Les BF15 sont des pommes de terre à chair ferme, qui tiennent bien à la cuisson. Vous pouvez utiliser d'autres variétés, comme la charlotte ou la roseval. Pour encore plus de saveur, ajoutez à votre pot-au-feu d'autres aromates : romarin, estragon...

POINT SANTÉ

L'ail est un « super-aliment ». Sa présence récurrente dans la cuisine bien-être n'est pas un hasard. Outre son puissant pouvoir antioxydant, les scientifiques lui prêtent des bienfaits dans la prévention de l'apparition de certains cancers ainsi que des maladies cardio-vasculaires.

Poireaux colorés à la brousse du Rove

Recette végétarienne sans gluten | Pour 4 personnes | Moyennement difficile | 25 min

4 gros poireaux

100 g de pomme de terre farineuse

100 g de brousse du Rove

1 citron jaune

10 cl d'huile d'olive extra-vierge

Poivre du moulin

Fleur de sel

Thym

Lavez et épluchez les légumes.

Taillez 200 g de vert de poireau en fine julienne. Ficelez les blancs entiers et faites-les cuire dans de l'eau bouillante salée.

Faites suer la julienne de vert dans 5 cl d'huile d'olive. Ajoutez la pomme de terre, puis 250 g d'eau froide. Portez à ébullition couvrez et laissez cuire à frémissement. Au terme de la cuisson, mixez l'ensemble et assaisonnez.

Égouttez les blancs de poireau cuits et posez-les sur un linge propre pour bien les égoutter. Faites-les sauter sur une face dans une poêle graissée d'un peu d'huile d'olive, pour obtenir une jolie coloration.

Mixez la moitié de la brousse dans le potage vert, pour l'éclaircir et l'aérer. Lavez et zestez le citron jaune.

Répartissez le potage dans quatre assiettes un peu creuses, posez un blanc de poireau dans chacune d'elles, puis ajoutez 1 cuillerée de brousse, un filet d'huile d'olive, du zeste du citron, un bon tour de moulin à poivre et un peu de fleur de sel.

Conseils : égouttez parfaitement les blancs de poireau avant de les faire sauter, sinon ils rendront de l'eau et vous n'aurez pas le résultat escompté. Vous pouvez utiliser des cardes à la place du poireau, en adaptant les temps de cuisson.

POINT SANTÉ

Voilà une recette à privilégier si vous savez que vous risquez de faire un écart le soir même. Les poireaux ont en effet pour qualité d'être très bien pourvus en fibres, qui favoriseront une sensation de satiété durable. Si vous ajoutez à cela la pomme de terre, vous êtes certain de ne pas arriver au repas du soir affamé, et régulerez ainsi parfaitement votre prise alimentaire.

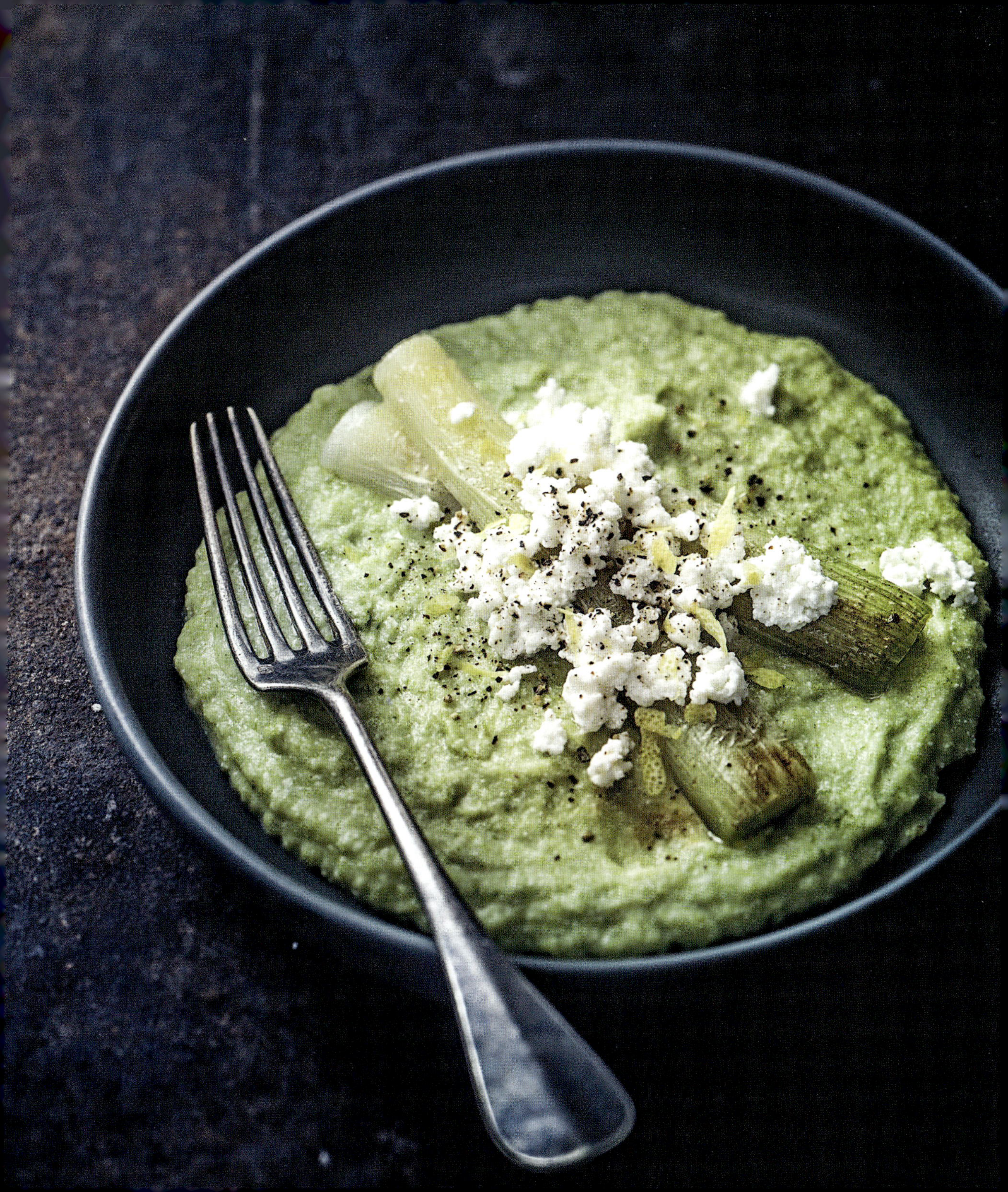

Soupe de légumes mal moulinée, éclats de tomme de chèvre

Recette végétarienne sans gluten | Pour 4 personnes | Facile | 1 h

100 g de poireau
100 g de carotte
50 g de navet
50 g de céleri-branche
150 g de pomme de terre
50 g de haricots verts
30 g de beurre
80 g de tomme de chèvre
Quelques croûtons de baguette séchés
Gros sel de Guérande
Poivre du moulin

Lavez et pelez tous les légumes, taillez-les en tranches fines.

Dans une marmite, faites suer au beurre tous les légumes à l'exception des rondelles de pomme de terre.

Ajoutez alors 1 litre d'eau froide, salez et laissez frémir à couvert pendant 10 minutes.

Ajoutez les pommes de terre et poursuivez la cuisson durant 20 minutes.

Mixez rapidement, sans chercher à obtenir un résultat lisse.

Coupez le fromage en lamelles.

Répartissez le potage dans quatre bols, ajoutez les lamelles de tomme, quelques croûtons, un peu de fleur de sel et un tour de moulin à poivre.

Conseil : beaucoup de légumes, un peu de fromage, beaucoup de saveur ! Ici, l'important est de conserver les morceaux irréguliers, pour obtenir une texture « à boire et à manger » très intéressante. Si vous préférez un potage très lisse, il suffit de mixer plus longtemps, tout simplement.

POINT SANTÉ

S'il fallait retenir une recette aux vertus dépuratives, celle-ci figurerait à coup sûr en bonne position grâce à la présence de céleri-branche, un aliment aux vertus hépatiques reconnues. À conseiller pour les lendemains de soirées un peu trop arrosées…

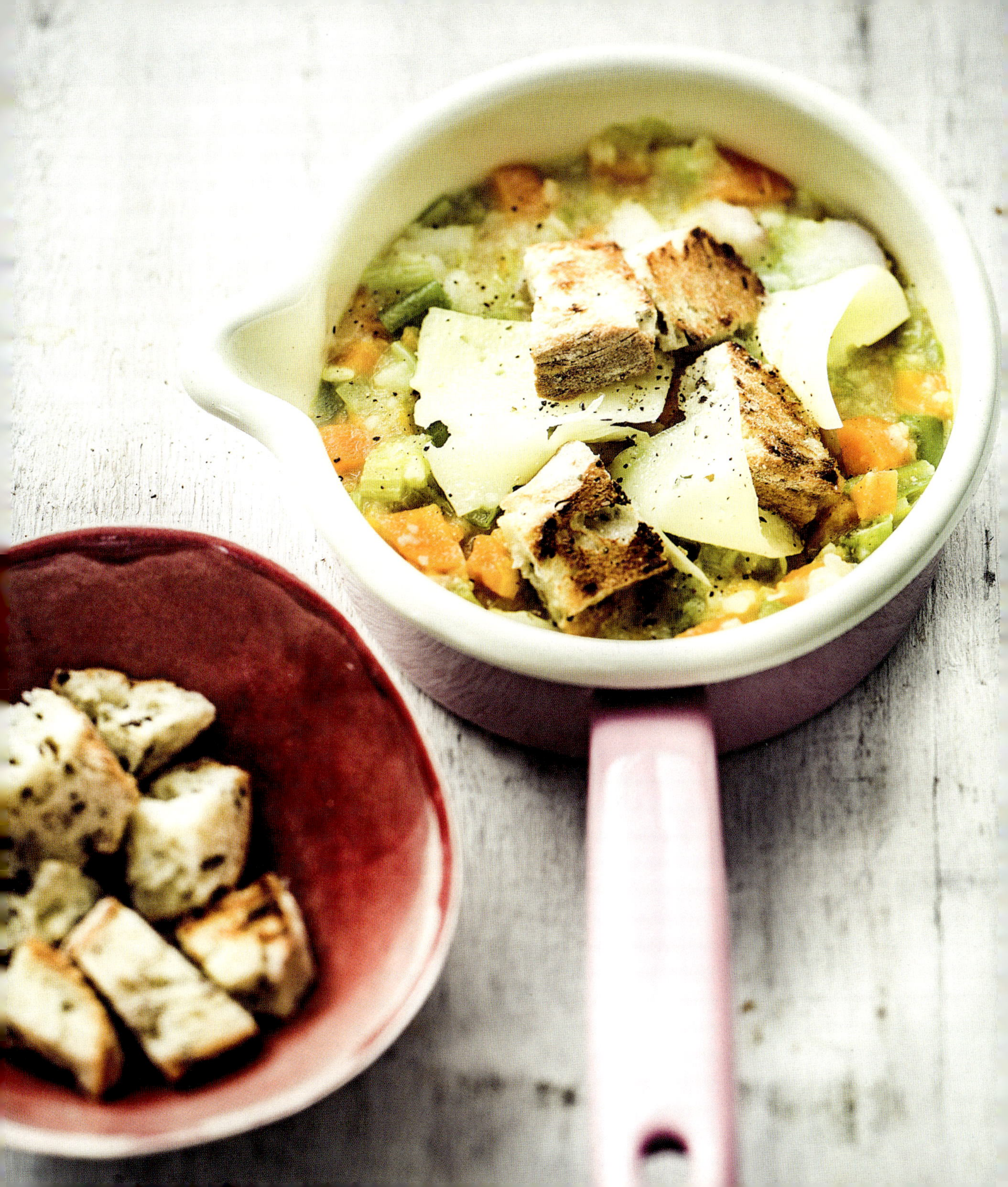

Chou farci aux oignons doux, cumin et munster

Recette végétarienne sans gluten | Pour 4 personnes | Moyennement difficile | 1 h 30

1 chou vert

2 oignons doux

1 cuillerée à café de cumin en poudre

1 cuillerée à café de graines de cumin

50 g de raisins secs

½ munster

50 cl de bouillon de légumes

50 g de beurre

Sel

Poivre

Lavez et épluchez le chou et les oignons. Coupez le munster en dés.

Portez à ébullition une grande quantité d'eau salée. Plongez-y 8 belles feuilles vertes de chou et laissez-les durant 2 minutes, de façon à les ramollir fortement. Jetez-les aussitôt dans un saladier d'eau froide pour arrêter la cuisson.

Émincez finement le reste de chou et les oignons, et placez le tout dans une cocotte, avec le beurre et 5 cl d'eau. Portez sur feu doux, couvrez et laissez cuire l'ensemble jusqu'à ce qu'il soit bien fondant. Ajoutez les raisins et le cumin en poudre, et poursuivez la cuisson sans couvercle pour éliminer l'excédent de liquide.

Préchauffez le four à 180 °C (th. 6). Beurrez un plat creux allant au four.

Posez quatre grands carrés de papier film sur le plan de travail et étalez 2 feuilles de chou sur chacun d'eux. Répartissez dessus la préparation au chou et les dés de munster, puis pliez en crépinettes que vous rangerez dans le plat beurré.

Arrosez-les de bouillon de légumes et parsemez-les de graines de cumin. Posez une feuille de papier sulfurisé beurrée sur le dessus, enfournez et laissez cuire pendant 30 minutes, en arrosant de temps en temps avec le liquide de cuisson.

Conseil : munster et cumin, c'est une alliance classique, comme il en existe d'autres, propres à chaque région. N'hésitez pas à changer l'épice et le fromage, l'important étant de bien doser pour que l'épice n'emporte pas tout sur son passage...

POINT SANTÉ

Voilà qui devrait vous permettre de combattre efficacement un excès d'acidité dans l'organisme. Le raisin possède en effet des vertus alcalinisantes reconnues. Ce n'est pas un hasard si les sportifs de haut niveau n'hésitent pas à en consommer après un effort intense, au cours duquel leur corps s'est acidifié.

Légumes d'hiver rôti au miel et au thym

Recette végétarienne sans gluten | Pour 4 personnes | Facile | 40 min

3 panais

4 carottes

2 oignons rouges

50 g de miel

2 branches de thym

1 cuillerée à soupe d'huile de tournesol

1 citron

Sel

Poivre du moulin

Préchauffez le four à 180 °C (th. 6).

Lavez et pelez les légumes. Émincez les oignons en quartiers assez fins. Taillez les panais et les carottes en bandes à l'aide d'une mandoline ou d'un économe.

Lavez le citron et coupez-le en tranches épaisses.

Mélangez tous les ingrédients et placez-les dans un plat allant au four. Enfournez et laissez cuire, en mélangeant régulièrement, jusqu'à ce que les légumes soient cuits et colorés, mais encore un peu croquants. Cuits ainsi, ils seront très goûteux !

Conseil : l'oignon rouge est plus doux que l'oignon jaune, un peu piquant et fort. Pour encore plus de douceur, optez pour un oignon doux des Cévennes, qui sera presque sucré !

POINT SANTÉ

Une excellente recette pour lutter contre la fatigue de l'hiver. Lors de cette période de l'année, la tendance est de se réfugier dans une alimentation trop riche. Sans l'être, cette préparation aux légumes d'hiver saura vous rassasier tout en prenant soin de votre organisme grâce à l'oignon rouge, dont l'action antioxydante est efficace.

Souris d'agneau mijotées

Recette associant protéines et légumes | Pour 4 personnes | Moyennement difficile | 4 h

4 souris d'agneau
100 g de carotte
100 g d'oignon
50 g de céleri-branche
50 g de poireau
2 gousses d'ail
1 bouquet garni
40 cl de vin blanc
10 cl d'huile d'olive
1 litre de fond brun
Sel
Poivre

Épluchez les légumes, lavez-les et taillez-les en morceaux d'environ 1 centimètre de côté.

Préchauffez le four à 150 °C (th. 5).

Faites colorer les souris à l'huile bien chaude dans une cocotte en fonte. Débarrassez-les, ajoutez les légumes dans la cocotte et faites-les colorer un peu. Déglacez au vin blanc et réduisez à sec.

Replacez les souris dans la cocotte, avec le bouquet garni et les gousses d'ail écrasées. Mouillez avec le fond brun, salez légèrement et portez à frémissement, puis couvrez la cocotte et enfournez pour environ 2 h 30. Retournez avec précaution les souris plusieurs fois pendant la cuisson et, avant d'arrêter, vérifiez la cuisson en piquant les souris avec un couteau pointu ; elles doivent être très tendres.

Prélevez les souris avec une écumoire, mettez-les dans un plat creux et filmez ce dernier pour garder la viande chaude et moelleuse.

Placez la cocotte sur feu vif pour réduire un peu la sauce et lui donner une consistance nappante. Enlevez l'ail et le bouquet garni, rectifiez l'assaisonnement et versez la sauce sur la viande. Servez bien chaud.

Conseils : la souris d'agneau est un morceau délicat qui contient beaucoup de collagène, et qui après une cuisson douce et lente devient onctueux et moelleux. Comme toutes les recettes de braisé, si ces souris d'agneau peuvent être faites la veille et réchauffées tranquillement le lendemain, elles n'en seront que meilleures.

POINT SANTÉ

Une recette certes un peu copieuse, mais très équilibrée. Oignon, céleri-branche, poireau et huile d'olive faciliteront grandement votre digestion. Vous pouvez donc la prévoir un soir de week-end, en respectant un délai de 2 heures avant d'aller vous coucher.

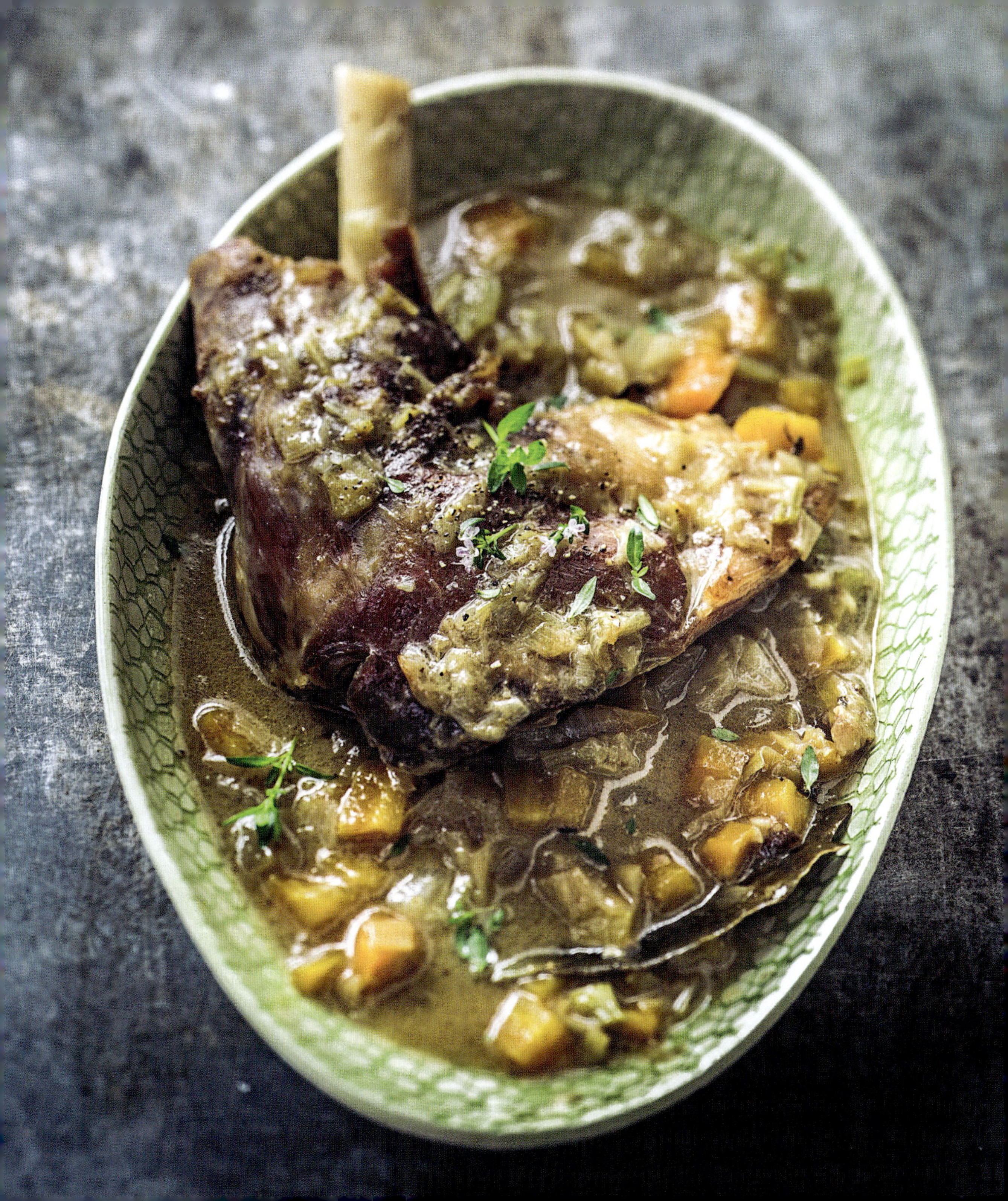

Lotte en gigot

Recette associant protéines et légumes | Pour 4 personnes | Difficile | 45 min

1 queue de lotte de 1,2 kg

5 fines tranches de jambon cru

1 branche de thym

1 feuille de laurier

1 gousse d'ail

Sel

Poivre

Faites dépouiller la queue de lotte par le poissonnier.

Préchauffez le four à 180 °C (th. 6).

Levez les filets sans aller jusqu'au bout du côté le plus étroit. Assaisonnez les filets, puis resserrez-les. Posez les tranches de jambon bien à plat sur le plan de travail. Placez dessus la lotte et emmaillotez-la dans le jambon, puis ficelez-la soigneusement pour la maintenir en forme.

Placez le gigot de lotte dans un plat à four huilé. Ajoutez l'ail, pelé et coupé en petits morceaux, ainsi que le thym et le laurier, broyés entre vos doigts. Enfournez et laissez cuire entre 20 et 30 minutes en fonction de l'épaisseur du gigot, en arrosant toutes les 5 minutes avec le liquide de cuisson.

Déficelez, taillez des tranches assez épaisses et servez aussitôt.

Conseil : le jambon va apporter un peu de sel, ce qui signifie que, lors de l'assaisonnement de la queue de lotte, vous devrez y aller doucement sur le sel, mais sans oublier d'en mettre, quand même !

POINT SANTÉ

De l'ail, du thym et du laurier… Pas de doute, cette recette prendra soin de votre système immunitaire tout en vous assurant un apport certain en protéines. Comme toujours, assurez-vous de la qualité de la viande et du poisson que vous achetez, car réduire la part de protéines animales dans son alimentation est l'occasion d'en augmenter la qualité !

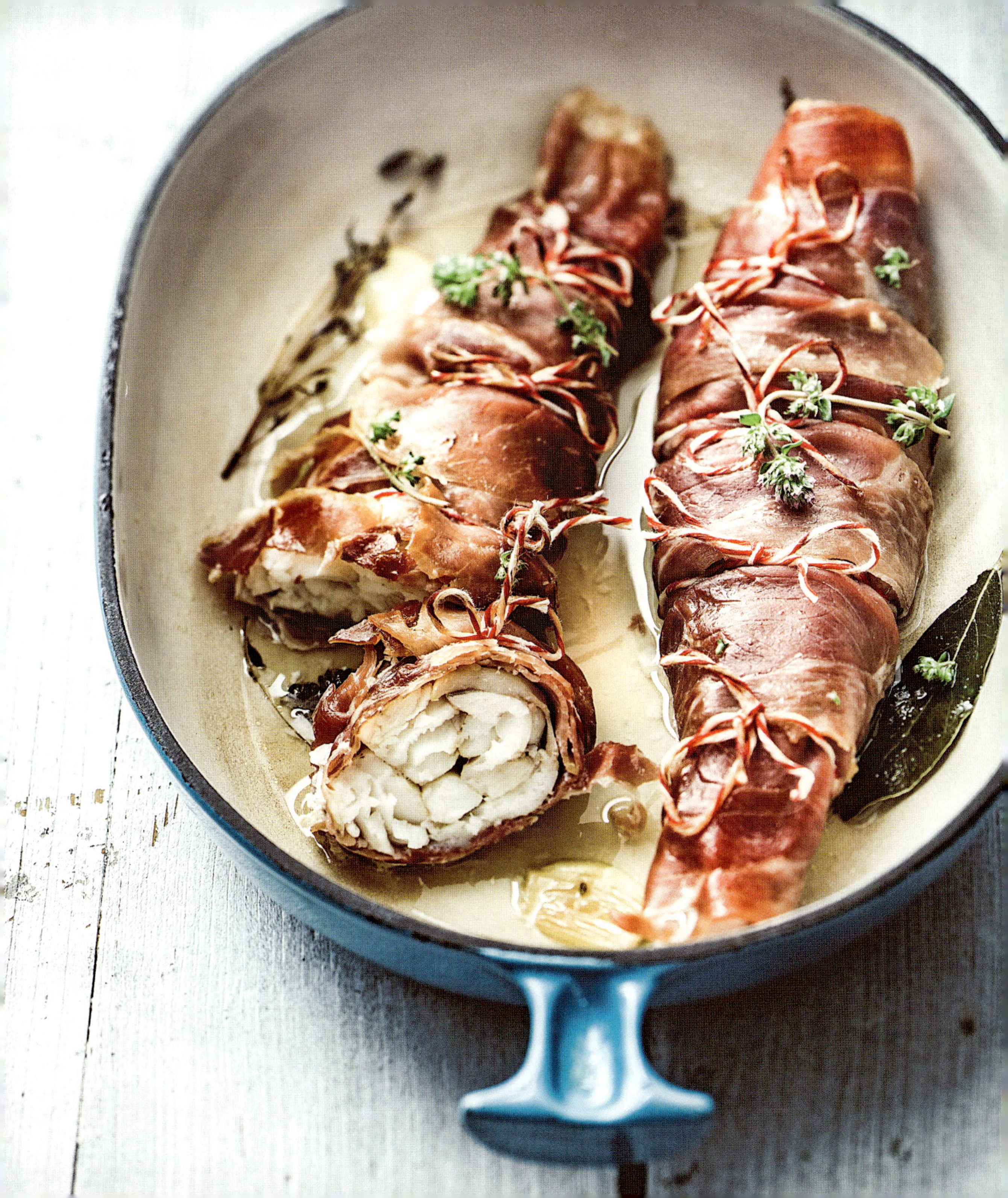

Oie en choucroute

Recette associant protéines et légumes | Pour 8 personnes | Difficile | 4 h

- 1 oie de 3 kg
- 2 kg de choucroute crue
- 1 cuillerée à soupe de graisse d'oie
- 1 cuillerée à soupe de baies de genièvre
- 1 clou de girofle
- 1 feuille de laurier
- 2 oignons
- 2 gousses d'ail
- 60 cl d'eau
- 20 cl de vin blanc sec
- Sel
- Gros sel
- Poivre en grains
- Poivre du moulin

Lavez et égouttez la choucroute crue. Pelez et émincez l'oignon. Épluchez, coupez en deux et dégermez l'ail.

Faites chauffer la graisse d'oie dans une cocotte, ajoutez l'oignon émincé et faites-le suer, puis ajoutez la choucroute crue. Mouillez avec le vin et l'eau, ajoutez le genièvre, des grains de poivre, le laurier, le clou de girofle et un peu de gros sel. Couvrez et laissez cuire environ 3 heures sur feu doux.

Environ 1 h 40 avant la fin de la cuisson de la choucroute, préchauffez le four à 210 °C (th. 7).

Assaisonnez l'oie et glissez-la dans le four chaud. Faites-la cuire en l'arrosant avec son jus de temps en temps.

Après 30 minutes, baissez le four à 180 °C (th. 6) et prolongez la cuisson de l'oie durant encore au moins 1 heure, en l'arrosant de temps en temps de son jus de cuisson. À la fin, piquez une cuisse à l'aide d'un couteau pointu : si le jus qui s'écoule ne présente pas de traces de sang, l'oie est cuite ; sinon, prolongez la cuisson aussi longtemps que nécessaire.

Sortez l'oie du four, dégraissez un peu le plat et versez le jus de cuisson dans la choucroute. Coupez l'oie en morceaux, disposez ces derniers sur la choucroute et terminez la cuisson.

Servez l'oie avec la choucroute égouttée, de la moutarde et éventuellement une compote de pommes un peu acide.

Conseil : pour gagner du temps, vous pouvez acheter de la choucroute cuite ; ici, la cuisson avec l'eau et le vin blanc permet d'avoir une choucroute un peu croquante et surtout pas trop acide.

POINT SANTÉ

Une copieuse recette, que vous pourrez programmer pour un repas de fête. L'occasion de se faire plaisir et de contenter ses convives tout en mangeant sain. En effet, avec l'ail, l'oignon, le clou de girofle ou encore le laurier, vous ferez le plein de vitamines et d'antioxydants.

Carrelet braisé à la bière

Recette associant protéines et légumes | Pour 4 personnes | Difficile | 1 h

- 2 carrelets de 600 g pièce
- 100 g d'échalotes
- 100 g de champignons de Paris
- 40 g de beurre
- 10 cl de bière ambrée
- 60 g de crème de soja
- Fécule de pomme de terre
- Thym
- Laurier
- Sel
- Poivre blanc

Levez les filets de poisson ou faites-les lever par le poissonnier (conservez les parures).

Pelez et émincez les échalotes. Lavez et parez les champignons.

Prélevez la moitié des échalotes et faites-les suer dans 20 g de beurre. Rincez les arêtes, séchez-les et faites-les suer avec les échalotes. Mouillez avec la bière et laissez réduire de moitié. Ajoutez de l'eau à hauteur des arêtes, un peu de thym et de laurier, et laissez frémir durant 20 minutes avant de filtrer, à la passoire fine.

Préchauffez le four à 180 °C (th. 6).

Parsemez les champignons et le reste des échalotes dans un petit plat beurré allant au four et posez dessus les filets de poisson pliés en trois. Il est important que le plat soit bien adapté à la quantité de poisson et que les filets soient proches les uns des autres sans se toucher, sinon vous n'aurez pas assez de liquide pour mener la cuisson.

Assaisonnez et versez le fumet à la bière jusqu'à mi-hauteur des poissons, puis couvrez de papier cuisson beurré. Enfournez et laissez cuire pendant 6 à 8 minutes.

En laissant le poisson et les légumes sous le papier pour les garder au chaud, versez le jus de cuisson dans une casserole, portez-le à ébullition et liez-le avec un peu de fécule délayée dans de l'eau froide.

Reportez à ébullition, rectifiez l'assaisonnement et corrigez l'amertume éventuelle avec un peu de sucre. Ajoutez la crème de soja et montez la sauce avec le beurre restant, comme un beurre blanc. Nappez-en le poisson et servez.

Conseil : le mariage bière-poisson peut sembler un peu étrange de prime abord, mais si la bière n'est pas trop amère (corrigez avec un peu de sucre si besoin était), vous allez obtenir une sauce ambrée, onctueuse et dont la saveur va parfaitement souligner le poisson plat.

POINT SANTÉ

Vous aurez remarqué la présence d'un invité régulier dans nos recettes : le thym. La raison ? C'est un aliment qui possède une double action antioxydante et anti-inflammatoire. Ce n'est d'ailleurs pas un hasard s'il est utilisé comme remède à de nombreux petits tracas, comme la toux ou les éruptions cutanées.

Riz sauté et lentilles corail

Recette associant légumineuses et céréales | Pour 4 personnes | Moyennement difficile | 1 h

- 400 g de riz cuit
- 2 oignons
- 100 g d'épinards d'hiver
- 1 gousse d'ail
- 100 g de lentilles corail
- 1 litre de bouillon de légumes
- 1 cuillerée à soupe de sauce soja brune
- 1 piment rouge
- 2 cuillerées à soupe d'huile de tournesol

Faites cuire les lentilles corail dans le bouillon de légumes durant 10 minutes environ, de façon qu'elles restent un peu croquantes.

Prélevez un petit bol du bouillon de cuisson des lentilles, puis égouttez-les en les gardant un peu humides et assaisonnez-les.

Épluchez et émincez les oignons et l'ail. Rincez les épinards et, si nécessaire, enlevez les grosses tiges. Lavez, épépinez et émincez le piment.

Faites sauter les oignons dans une poêle chauffée avec l'huile, puis ajoutez l'ail et enfin le riz. Faites cuire sur feu doux, en mélangeant pour casser les blocs de riz cuit. Lorsque ce dernier est chaud et que les grains se séparent, ajoutez les épinards et le piment frais émincé.

Ajoutez la sauce soja et remuez pour que le riz absorbe la sauce ; si nécessaire, ajoutez un peu de bouillon de cuisson des lentilles.

Réchauffez les lentilles au micro-ondes.

Versez le riz sauté dans un plat et servez, avec les lentilles.

Conseil : attention avec les lentilles corail, on passe très rapidement de « un peu ferme » à « en purée » ! Au cas où, pas d'angoisse : au lieu de servir des lentilles en accompagnement, poursuivez un peu la cuisson et proposez une purée de lentilles !

POINT SANTÉ

Cette recette est à prévoir avant une séance de sport. Riz et lentilles vous fourniront un apport énergétique important. Plus d'excuses ! Vous devrez vous donner à fond dès que vous chausserez vos chaussures de sport !

Cailles en blanquette

Recette associant protéines et légumes | Pour 4 personnes | Moyennement difficile | 1 h

4 cailles

1,5 litre de bouillon de volaille

1 carotte

1 gros oignon

1 poireau

1 branche de céleri

2 gousses d'ail

1 clou de girofle

70 g d'huile de tournesol pour le roux

70 g de farine pour le roux

100 g de crème végétale

3 jaunes d'œuf

1 citron

Gros sel de mer

Rincez les cailles à l'eau froide. Mettez-les dans une casserole profonde et couvrez-les de bouillon de volaille. Portez à ébullition et retirez l'écume si nécessaire, puis laissez frémir pendant une dizaine de minutes et enlevez les impuretés qui apparaissent à la surface.

Pelez et écrasez les gousses d'ail. Lavez et épluchez les légumes. Enfoncez le clou de girofle dans l'oignon et coupez en gros tronçons la carotte, le céleri et le poireau. Jetez légumes et aromates dans la casserole des cailles et laissez cuire pendant 20 minutes à frémissement, sans couvercle.

Faites chauffer l'huile dans une casserole, ajoutez la farine et faites cuire à feu doux pendant 5 minutes en fouettant constamment. Retirez ce roux du feu et laissez-le refroidir légèrement, puis incorporez progressivement le bouillon de cuisson des cailles. Fouettez sur le feu jusqu'à ce que la sauce prenne la consistance d'une crème anglaise épaisse.

Ajoutez alors la crème végétale, portez à ébullition et retirez du feu, puis ajoutez les jaunes d'œuf. Fouettez, ajoutez un trait de jus de citron et gardez au chaud sans laisser bouillir.

Dressez les cailles dans un plat, nappez-les de sauce onctueuse et servez.

Conseil : la caille se cuit facilement pochée. Tendre et délicate, elle est assez fade, aussi supporte-t-elle bien un assaisonnement soutenu, d'où le jus de citron et les aromates qui entrent dans la composition de la sauce.

POINT SANTÉ

Une bonne recette si vous voulez amortir les excès des jours précédents, et ce grâce à l'action dépurative du céleri et à la richesse en fibres du poireau.

Quinoa et lentilles vertes en cocotte lutée

Recette associant légumineuses et céréales | Pour 4 personnes | Moyennement difficile | 50 min

2 verres de quinoa

2 verres de lentilles vertes

1 cuillerée à café d'huile de noisette

1 zeste de citron vert

1 branche de thym

½ feuille de laurier

1 cuillerée à café de curry rouge

120 g de farine

9 verres de bouillon de légumes

Préchauffez le four à 180 °C (th. 6).

Mélangez la farine avec un peu d'eau pour former une pâte souple, type pâte à tarte.

Rincez et égouttez les lentilles et le quinoa. Mettez-les dans une cocotte en fonte avec l'huile, le zeste, le thym, le laurier, le curry et le bouillon de légumes. Couvrez la cocotte et soudez le couvercle avec la pâte souple.

Portez la cocotte sur feu vif pendant 5 minutes, puis glissez dans le four pour 20 minutes. Au terme de la cuisson, retirez du four et laissez reposer pendant 10 minutes avant de casser la croûte !

Conseils : le lut, ou pâte à luter, permet de conserver toute l'humidité, mais aussi toutes les saveurs et les senteurs, même les plus volatiles. Il est important de défaire le couvercle à table, pour que les convives profitent vraiment des odeurs qui vont s'échapper à ce moment-là.

POINT SANTÉ

Voici une recette très riche en fibres qui saura prendre soin de vos intestins, d'autant que ces fibres s'activent pleinement au contact de l'eau. Ça tombe bien, cette recette en cocotte est très hydratante !

Blé et pois chiches, parfum de couscous

Recette associant légumineuses et céréales | Pour 4 personnes | Facile | 1 h

250 g de blé précuit

100 g de pois chiches cuits

1 oignon rouge

1 carotte

1 poivron rouge

1 tomate

1 cuillerée à café de ras al-hanout

1 cuillerée à café de paprika

¼ de botte de persil plat

3 cuillerées à café d'huile d'olive

Sel

Poivre

Lavez les légumes, pelez-les et taillez-les en petits cubes de la taille d'un pois chiche.

Faites colorer l'oignon dans l'huile chaude. Ajoutez les dés de carotte et de poivron, et laissez cuire pendant 2 minutes.

Ajoutez alors les épices et le blé précuit, et mélangez pour bien enrober les grains de corps gras. Mouillez avec de l'eau chaude (deux fois le volume de blé). Salez et faites cuire jusqu'à ce qu'il n'y ait presque plus de liquide, à feu doux et sans couvercle, durant 20 minutes environ.

Ajoutez les dés de tomate, le persil concassé et les pois chiches. Couvrez et laissez cuire pendant 5 minutes à feu doux, pour terminer la cuisson.

Mélangez et servez.

Conseil : vous pouvez remplacer les pois chiches par des lentilles ou par des haricots rouges, en adaptant la taille des découpes afin de respecter le visuel régulier qui fait l'élégance de ce plat.

POINT SANTÉ

Voici une association qu'il faut retenir lorsqu'on est végétarien : céréale et légumineuse, ici blé et pois chiche. En effet, c'est un excellent moyen de remplacer la viande dans son alimentation, car toute la chaîne des acides aminés essentiels est présente dans cette association.

Épeautre et haricots blancs en curry doux

Recette associant légumineuses et céréales | Pour 4 personnes | Moyennement difficile | 1 h 45

- 150 g d'épeautre trempé
- 200 g de haricots blancs trempés
- 1 oignon
- 1 gousse d'ail
- 2 cuillerées à café de curry jaune
- 25 cl de lait de coco
- ½ cuillerée à café de bicarbonate
- 1 bâton de citronnelle
- 1 branche de céleri
- 1 feuille de laurier
- 1 cuillerée à soupe d'huile de tournesol
- Sel

Pelez et lavez l'oignon et l'ail, puis émincez-les finement. Lavez et émincez le céleri. Faites-les colorer à l'huile, puis ajoutez le curry et faites-le colorer également pour accentuer sa saveur.

Ajoutez le lait de coco et les légumes secs, et mouillez avec de l'eau (trois fois le volume des légumes secs). Ajoutez le bâton de citronnelle concassé, le laurier et le bicarbonate, et faites cuire à frémissement, sur feu doux et à couvert, durant environ 1 h 10.

Salez, ajoutez si nécessaire un peu d'eau chaude et terminez la cuisson durant 10 à 15 minutes.

Conseil : curry doux, citronnelle, coco... c'est un voyage assuré vers les contrées lointaines. Si vous aimez un peu plus « costaud », remplacez le curry doux par du curry fort et du gingembre.

POINT SANTÉ

Cette recette est une incroyable source de protéines végétales qui permettent en outre , grâce à l'association épeautre/haricots blancs, de réunir l'ensemble des acides aminés indispensables au bon fonctionnement de l'organisme. C'est une recette à la fois anti-stress grâce à sa richesse en calcium, en phosphore et en magnésium mais aussi antidiabétique grâce notamment a une forte teneur en zinc... Bref, un super cocktail de minéraux, de vitamines et de protéines hautement biodisponibles et au goût délicieusement savoureux.

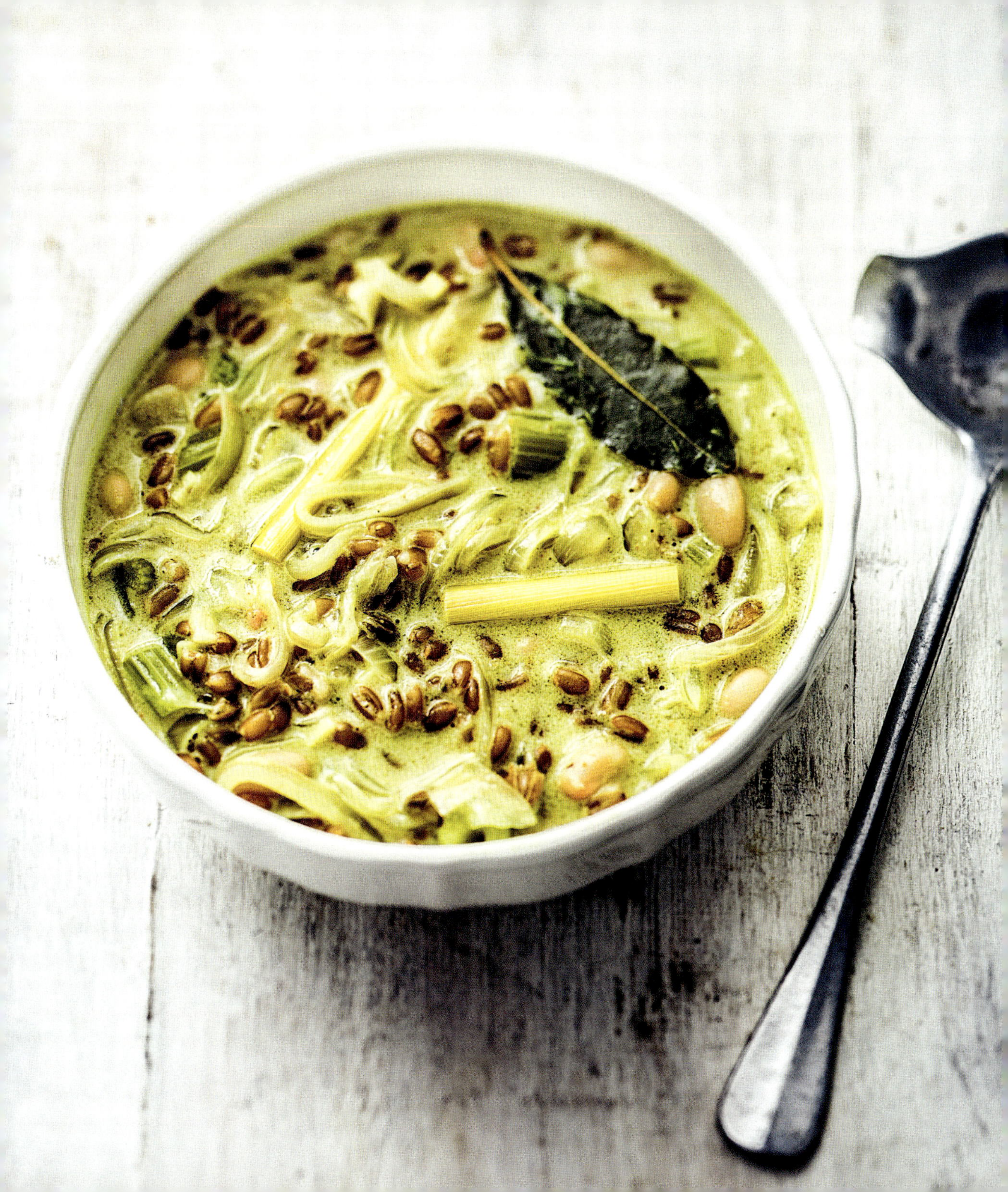

Rougets et galettes de maïs

Recette mixte (protéines animales et sucres complexes) | Pour 4 personnes | Difficile | 3 h 20

- 8 filets de rouget
- 250 g de maïs cuit
- 2 gousses d'ail
- 1 citron
- 200 g de bouillon de volaille
- 25 g de beurre
- 225 g de farine
- 3 œufs
- 200 g de chapelure blanche
- 2 cuillerées à soupe d'huile d'olive
- Noix de muscade
- Sel
- Piment d'Espelette

Réalisez un roux avec 25 g de beurre et 25 g de farine. Versez le bouillon de volaille sur le roux et portez à ébullition en fouettant.

Concassez le maïs cuit à l'aide d'un couteau, mélangez avec la sauce et assaisonnez de sel, de piment d'Espelette et de noix de muscade. Tapissez un plat de film alimentaire et versez la préparation dedans sur une épaisseur d'environ 1 centimètre. Lissez la surface et filmez à même la préparation, puis stockez au froid jusqu'à la prise complète de la masse.

Préparez trois récipients : un avec le reste de farine, un avec les œufs battus assaisonnés et détendus d'un peu d'eau, et le dernier avec la chapelure.

Démoulez la préparation au maïs et détaillez-la en morceaux de forme rectangulaire. Passez-les rapidement dans la farine, puis dans l'œuf et enfin dans la chapelure. Faites-les cuire à feu vif dans une poêle chaude avec un filet d'huile d'olive.

Faites chauffer un filet d'huile dans une autre poêle, ajoutez l'ail éclaté et faites-y cuire les filets de rouget, du côté peau uniquement.

Répartissez dans quatre assiettes les galettes de maïs colorées et chaudes, posez les filets de rouget dessus, côté chair sur les croquettes, et arrosez d'un filet de jus de citron.

Conseil : prenez soin de bien laisser durcir au froid la préparation avant de la couper et de la paner, sinon vous allez voir tous vos efforts réduits à néant...

POINT SANTÉ

Une préparation riche en protéines grâce au rouget et aux œufs. Ceux-ci contiennent des protéines très biodisponibles, mais aussi de bons gras qui favoriseront la lipolyse, à savoir la combustion des graisses.

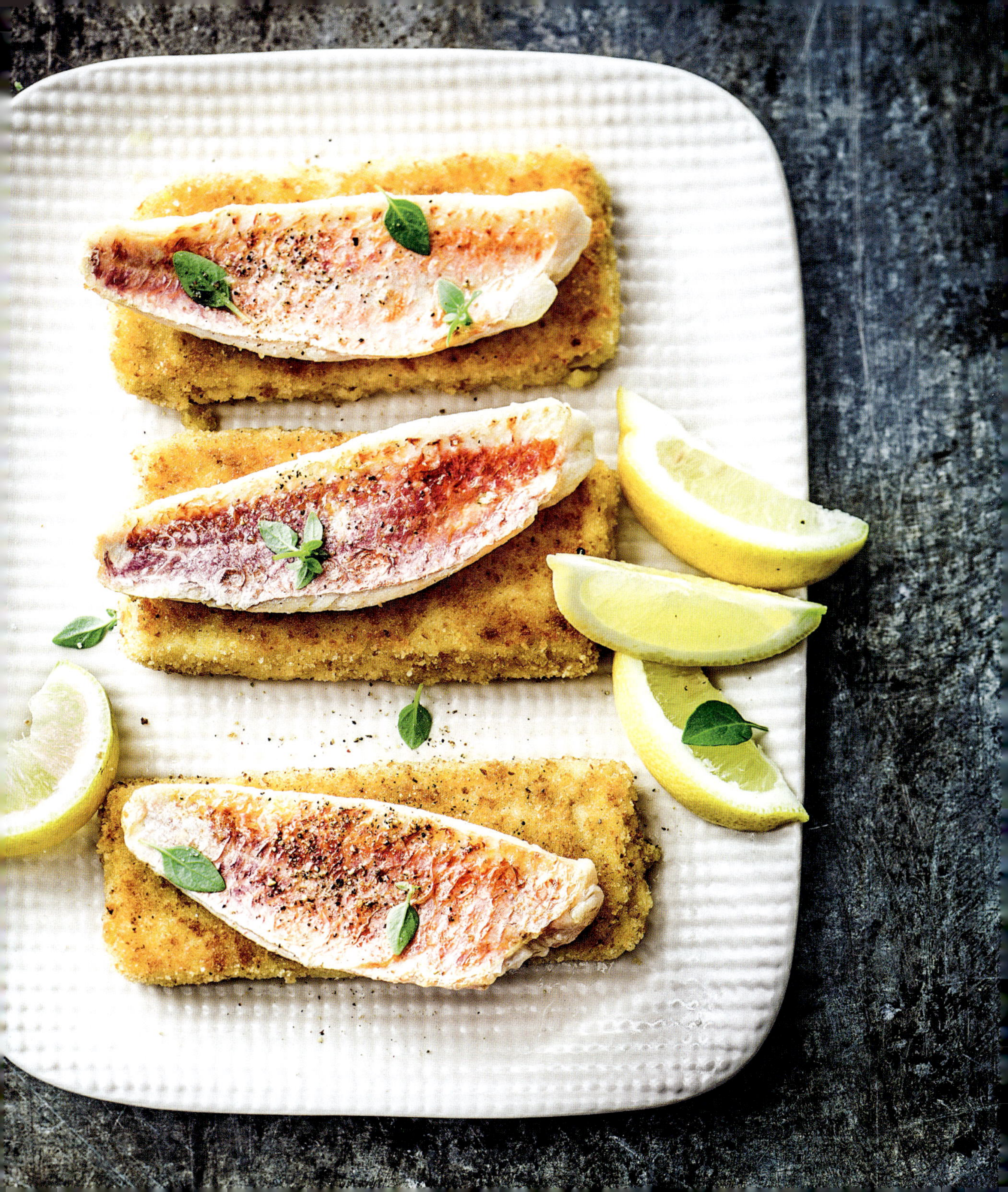

Porc confit en bocal et Spatzles

Recette mixte (protéines animales et sucres complexes) | Pour 4 personnes | Moyennement difficile | 4 h + 1 semaine d'attente

1 kg de rôti de porc
1 branche de thym
1 feuille de laurier
4 baies de genièvre
5 grains de poivre
sel

Pour les Spatzles
400 g de farine
4 œufs
30 cl d'eau
4 g de sel
30 g de beurre

Assaisonnez la viande, tassez-la dans un bocal et ajoutez les herbes et les aromates, puis scellez le couvercle du bocal. Placez dans un autocuiseur et comptez 3 heures à compter de la mise sous pression (le sifflet…).

Coupez le feu, puis laissez refroidir avant d'ouvrir la cocotte et de sortir le bocal. Réservez-le une semaine à l'abri de la lumière.

Mélangez l'eau, le sel et les œufs, puis ajoutez la farine, en mélangeant vigoureusement pour éviter les grumeaux.

Faites bouillir de l'eau salée dans une casserole. Placez la pâte sur une planche, taillez dedans des petits boudins à l'aide d'un couteau et poussez-les dans l'eau bouillante salée. Les Spatzles sont cuites lorsqu'elles remontent à la surface. Récupérez-les avec une écumoire et égouttez-les sur un linge pour absorber l'humidité.

Réchauffez le bocal de porc confit au bain-marie dans une casserole.

Faites revenir les Spatzles à la poêle avec le beurre, jusqu'à obtenir une jolie coloration.

Ouvrez le bocal et servez la viande confite avec son jus et les Spatzles.

Conseil : le porc confit en bocal se conserve à l'abri de la lumière (du papier d'aluminium autour du bocal suffit) et se bonifie avec le temps, aussi n'hésitez pas à en préparer plusieurs bocaux !

POINT SANTÉ

Un plat riche en protéines, à consommer le midi. En effet, les protéines permettront à votre corps de sécréter plus d'adrénaline, occasionnant une meilleure vigilance au cours des heures qui suivront.

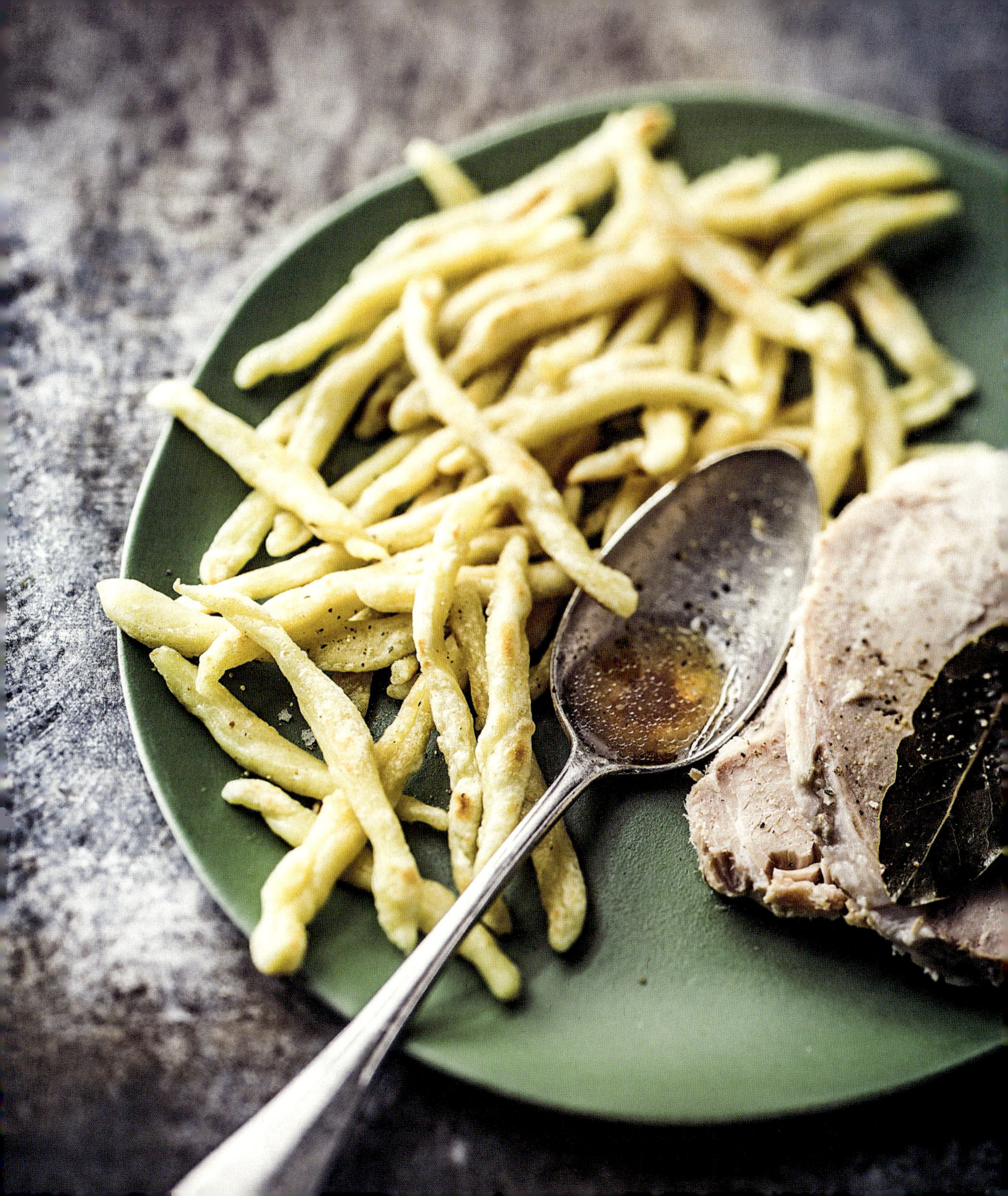

Minestrone de légumes d'automne

Recette associant légumineuses et céréales | Pour 4 personnes | Moyennement difficile | 1 h 30

60 g de haricots blancs trempés 12 heures

120 g de céleri-rave

60 g de potiron

3 carottes

1 pomme de terre

1 petit pâtisson

7 cl d'huile d'olive

75 cl de bouillon de légumes

2 gousses d'ail

1 bouquet garni enrichi de romarin

1 pincée de fleurs de thym frais

50 g de macaronis coupés en tronçons

50 g de lard gras

Sel

Poivre du moulin

Égouttez les haricots et faites-les cuire dans de l'eau frémissante pendant 20 minutes ; ne les assaisonnez pas.

Épluchez les légumes et détaillez-les en paysanne, c'est-à-dire en fines lamelles d'environ 1 centimètre carré. Faites-les sauter à l'huile d'olive, puis mouillez avec le bouillon. Ajoutez les haricots, l'ail écrasé, le bouquet garni et le thym. Assaisonnez et faites cuire sur feu doux pendant 12 minutes. Ajoutez les macaronis et prolongez la cuisson de 4 à 6 minutes.

Coupez le lard gras en tout petits morceaux, puis mixez-le pour former une pâte. Ajoutez-la au potage, portez à ébullition et rectifiez l'assaisonnement.

Servez très chaud, éventuellement avec des croûtons et du parmesan râpé.

Conseil : la difficulté ici réside dans la découpe régulière des ingrédients. Il est très important, pour obtenir une cuisson régulière, de s'appliquer à faire des tailles régulières et identiques pour que tous les ingrédients cuisent en même temps et le même temps. Prenez votre temps, et appliquez-vous !

POINT SANTÉ

Si la recette est copieuse, elle n'en demeure pas moins intéressante d'un point de vue nutritionnel. La carotte et l'ail vous fourniront une dose considérable d'antioxydants, et le céleri-rave jouera son rôle de purificateur hépatique.

Poulet en waterzoi

Recette mixte (protéines animales et sucres complexes) | Pour 4 personnes | Difficile | 1 h 45

1 poulet de qualité

4 carottes

4 navets

2 poireaux

8 petites pommes de terre

1 branche de thym

1 branche de céleri

2 gousses d'ail

2 oignons

½ botte de persil plat

1 citron

Sel

Poivre

Pour la liaison

5cl d'huile de tournesol

50 g de farine

100 g de crème végétale

2 jaunes d'œuf

Coupez le poulet en huit morceaux.

Lavez et épluchez les légumes, l'ail et les oignons. Taillez-les en gros morceaux d'environ 3 centimètres de côté et déposez-les, sauf les pommes de terre, dans une cocotte. Placez les morceaux de poulet dessus, ajoutez le thym, du sel et du poivre, et mouillez à hauteur avec de l'eau froide. Faites chauffer à frémissement, puis baissez le feu, couvrez et laissez cuire durant 1 h 10.

Faites cuire les pommes de terre à part dans de l'eau salée.

Lavez et concassez le persil.

Réalisez un roux dans une casserole avec l'huile et la farine, puis retirez du feu et réservez.

Vérifiez la cuisson du poulet. Prélevez 60 cl de bouillon de cuisson. Décantez la viande et enlevez les petits os et la peau, puis replacez-la dans le liquide et maintenez au chaud sur feu très doux.

Versez les 60 cl de bouillon chaud sur le roux froid et portez à ébullition en fouettant. Mélangez les jaunes d'œuf et la crème, ajoutez ce mélange dans la sauce et retirez du feu dès les premiers frémissements. Ajoutez quelques gouttes de jus de citron pour booster la sauce.

Décantez les légumes et la viande, placez-les dans un légumier et ajoutez les pommes de terre. Nappez de sauce et parsemez de persil.

Conseil : ne refaites pas bouillir après avoir ajouté la liaison jaunes-crème, sinon vous allez cuire trop les œufs, et vous vous retrouverez avec des petits morceaux d'œuf dur dans la sauce ! Au premier frémissement, c'est fini !

POINT SANTÉ

En raison de l'omniprésence des pesticides dans notre alimentation moderne, de nombreuses personnes développent une incapacité à fixer correctement le fer. Ajouter du persil à ses préparations, c'est se prémunir contre la carence en fer.

Fricassée de veau aux pommes

Recette mixte (protéines animales et sucres complexes) | Pour 4 personnes | Moyennement difficile | 2 h

650 g d'épaule de veau dénervée et dégraissée

8 pommes

1 oignon

1 petite branche de céleri

1 carotte

1 citron

1 gousse d'ail

70 g de beurre

150 g de crème de soja

40 g de farine

1 branche de thym

½ feuille de laurier

25 cl de cidre

Poivre blanc

Sel

Lavez et épluchez les pommes (conservez les trognons). Taillez-les en quartiers et mettez-les au fur et à mesure dans de l'eau citronnée pour les empêcher de noircir.

Épluchez et lavez l'oignon et la carotte. Lavez et effilez le céleri. Coupez tous ces légumes en petits cubes.

Coupez la viande en morceaux d'environ 50 g et faites-les raidir sans coloration dans une cocotte avec 40 g de beurre, en les retournant régulièrement.

Ajoutez la farine et enrobez-en soigneusement la viande, puis mouillez avec le cidre et ajoutez 50 cl d'eau, les légumes, les trognons de pomme, le thym, le laurier et la gousse d'ail écrasée. Assaisonnez légèrement (la sauce va réduire) et portez à ébullition. Remuez délicatement, couvrez et laissez frémir à petit feu durant 1 h 15 environ.

Égouttez les quartiers de pomme et faites-les cuire dans une poêle chaude avec le reste de beurre, à feu doux ; veillez à ce qu'ils restent croquants.

Décantez la viande dans un bol. Ajoutez la crème de soja dans la cocotte, portez à ébullition et faites réduire jusqu'à ce que la consistance soit nappante. Remettez la viande, nappez-la de la sauce et réchauffez doucement. Servez aussitôt, accompagné des pommes.

Conseil : ajoutez en fin de réalisation quelques gouttes de jus de citron dans la sauce, qui va ainsi prendre plus de relief et qui verra son goût boosté. Attention cependant à ne pas en abuser, surtout si vos pommes sont un peu acides.

POINT SANTÉ

N'ayez pas peur de la viande de veau. Encore une fois, l'accompagnement joue un rôle important aux côtés des protéines animales. Cette recette est à ce titre très complète : du céleri, pour une santé hépatique de fer, du soja, riche en protéines végétales, du thym, pour renforcer le système immunitaire, de l'ail, pour ses vertus antioxydantes, du citron, pour son action alcalinisante… Vous êtes paré !

Jambalaya facile

Recette mixte (protéines animales et sucres complexes) | Pour 4 personnes | Facile | 1 h

4 blancs de volaille

200 g de saucisses fumées

12 queues de gambas crues

2 branches de céleri

2 oignons

2 beaux piments verts

2 gousses d'ail

300 g de riz

50 cl de bouillon de volaille

1 feuille de laurier

2 branches de thym

½ cuillerée à café de piment de Cayenne

2 cuillerées à café de paprika

1 citron vert

2 cuillerées à soupe d'huile de tournesol

Sel

Poivre

Lavez les légumes, épluchez-les et taillez-les en petits cubes de 1 centimètre de côté.

Coupez les blancs de volaille en deux morceaux et faites-les colorer dans une cocotte avec l'huile de tournesol.

Décantez le poulet, mettez à la place les légumes et faites-les colorer sur feu doux en remuant.

Ajoutez alors tous les aromates et les épices, et laissez pincer pendant 2 minutes.

Coupez les saucisses en tranches fines, ajoutez-les dans la cocotte et laissez-les suer 2 minutes.

Versez le riz, mélangez pour bien l'enrober de la graisse rendue par les saucisses, puis mouillez avec le bouillon de volaille et replacez le poulet sur le dessus. Couvrez et laissez cuire sur feu doux.

Lorsque le riz est pratiquement cuit, ajoutez les gambas crues et terminez la cuisson.

Lavez le citron vert, zestez-le et pressez-en la moitié.

Lorsque le plat est prêt, parsemez-le de zeste de citron vert, arrosez-le de jus de citron et servez sans attendre.

Conseil : pour la saucisse, à vous de choisir, soit une saucisse large, type Morteau, que vous couperez en tranches, soit des saucisses fines. Dans ce dernier cas, vous couperez plutôt des tronçons d'environ 3 centimètres de long.

POINT SANTÉ

Aucun problème à se faire plaisir de temps en temps, la preuve avec cette recette incluant 200 g de saucisses fumées. Le citron vert et le céleri seront d'une grande aide au moment de la digestion, et laisseront un intestin et un foie en bonne santé.

Pain perdu à la cannelle

Recette de dessert | Pour 4 personnes | Facile | 20 min

- 25 cl de lait de coco
- 3 œufs
- 50 g de cassonade
- 1 cuillerée à café de cannelle moulue
- 1 cuillerée à café d'huile de pépin de raisin
- 4 grosses tranches de brioche rassie
- 4 cuillerées à café de noisettes concassées et torréfiées
- 1 cuillerée à café de sucre glace

Mixez le lait de coco, les œufs, la cassonade et la cannelle. Le mélange doit être homogène et lisse.

Faites chauffer l'huile de pépin de raisin dans une grande poêle portée sur feu moyen.

Passez rapidement les tranches de brioche rassie dans le mélange à la cannelle, puis mettez-les dans la poêle et faites-les colorer des deux côtés.

Servez-les chaudes, parsemées de quelques noisettes et d'un peu de sucre glace.

Conseils : ici, j'ai choisi la brioche car c'est plus fin et plus gourmand, mais traditionnellement c'est du pain rassis qu'il faut utiliser ! Pensez bien à le laisser rassir, pour qu'il absorbe parfaitement la préparation à base de lait de coco.

POINT SANTÉ

Grâce à une bonne teneur en vitamine E, l'huile de pépin de raisin vous permettra de lutter efficacement contre le vieillissement de la peau. D'autre part, les noisettes, riches en bon gras, renforceront votre système immunitaire.

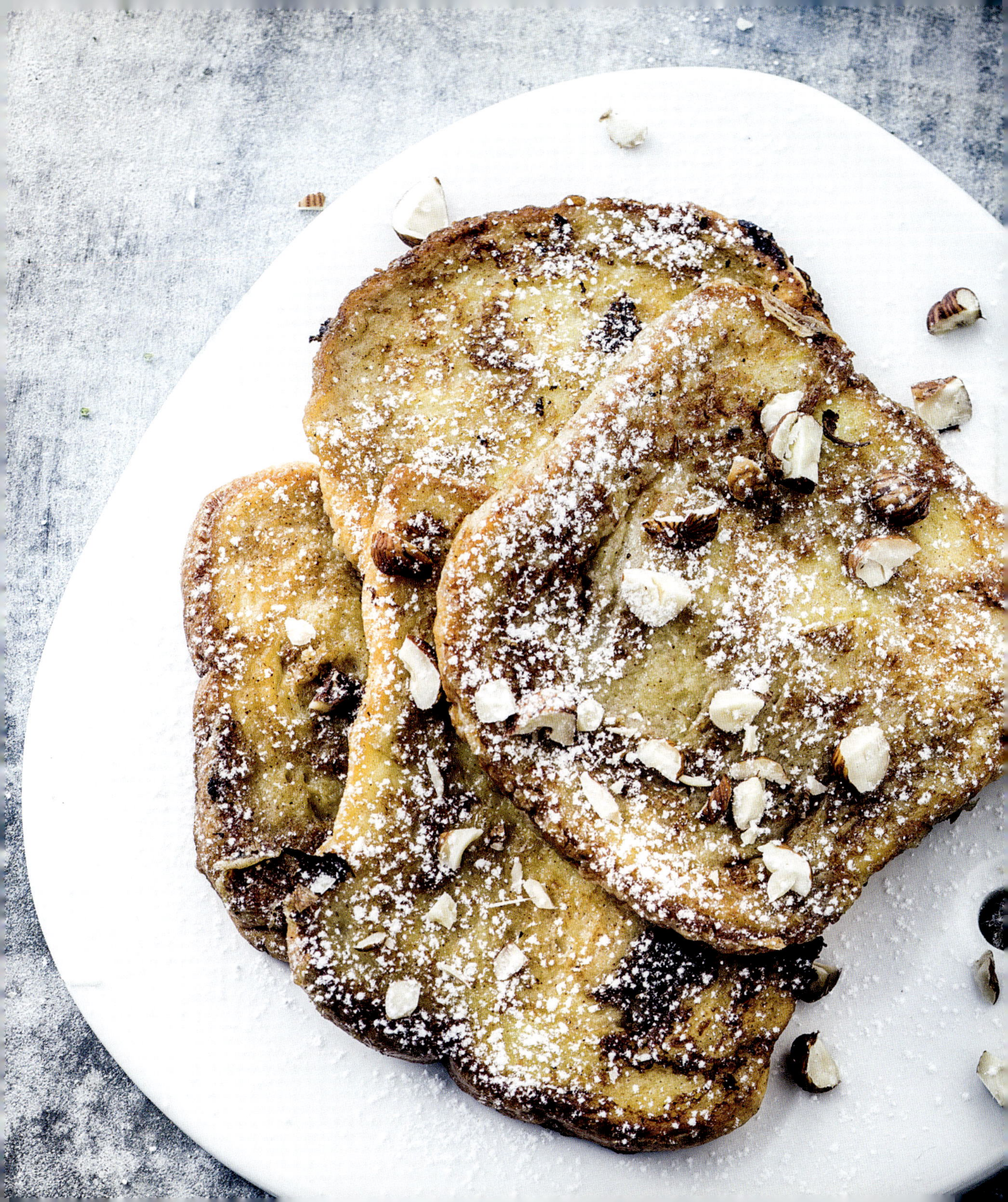

Fenouil confit

Recette de dessert | Pour 4 personnes | Moyennement difficile | 5 min + 1 h la veille

2 bulbes de fenouil

1,5 litre d'eau

500 g de sucre en morceaux

1 citron

½ poire

1 orange

1 bâton de cannelle

1 étoile de badiane

Lavez et parez les fenouils. Placez-les dans une petite casserole, recouvrez-les d'eau froide et portez à ébullition, puis conservez l'ébullition pendant 1 minute avant d'égoutter les fenouils.

Versez l'eau (1,5 litre) dans une casserole étroite et ajoutez le sucre, la demi-poire, la cannelle, la badiane, le zeste de l'orange et celui du citron. Portez à ébullition et laissez bouillir durant 1 minute, puis baissez le feu.

Placez les bulbes de fenouil dans le sirop ; ils doivent être totalement immergés. Pour cela, couvrez-les d'une assiette plus petite que la casserole, qui les maintiendra immergés durant la cuisson.

Piquez les fenouils avec la pointe d'un couteau au bout de 30 à 35 minutes pour vous assurer de leur bonne cuisson : ils doivent être très tendres ; s'ils ne le sont pas, prolongez la cuisson de quelques minutes.

Laissez-les refroidir dans le sirop jusqu'au lendemain.

Coupez les bulbes de fenouil en deux dans la longueur, répartissez-les dans quatre assiettes et servez-les avec une boule de glace à la mangue ou au fruit de la Passion.

Conseil : le fenouil en dessert est assez classique, mais choisissez des légumes jeunes et tendres, pour obtenir une recette à la hauteur de vos espérances. Pour renforcer encore un peu plus le goût anisé, ajoutez une petite cuillerée d'apéritif anisé dans le sirop de cuisson...

POINT SANTÉ

Allier l'orange et le citron n'est pas seulement riche au niveau gustatif, ça l'est d'un point de vue nutritionnel aussi ! C'est non seulement se prémunir de l'acidité du tube digestif grâce au citron, mais aussi faire le plein de tonus grâce aux vitamines des deux fruits.

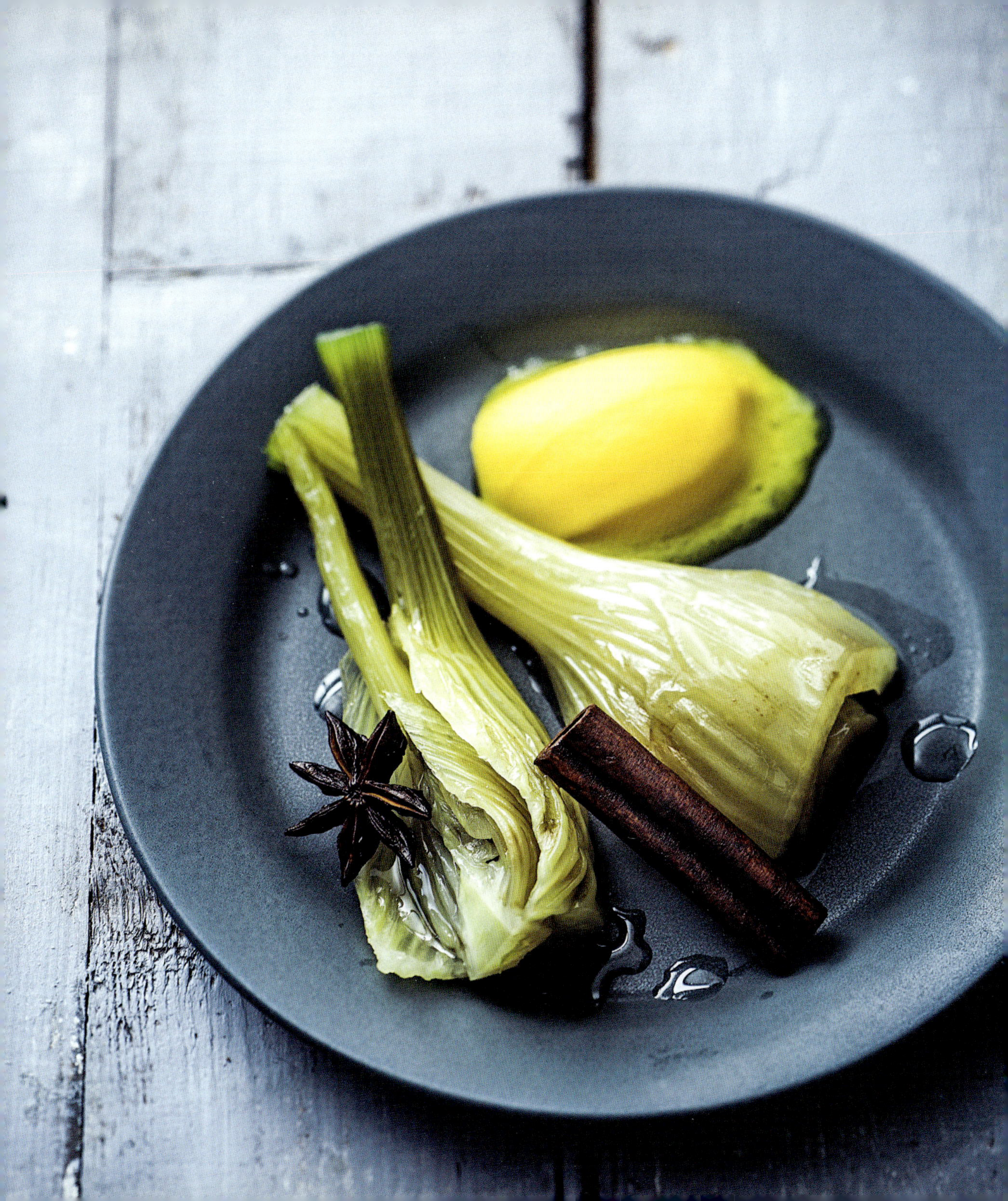

Crèmes brûlées au potiron

Recette de dessert | Pour 4 personnes | Moyennement difficile | 4 h

- 250 g de chair de potiron cuite à l'eau
- 200 g de lait de coco
- 50 g de tofu soyeux
- ½ gousse de vanille
- 6 jaunes d'œuf
- 65 g de sucre
- 50 g de cassonade

Préchauffez le four à 90 °C (th. 3).

Mixez la chair de potiron cuite. Ajoutez le tofu ainsi que le lait de coco et mélangez.

Fendez la demi-gousse de vanille en deux dans la longueur, grattez l'intérieur avec le dos d'un couteau pour récupérer les petites graines noires et jetez-les dans le mélange.

Versez l'ensemble dans une casserole et faites chauffer l'ensemble jusqu'à ce qu'il frémisse.

Blanchissez les jaunes d'œuf avec le sucre en fouettant vivement, puis incorporez-leur petit à petit le mélange au lait de coco frémissant, en remuant avec une spatule. Passez l'ensemble à la passoire très fine.

Répartissez la crème dans des pots ou des ramequins, enfournez et laissez cuire pendant environ 1 h 30. Au terme de la cuisson, sortez les crèmes et laissez-les refroidir complètement.

Juste avant de les déguster, saupoudrez-les de cassonade et faites-les caraméliser sous le gril chaud du four.

Conseil : il est important de cuire longtemps et doucement, c'est la meilleure façon d'obtenir une crème de bonne tenue, ferme, lisse et sans bulles.

POINT SANTÉ

Un dessert copieux en raison de la présence du potiron, idéal pour ponctuer un repas familial ou un déjeuner avec des invités. Faire des écarts une ou deux fois par semaine est important pour votre organisme !

Tarte aux pommes tradition

Recette de dessert | Pour 4 personnes | Facile | 1 h 30

- 1 pâte brisée
- 1 kg de pommes
- 1 citron
- 100 g de sucre
- 20 g de beurre
- 30 g de confiture d'abricots
- ½ gousse de vanille
- 1 bâton de cannelle

Fendez la demi-gousse de vanille en deux dans le sens de la longueur et grattez l'intérieur avec le dos d'un couteau pour prélever les petites graines noires.

Lavez les pommes, pelez-les, coupez-les en deux et ôtez-leur le cœur, puis réservez-les dans de l'eau citronnée pour les empêcher de noircir.

Coupez les deux tiers des pommes en cubes. Mettez-les dans une marmite, ajoutez la vanille (graines et gousse), le sucre, le beurre et la cannelle, portez sur feu doux et faites cuire jusqu'à obtenir une marmelade : il doit rester des morceaux, ne cherchez pas à faire une compote lisse. Ôtez la cannelle et la gousse de vanille, et laissez refroidir.

Préchauffez le four à 180 °C (th. 6).

Foncez la pâte dans un moule à tarte et garnissez le fond avec la marmelade de pommes. Émincez finement les demi-pommes restantes et rangez au fur et à mesure les tranches en rosace sur la marmelade. Enfournez et laissez cuire pendant 35 à 40 minutes.

Faites bouillir la confiture avec un peu d'eau et passez le mélange liquide sur la tarte après cuisson pour lui donner de la brillance.

Conseil : la pomme est un fruit très facile à utiliser, encore faut-il savoir la choisir. Prenez des pommes à cuire, type clochard ou reinette, voire une très bonne golden, et vous n'aurez pas de mauvaises surprises !

POINT SANTÉ

Un dessert savoureux pour un écart. Une ou deux fois par semaine, sachez vous faire plaisir. Outre le plaisir gustatif, vous entraînerez les défenses naturelles de votre organisme.

Crêpes roulées à la crème de marrons

Recette de dessert | Pour 4 personnes | Facile | 20 min

12 crêpes

250 g de crème de marrons

40 g de brisures de marrons glacés

1 cuillerée à café de whisky

100 g de purée d'amandes blanches

30 g de brunoise de zestes d'orange confits

Huile de pépin de raisin

Sucre glace

Mélangez la crème de marrons avec le whisky, la purée d'amandes, les zestes confits et les brisures de marrons glacés.

Taillez dans les crêpes des rectangles d'environ 8 x 5 centimètres, puis détaillez les parures en julienne très fine.

Garnissez les rectangles de la préparation au marron et roulez les crêpes.

Faites frire la julienne de parures dans l'huile portée à 180 °C.

Sur un plat rectangulaire, dressez les crêpes comme on range des bûches de bois. Parsemez-les de julienne frite et saupoudrez le tout d'un peu de sucre glace.

Conseil : l'alcool est facultatif. Il apporte un peu de saveur et de profondeur de goût, mais vous pouvez facilement vous en passer. Dans ce cas, pour corser un peu, ajoutez une petite goutte de vanille liquide.

POINT SANTÉ

Un dessert plaisir pour vous octroyer une récréation aux bons produits non transformés. Profitez-en : avec lui, vous savourez le goût d'un vrai dessert, et non d'un dessert préparé par l'industrie agroalimentaire.

CONCLUSION

....

« Nous devons être le changement que nous voulons voir dans le monde. »

Gandhi

Osons la vérité : nous nous trouvons à une époque charnière de l'histoire de l'humanité. D'un côté, cette opulence née de progrès techniques considérables dans la plupart des domaines, et dont nous devons bien sûr nous féliciter. De l'autre, la destruction de notre environnement qui s'accélère, avec le risque de léguer une ardoise si lourde aux générations futures qu'elles ne pourraient s'en acquitter.

Pas besoin d'être un grand médium pour prendre la mesure du phénomène : nous sommes la seule espèce sur la planète qui soit capable de saccager son milieu naturel en détruisant systématiquement les autres espèces, et ce faisant d'enclencher le processus de plus en plus réaliste de sa propre extinction !

Ne nous voilons pas la face : la course frénétique aux avancées révolutionnaires dans les domaines de la recherche, de la médecine, de la génétique, de la robotique ou encore de la communication ne saura pas suffire. Par notre arrogance, notre cynisme et notre aveuglement par le profit, nous nous éloignons chaque jour un peu plus de notre humanité !

Nombre d'associations et de collectifs à travers le monde œuvrent pourtant à proposer des voies éloignées des dérives actuelles, polluantes, consuméristes et, osons le dire, largement suicidaires. Malheureusement, force est de constater que les moyens dont disposent les industriels pour nous « conditionner » sont disproportionnés face à ceux des lanceurs d'alerte. Bien souvent, les messages de ces derniers sont dilués, voire noyés sous un flot d'informations volontairement contradictoires dans un seul but : les discréditer et inciter ainsi l'opinion publique à les juger excessifs, paranoïaques et donc largement inutiles.

Cette situation me fait penser à *Matrix,* le film sorti en 1999. Au début, Morpheus (Lawrence Fishburne) donne à Néo (Keanu Reeves) le choix entre deux petites pilules. L'une, de couleur bleue, est censée le maintenir dans l'illusion qu'il est en train de mener une vie normale dans un monde en paix. L'autre, de couleur rouge, doit lui permettre de se réveiller pour affronter une réalité odieuse et inacceptable. En choisissant la rouge, Néo choisit la vérité. Si vous avez vu le film, vous vous dites peut-être que le monde dans lequel nous vivons n'a rien à voir avec un futur aussi apocalyptique. Certes, ce que nous mangeons s'est radicalement transformé depuis soixante-dix ans environ, mais les machines n'ont pas encore pris le pouvoir et nous n'avons pas atteint ce degré de chaos. Mais qu'en sera-t-il demain si nous ne décidons pas de changer les choses ? Si nous continuons d'accepter l'inacceptable dicté par les appétits des industries, notamment pharmaceutiques et agroalimentaires ? Si nous faisons le choix de la passivité face à une situation de plus en plus dégradée ? Certes le pire n'est jamais certain, mais sommes-nous aussi confiants que cela dans la réalité que nous allons transmettre à nos enfants, à leurs enfants, à leurs petits-enfants ?

À travers ce livre, et à l'instar de Neo, j'espère vous avoir convaincu que le premier facteur de mauvaise santé réside dans nos habitudes alimentaires et dans ces produits industriels que beaucoup d'entre nous consomment encore abondamment. Comme je me suis efforcé de le démontrer, il ne s'agit pas des élucubrations d'un bobo écolo altermondialiste, mais de faits avérés, corroborés par de nombreuses études scientifiques qui font directement le lien entre les excès de notre alimentation (toujours plus de gras, de sucre, de sel) et la multiplication des cancers, des maladies inflammatoires et des maladies cardio-vasculaires.

J'espère que j'aurai réussi à vous faire passer en même temps un message d'action et d'espérance, car nous avons encore le choix. Rien n'est gravé dans le marbre. Commençons par tordre le cou à toutes ces idées reçues que nous venons de voir ensemble, et qui relèvent toutes plus ou moins de la même acceptation des inégalités. Non, manger sainement ne doit pas être un luxe réservé aux catégories les plus favorisées ! Oui, c'est une priorité de santé publique que l'on est en droit d'exiger, car les populations les plus défavorisées sont précisément celles qui sont le plus exposées aux maux de la malbouffe !

Comme on l'a vu, les moyens existent pour infléchir la perspective et pour entamer une véritable rééducation alimentaire. Ils sont nombreux, simples et parfaitement applicables au quotidien. Ils sont aussi transmissibles à nos enfants car l'éducation, c'est bien là l'essentiel. Partageons avec eux un plaisir lié au vrai goût des choses ! Aidons-les à démêler le vrai du faux ! Donnons-leur les clés pour garder leur libre arbitre !

La vraie révolution est celle qui est en nous. On le voit, elle n'a rien de violent, ni même d'insurmontable, car elle consiste à se réapproprier son corps, ses désirs et aussi sa santé.

Et vous, quelle pilule allez-vous choisir ?

Les règles d'or d'une bonne santé dans l'assiette 179

INDEX DES RECETTES

page	recette	saison	vegan sans gluten	protéines + légumes	légumi-neuses + céréales	protéines animales + sucres complexes
305	Chevreuil rôti et châtaignes au jus	automne				✓
320	Chou farci aux oignons doux, cumin et munster	hiver	✓			
206	Coquelets en croûte de sel	printemps		✓		
286	Coquilles Saint-Jacques, noisettes et ciboulette	automne		✓		
265	Couteaux, framboises et pommes de terre	été				✓
278	Crème d'endives, fromage de chèvre et éclats de noisette	automne	✓			
248	Crème froide d'épeautre et de pois cassés	été			✓	
304	Crépinette tout cochon et velouté de lentilles	automne				✓
224	Cuisses de grenouille et jus de cresson	printemps		✓		
288	Épeautre et flocons de soja en steak sauté	automne			✓	
332	Épeautre et haricots blancs en curry doux	hiver			✓	
306	Fricassée de champignons, ciboule et chips d'ail	automne	✓			
340	Fricassée de veau aux pommes	hiver				✓
303	Huîtres, pommes et haricots blancs	automne				✓
341	Jambalaya facile	hiver				✓
204	Lapin au vert	printemps		✓		
298	Lapin sauvage au céleri	automne		✓		
321	Légumes d'hiver rôti au miel et au thym	hiver	✓			

page	recette	saison	vegan sans gluten	protéines + légumes	légumi-neuses + céréales	protéines animales + sucres complexes
240	Légumes marinés, pastèque et framboises acidulées	été	✓			
324	Lotte en gigot	hiver		✓		
258	Loup et gnocchis au basilic	été				✓
201	Maquereaux façon escabèche	printemps		✓		
338	Minestrone de légumes d'automne	hiver			✓	
196	Morilles et jeunes légumes, lait de coco et vanille	printemps	✓			
242	Moules brûle-doigts	été		✓		
300	Navarin d'agneau	automne		✓		
282	Notre steak végétarien	automne	✓			
214	Œufs frits et polenta crémeuse	printemps				✓
326	Oie en choucroute	hiver		✓		
264	Petits pois en cocotte	été			✓	
255	Pigeons en salade	été		✓		
195	Poêlée de légumes primeurs et de trèfle du jardin	printemps	✓			
316	Poireaux colorés à la brousse du Rove	hiver	✓			
225	Poitrine de cochon laquée aux épices et petits pois frais	printemps				✓
336	Porc confit en bocal et Spatzles	hiver				✓
315	Pot-au-feu de légumes	hiver	✓			

page	recette	saison	vegan sans gluten	protéines + légumes	légumi-neuses + céréales	protéines animales + sucres complexes
222	Potage Conti, croûtons et cerfeuil	printemps			✓	
199	Potimarron fort rôti au miel et flocons d'avoine	printemps	✓			
339	Poulet en waterzoi	hiver				✓
218	Poulet rôti du dimanche et vrai jus, pommes rissolées	printemps				✓
220	Pressé d'ailes de raie aux poireaux	printemps				✓
301	Quinoa et haricots rouges comme une carbonnade	automne			✓	
330	Quinoa et lentilles vertes en cocotte lutée	hiver			✓	
256	Quinoa et pois chiches en salade	été			✓	
226	Quinoa, fèves et oignons en beignets à l'indienne	printemps			✓	
328	Riz sauté et lentilles corail	hiver			✓	
257	Riz, haricots tigrés, taboulé de chou-fleur	été			✓	
334	Rougets et galettes de maïs	hiver				✓
252	Salade de cèpes d'été	été	✓			
237	Salade de haricots verts, jus et zestes de citron	été	✓			
244	Sardines farcies aux herbes, juste à la plancha	été		✓		
208	Sarrasin et haricots de Soissons en salade tiède	printemps			✓	
290	Sarrasin et lentilles vertes en feuilles de chou	automne			✓	
250	Sarrasin-fèves sèches façon falafels	été			✓	

page	recette	saison	vegan sans gluten	protéines + légumes	légumineuses + céréales	protéines animales + sucres complexes
202	Seiche, jus de fruit de la Passion et spaghettis	printemps		✓		
318	Soupe de légumes mal moulinée, éclats de tomme de chèvre	hiver	✓			
322	Souris d'agneau mijotées	hiver		✓		
238	Tomates farcies aux légumes de couscous	été	✓			
292	Tortellis au fromage et purée de betterave rouge	automne			✓	
280	Tout brocoli, crème au lait d'avoine et sommités craquantes	automne	✓			
253	Tzatziki maison	été	✓			
296	Vraies carbonara	automne				✓
200	Wok de légumes croquants et coriandre	printemps	✓			
	DESSERTS					
313	Amandine	automne				
228	Cerises jubilée à l'ancienne	printemps				
346	Crèmes brûlées au potiron	hiver				
348	Crêpes roulées à la crème de marrons	hiver				
208	Crumble aux cerises	été				
344	Fenouil confit	hiver				
274	Fraise, sablé cassé et caramel de fraise	été				
234	Gelée de groseille sans cuisson, faisselle et cassonade	printemps				

page	recette	saison	vegan sans gluten	protéines + légumes	légumi-neuses + céréales	protéines animales + sucres complexes
230	Millefeuilles chocolat-framboise	printemps				
232	Mousse de chocolat à la pomme	printemps				
342	Pain perdu à la cannelle	hiver				
307	Poires pochées au poiré	automne				
310	Pommes au four comme mamie	automne				
270	Prunes au caramel	été				
312	Raisin en clafoutis	automne				
272	Salade de fruits, cubes de gelée au gingembre	été				
227	Soufflé à la rhubarbe	printemps				
267	Soupe de figues fraîches aux amandes	été				
347	Tarte aux pommes tradition	hiver				
308	Tarte fine aux mirabelles	automne				

Je remercie toutes les personnes qui m'ont aidé de près ou de loin à réaliser ce livre.

Je pense tout d'abord à ma première lectrice, que j'empêche chaque soir de dormir pour qu'elle me donne son avis acéré et toujours pertinent, je veux parler de Kristel, ma femme.

Je remercie également mes filles, Lou et Margaux, qui acceptent que je sacrifie du temps pour écrire, et Dieu sait qu'il en faut pour venir à bout de ce genre de livre !

Merci aussi à mon « aide de camp », Pierre, qui est toujours là pour m'assister dans mes recherches, trouver les références et les sources essentielles pour appuyer mon propos.

Merci à Stéphane de m'avoir aidé à structurer ce livre, et merci à Vincent et à François pour leurs précieux conseils.

Merci à Olivier pour la photo et à Laurent pour le graphisme ; c'est vraiment cool de bosser en famille avec des gens aussi talentueux !

Merci à Marion et à Suyapa, mes éditrices, qui me font confiance dans mes choix et mes engagements, et merci à Jean-Louis...

Merci à mon équipe Fitnext, qui me soutient quotidiennement et me permet de m'engager en toute sérénité parce qu'ils assurent au bureau. Je pense particulièrement à ma précieuse Céline, qui gère comme une championne au quotidien, un vrai pilote de formule 1, mais aussi à Nico, Flo, Noémie, Charlotte, Alexandre, Aymeric, Thomas et tout le reste de l'équipe.

Et pour finir, merci à vous, mes lecteurs, de partager cette philosophie de la vie ; votre soutien m'inspire et me motive chaque jour un peu plus pour continuer à défendre ces idées...

Direction : Jean-Louis Hocq

Direction littéraire : Suyapa Hammje

Édition : Marion Guillemet-Bigeard

Correction : Chloé Chauveau

Photographies des recettes : Guillaume Czerw

Stylisme des recettes : Sophie Dupuis-Gaulier

Photographie de couverture : Olivier Cavellat

Conception graphique intérieur et couverture : Laurent Kim

Fabrication : Céline Premel-Cabic

© Éditions Solar, 2015, Paris

Tous droits de traduction, d'adaptation et de reproduction par tous procédés, réservés pour tous pays.

ISBN : 978-2-263-06748-8

Code éditeur : S06748

Dépôt légal : septembre 2015

Imprimé en Espagne par Graficas Estella

Solar | un département **place des éditeurs**

place des éditeurs